国家抗微生物治疗指南

第3版

国家卫生健康委合理用药专家委员会　组织编写

名誉主编：李兰娟　钟南山　高　强

主　　编：何礼贤　肖永红　陆　权　徐英春　黎沾良　任建安

主编秘书：肖永红（兼）

编　　委（以姓氏笔画为序）：

王　兴　王　辉　方　峰　卢晓阳　吕晓菊
乔庐东　任建安　刘恩梅　汤耀卿　杜　斌
李华茵　李明武　肖永红　吴德沛　邱贵兴
何礼贤　张　罗　张天托　张文宏　陆　权
陈　山　陈　峰　陈志敏　陈慧中　周　新
郑利光　赵继宗　徐英春　韩德民　樊庆泊
黎晓新

U0284343

人民卫生出版社

·北　京·

图书在版编目（CIP）数据

国家抗微生物治疗指南 / 国家卫生健康委合理用药专家委员会组织编写 . — 3 版 . —北京：人民卫生出版社，2023.4（2025.4 重印）

ISBN 978-7-117-33799-1

Ⅰ . ①国…　Ⅱ . ①国…　Ⅲ . ①抗微生物性 – 药物 – 中国 – 指南　Ⅳ . ①R978-62

中国版本图书馆 CIP 数据核字（2022）第 196925 号

人卫智网	www.ipmph.com	医学教育、学术、考试、健康，购书智慧智能综合服务平台
人卫官网	www.pmph.com	人卫官方资讯发布平台

国家抗微生物治疗指南
Guojia Kang Weishengwu Zhiliao Zhinan
第 3 版

组织编写：国家卫生健康委合理用药专家委员会
出版发行：人民卫生出版社（中继线 010-59780011）
地　　址：北京市朝阳区潘家园南里 19 号
邮　　编：100021
E - mail：pmph @ pmph.com
购书热线：010-59787592　010-59787584　010-65264830
印　　刷：三河市宏达印刷有限公司
经　　销：新华书店
开　　本：889 × 1194　1/32　　印张：12
字　　数：398 千字
版　　次：2012 年 12 月第 1 版　　2023 年 4 月第 3 版
印　　次：2025 年 4 月第 6 次印刷
标准书号：ISBN 978-7-117-33799-1
定　　价：55.00 元
打击盗版举报电话：010-59787491　E-mail：WQ @ pmph.com
质量问题联系电话：010-59787234　E-mail：zhiliang @ pmph.com
数字融合服务电话：4001118166　E-mail：zengzhi @ pmph.com

前言

《国家抗微生物治疗指南》自2012年出版以来，历经2017年第2版修订，现在呈现在您面前的是第3版。

自《国家抗微生物治疗指南》首版出版以来，我国抗菌药物合理使用和细菌耐药控制工作取得了重大成就，全国医疗机构抗菌药物使用率已经低于50%，抗菌药物使用强度已经接近40DDDs/（100人·d），外科清洁切口预防用抗菌药物比例在30%左右，各种耐药细菌的流行率也大幅下降，甲氧西林耐药金黄色葡萄球菌降至30%，产超广谱β-内酰胺酶大肠埃希菌下降到50%左右，如此巨大成绩和政府大力推动与管理、医务人员的积极参与和支持密不可分，相信《国家抗微生物治疗指南》也贡献了绵薄之力，这既是我们的期待，也令我们欣慰。

随着时光飞逝，临床抗感染治疗研究成果也日新月异，为及时向临床呈现最新学术成果，不断提高抗感染治疗效果和合理用药水平，我们再次对本指南进行修订。与前两版相比，《国家抗微生物治疗指南》（第3版）主要在以下几个方面进行了修订。第一参照国内外研究成果，与时俱进，使指南内容和国内外临床抗感染治疗研究成果同步更新；第二，充分考虑新型抗感染治疗研究成果和药物研发，不断补充和完善指南内容，如碳青霉烯类耐药肠杆菌感染治疗的新型酶抑制剂复方、丙型病毒性肝炎的直接抗病毒治疗策略等；第三，近年新出现的各种感染性疾病的治疗也纳入指南内容，如新型冠状病毒感染、耳道念珠菌感染等；第四，对抗菌药物超说明书使用进行了说明，提供了具体操作流程；第五，尽量避免可能导致临床用药错误或者混乱的治疗药物或方案，减少对这类药物和疗法的推荐。经过上述修订，相信本指南更能适合各专业抗感染治疗需求，能为临床抗微生物药物合理使用提供重要依据。

我国医疗机构众多，各地感染病原体构成及其耐药性差异巨大。为了使本指南能对我国各地区和各级别医疗机构和医务人员提供参考，各种感染性疾病治疗的药物或方案推荐较为宽泛、药物种类也相对较丰富，各医疗机构可结合各自情况参考使用。

我们充分认识到，指南编写是一件十分艰难的工作，尤其是具有全国意义的指南编写更是难上加难。一方面对编者的专业能力具有十分高的要求，另一方面对众多研究成果的取舍也非易事。虽然在指南修订过程中，各位编委竭心尽力、查阅数据、反复推敲，稿件互审毫不含糊，主编审稿也开诚布公、直面问题，但我们相信指南中仍会存在一些问题或不足，希望读者和医务人员给予批评指正，为下一版的修订和本指南的不断完善提出宝贵意见。

和前两版一样，第3版的顺利出版与发行得到了国家卫生健康委员会的指导和支持，由国家卫生健康委合理用药专家委员会直接组织，各位编委倾注了大量心血。值此《国家抗微生物治疗指南》（第3版）出版之际，对各位编委作出的努力和相关领导部门的关心和支持表示衷心感谢。

编者

2022年10月

目录

第 1 章　感染性疾病经验治疗

1-1　眼、耳鼻喉、口腔感染抗菌药物经验治疗

感染	类型 / 伴随情况	病原体	首选治疗	备选治疗	备注
眼及眼周感染					
睑缘炎		金黄色葡萄球菌、表皮葡萄球菌为主（可合并皮脂溢出、玫瑰痤疮、干眼症等）	局部睑缘清洁及温敷，q.d.~b.i.d.；红霉素眼膏，或四环素眼膏，或夫西地酸眼用凝胶，或妥布霉素地塞米松眼膏或滴眼液 b.i.d；1~2 周	玫瑰痤疮（酒渣性痤疮）者加用多西环素 100mg p.o. b.i.d.，2 周后改为 q.d.，根据治疗反应决定疗程；干眼症者加用人工泪液	合并螨虫感染者可用甲硝唑溶液擦洗睫毛根部；使用糖皮质激素须监测其副作用
睑腺炎（麦粒肿）	外睑腺炎（外麦粒肿）	金黄色葡萄球菌为主	热敷，严重者可口服双氯西林或氯唑西林 0.25g q.i.d.，或阿莫西林 / 克拉维酸 625mg t.i.d.；5~7 天		必要时切开引流，青霉素或头孢菌素过敏者可选用磺胺甲噁唑 / 甲氧苄啶（SMZ/TMP）
	内睑腺炎	金黄色葡萄球菌为主	热敷 + 局部点抗菌药物眼药水，严重者可口服双氯西林或氯唑西林 0.25g q.i.d.，或阿莫西林 / 克拉维酸 625mg t.i.d.；5~7 天		必要时切开引流，青霉素或头孢菌素过敏者使用 SMZ/TMP
结膜炎	新生儿结膜炎（新生儿眼炎）	淋病奈瑟球菌（多发生在出生后 2~4 天）	局部点抗菌药物眼药水，严重者可用头孢曲松钠 25~50mg/kg（总量不超过 150mg）i.v. 单剂		1. 合并全身其他部位（如脑、关节等）感染时疗程延长至 7~14 天 2. 须及时清除脓性分泌物 3. 须同时治疗伴发的新生儿沙眼衣原体

（续表）

感染	类型 / 伴随情况	病原体	首选治疗	备选治疗	备注
结膜炎	新生儿结膜炎（新生儿眼炎）	沙眼衣原体	儿童：阿奇霉素 20mg/kg p.o. q.d. 单剂	红霉素 12.5mg/kg p.o. q.i.d. 14 天	无须局部治疗
		单纯疱疹病毒 1、2 型	阿昔洛韦滴眼液 q.i.d.~q.2h. 更昔洛韦眼用凝胶 q.i.d.	阿昔洛韦 60mg/(kg · d) i.v. q.8h.	需要注意评估神经系统疱疹病毒感染
	急性流行性角膜结膜炎	腺病毒	无有效抗病毒药物治疗		对症治疗，如局部凉敷、及时清除分泌物；高度传染性，注意防护隔离
	急性流行性出血性结膜炎	肠道病毒、柯萨奇病毒	0.1% 羟苄唑滴眼液 q.2h.		属国家法定传染病，须上报疫情
	沙眼（慢性角膜结膜炎）	沙眼衣原体	成人：阿奇霉素 1g，顿服	多西环素 100mg p.o. b.i.d. 至少 21 天，或四环素 250mg p.o. q.i.d. 14 天	儿童：见“3-2 儿童常见各部位感染的抗微生物治疗”
	化脓性结膜炎（非淋球菌性和非衣原体性）	金黄色葡萄球菌、肺炎链球菌、流感嗜血杆菌等	0.3% 左氧氟沙星滴眼液 q.2h.，或妥布霉素滴眼液 q.2h.		须及时清除脓性分泌物，局部凉敷
	淋球菌性结膜炎	淋病奈瑟球菌	头孢曲松钠，成人 1g i.m./i.v. 单剂，或大观霉素 2g i.m. 单剂		须及时清除脓性分泌物，局部凉敷。 儿童：见“3-2 儿童常见各部位感染的抗微生物治疗”

（续表）

感染	类型 / 伴随情况	病原体	首选治疗	备选治疗	备注
角膜炎	病毒性	单纯疱疹病毒 1、2 型	0.1% 更昔洛韦眼用凝胶 q.i.d. 或阿昔洛韦滴眼液 q.2h. 或三氟尿苷滴眼液 q.2h. 21 天	3% 阿糖腺苷眼膏 5 次 /d，21 天，对儿童较有效	易复发，口服阿昔洛韦 400mg b.i.d. 能降低复发率；角膜基质炎或内皮炎时加糖皮质激素滴眼液，根据病情调整用药
		水痘 - 带状疱疹病毒	0.1% 更昔洛韦眼用凝胶 q.i.d. 或阿昔洛韦滴眼液 q.2h. 同时泛昔洛韦 500mg p.o. t.i.d.，或伐昔洛韦 1g p.o. t.i.d. 7~10 天		
	细菌性	金黄色葡萄球菌、肺炎链球菌、化脓性链球菌、嗜血杆菌等	0.3% 左氧氟沙星滴眼液 q.2h.	0.3% 加替沙星滴眼液 q.2h.	严重者须做涂片及培养和药物敏感试验，眼用药物第一个小时 5~15 分钟一次，随后 15~60 分钟一次
	角膜接触镜使用者	铜绿假单胞菌	0.3% 妥布霉素滴眼液 q.h.	0.3% 左氧氟沙星滴眼液 q.h.	应做细菌培养及药物敏感试验，进行针对性治疗
	真菌性	曲霉、镰孢霉、念珠菌等	5% 那他霉素滴眼液 q.1h.~q.2h.，逐渐减量	0.05%~0.15% 两性霉素 B 滴眼液 q.3h.~q.4h.，随后逐渐减量	没有确定的经验治疗方案，根据分泌物涂片染色结果决定经验治疗
	原虫（多见于角膜接触镜使用者）	棘阿米巴原虫、哈氏变形虫属	0.1% 二咪二苯氧基丙烷 +0.5% 新霉素滴眼液 1 滴，日间 q.h. 1 周，以后逐渐减量	0.02% 氯己定（洗必泰）滴眼液	总疗程 6 个月 ~1 年

（续表）

感染	类型 / 伴随情况	病原体	首选治疗	备选治疗	备注
泪器感染	泪小管炎	放线菌最常见	清除泪小管内凝结物（结石），并用青霉素溶液冲洗		单纯药物治疗效果往往欠佳
	泪囊炎（急性或慢性，常继发于泪道阻塞）	肺炎链球菌、金黄色葡萄球菌、流感嗜血杆菌、化脓性链球菌	阿莫西林 / 克拉维酸 625mg p.o. t.i.d.，或头孢呋辛酯 0.25g p.o. t.i.d.；7~14 天	左氧氟沙星 500mg p.o. q.d. 7~14 天	1. 根据分泌物涂片染色结果及培养药物敏感试验结果决定抗菌治疗 2. 慢性泪囊炎首选手术治疗
眼内炎	细菌性（眼手术后，通常是白内障手术）	表皮葡萄球菌最多见，也有金黄色葡萄球菌、链球菌、肠球菌、革兰氏阴性杆菌	早期玻璃体内注射万古霉素 1mg/0.1ml，可加阿米卡星 0.4mg 或头孢他啶 2mg；2~3 天后重复注射	玻璃体切割术 + 玻璃体腔注射	1. 慢性眼内炎必要时需要取出人工晶体 2. 感染局限于眼内者，无须全身性用药
	细菌性（青光眼滤过术后）	甲型溶血性链球菌、流感嗜血杆菌等	玻璃体内注射同上	玻璃体切割术 + 玻璃体腔注射	
	细菌性（穿透伤后）	芽孢杆菌属、表皮葡萄球菌等	玻璃体内给药同细菌性（眼手术后，通常是白内障手术）		术后用妥布霉素滴眼液或左氧氟沙星滴眼液
	细菌性（原因不明，疑为血源性）	肺炎链球菌、脑膜炎球菌、金黄色葡萄球菌、肺炎克雷伯菌等	玻璃体内给药同细菌性（眼手术后，通常是白内障手术）+ 头孢噻肟钠 2g i.v. q.6h. 或头孢曲松钠 2g i.v. q.d.+ 万古霉素 1g i.v. q.12h.		
	细菌性（静脉吸毒者）	蜡样芽孢杆菌	玻璃体内给药同细菌性（眼手术后，通常是白内障手术）+ 万古霉素 1g i.v. q.12h. 或克林霉素 0.6g i.v. q.8h.		静脉吸毒者也易出现念珠菌感染眼内炎，见真菌性眼内炎治疗

（续表）

感染	类型 / 伴随情况	病原体	首选治疗	备选治疗	备注
眼内炎	真菌性（高危因素：使用广谱抗菌药物，经常使用糖皮质激素，静脉留置导管）	念珠菌属、曲霉属	玻璃体内注射 0.005~0.01mg/0.1ml 两性霉素 B；可同时全身用药：伊曲康唑 0.2g q.d.，或氟康唑 400mg i.v./p.o. q.d.，或伏立康唑 200mg b.i.d.，一天后 100mg b.i.d. 至少 4~6 周	对中重度玻璃体炎：药物治疗的同时行玻璃体切割术	病原体检测，如果为曲霉属感染，不用氟康唑
视网膜炎	急性视网膜坏死	水痘 - 带状疱疹病毒、单纯疱疹病毒	玻璃体内注射：更昔洛韦 3mg/0.1ml，q.3d.；对于重症患者，玻璃体内注射加用膦甲酸钠 2.4mg/0.2ml；同时全身用药：阿昔洛韦 10~12mg/kg i.v. q.8h. 5~7 天，然后 800mg p.o. 5 次 /d；或泛昔洛韦 500mg p.o. t.i.d.，或伐昔洛韦 1g p.o. t.i.d.；至少 6 周		
	获得性免疫缺陷综合征（CD4 常小于 100/mm³）	巨细胞病毒	玻璃体内注射：更昔洛韦 3mg/0.1ml q.w.；复发者玻璃体内注射加用膦甲酸钠 2.4mg/0.2ml。同时全身用药：更昔洛韦 5mg/kg i.v. q.12h. 14~21 天，然后伐昔洛韦 900mg q.d.，直到 CD4>100/mm³ 后 6 个月	膦甲酸钠 60mg/kg i.v. q.8h.，或 90mg/kg i.v. q.12h. 14~21 天，然后 90~120mg/kg i.v. q.d.	积极进行获得性免疫缺陷综合征（AIDS）抗病毒治疗
眼眶蜂窝织炎		肺炎链球菌、流感嗜血杆菌、卡他莫拉菌、金黄色葡萄球菌、厌氧菌、化脓性链球菌；外伤后偶有革兰氏阴性杆菌	苯唑西林或氯唑西林 0.25g p.o. q.i.d.，或阿莫西林 / 克拉维酸 625mg p.o. t.i.d.；7~14 天	头孢曲松钠 1g i.v. q.d. 7~14 天	参照感染诱因和病原体选择治疗方案；厌氧菌感染者加甲硝唑

（续表）

感染	类型 / 伴随情况	病原体	首选治疗	备选治疗	备注
耳鼻咽喉感染					
外耳炎	急性弥漫性外耳炎	金黄色葡萄球菌、溶血性链球菌、铜绿假单胞菌、变形杆菌等	阿莫西林 / 克拉维酸 625mg p.o. t.i.d.，或头孢呋辛酯 0.25g p.o. t.i.d.，或左氧氟沙星 0.5g p.o. q.d；7~14 天	外耳道红肿时局部敷用 10% 鱼石脂甘油棉条；渗液较重者敷用 5% 醋酸铝棉条	可服用止痛剂；禁止局部做过多过重机械摩擦，以免损伤外耳道皮肤
	慢性弥漫性外耳炎	同上	局部涂布糖皮质激素软膏（如曲安奈德益康唑乳膏）；全身辅以维生素 A 治疗		用药前先清除分泌物和痂皮
	坏死性外耳炎（常见于老年糖尿病或机体免疫力低下患者）	铜绿假单胞菌约占 90%，葡萄球菌、肺炎链球菌、曲霉菌	全身性应用抗假单胞菌药物（如环丙沙星 0.4g i.v. q.8h. 或头孢他啶 2.0g i.v. q.12h.~q.8h.，同时左氧氟沙星滴耳剂 6~10 滴 b.i.d.~t.i.d.；14 天（累及骨髓则 4~6 周）。全身支持疗法	哌拉西林 / 他唑巴坦或亚胺培南 / 西司他丁	1. 积极治疗控制糖尿病；早期实施根治性清创术 2. 少见的致死性感染性疾病。抗菌药物的使用应做到早期、大剂量、足疗程，静脉联合应用对致病菌敏感药物
中耳炎	急性化脓性	肺炎链球菌、流感嗜血杆菌、乙型溶血性链球菌等	局部治疗： 鼓膜穿孔前：3% 酚甘油滴耳 鼓膜穿孔后：0.3% 左氧氟沙星滴耳液 全身治疗：阿莫西林 0.5~1.0g p.o. t.i.d.，7~10 天	可选择阿莫西林 / 克拉维酸、头孢呋辛酯、左氧氟沙星口服	尽早应用足量抗菌药物控制感染

（续表）

感染	类型 / 伴随情况	病原体	首选治疗	备选治疗	备注
中耳炎	急性化脓性	经鼻插管 >48 小时者，肠道杆菌和铜绿假单胞菌多见	头孢他啶 2.0g i.v. q.12h.~q.8h.，或头孢吡肟 2.0g i.v. q.12h. 或 1.0g q.8h.，或哌拉西林 / 他唑巴坦 4.5g i.v. q.8h.~q.6h.；7~14 天	头孢哌酮钠 / 舒巴坦 3.0g i.v. q.8h.，或亚胺培南 / 西司他丁 0.5g i.v. q.6h. 或 1.0g i.v. q.8h.，或美罗培南 1.0g i.v. q.8h.~q.6h.；7~10 天	重视脓性分泌物的细菌培养及药物敏感试验结果，据此选择抗菌药物
	慢性化脓性	金黄色葡萄球菌、铜绿假单胞菌、变形杆菌、克雷伯菌等	引流通畅者首选局部用药：0.3% 左氧氟沙星滴耳液耳浴 耳道及鼓室内脓液较多者须先用 3% 过氧化氢溶液清洗，清理干净脓液后再滴滴耳剂	急性发作者参考急性化脓性中耳炎治疗	1. 引流不畅或局部用药无效者须手术治疗 2. 伴有全身症状者须根据培养及药物敏感试验结果选用合适抗菌药物
乳突炎	急性	肺炎链球菌、乙型溶血性链球菌、流感嗜血杆菌	轻症：治疗同急性中耳炎 重症：头孢噻肟钠 2g i.v. q.8h.~q.6h.，或头孢曲松钠 1g i.v. q.d.		早期参照细菌培养及药物敏感试验结果及时足量应用敏感抗生素，如感染不能控制，须及早行乳突开放
	慢性乳突炎	多为慢性中耳炎合并症，参考慢性中耳炎处理			观察，必要时手术
急性咽炎 / 扁桃体炎		A 组（溶血性）链球菌；少数为 C 组、G 组溶血性链球菌 急性咽炎可由病毒和 / 或细菌感染引起	青霉素 160 万 U i.m./i.v. q.6h.，或青霉素 V 0.25g p.o. q.i.d.；10 天；小儿：头孢克洛干混悬剂口服；疗程均 10 天	头孢呋辛酯 0.25g p.o. t.i.d. 10 天	1. 预防因 A 组链球菌导致的风湿热 2. 参考“1-3 呼吸系统感染抗菌药物经验治疗”

（续表）

感染	类型 / 伴随情况	病原体	首选治疗	备选治疗	备注
扁桃周围脓肿		链球菌、厌氧菌和其他少见病原体	头孢曲松钠 1g i.v. q.d.+ 甲硝唑 500mg i.v./p.o. q.8h.；7~10 天	哌拉西林 / 他唑巴坦 3.375g i.v. q.6h.，7~10 天	常需要手术引流
喉炎	急性	病毒感染的基础上合并细菌感染，多为金黄色葡萄球菌、链球菌	病毒感染无抗菌药物使用指征		合并细菌感染时，优先选择头孢菌素或青霉素类抗菌药物
鼻窦炎	急性	肺炎链球菌、流感嗜血杆菌、卡他莫拉菌等	轻症不需要用抗菌药物；症状重者（颌面部疼痛，发热）：阿莫西林 0.5~1g p.o. t.i.d. 或头孢呋辛酯 0.25g p.o. t.i.d.；7~14 天	阿莫西林 / 克拉维酸 625mg p.o. t.i.d.，或头孢克洛或头孢丙烯 0.5g p.o. t.i.d.，或左氧氟沙星 500mg p.o. q.d.；7~14 天	急性感染控制不佳或渐趋加重时考虑开放引流鼻腔冲洗
	慢性	金黄色葡萄球菌、肺炎链球菌、流感嗜血杆菌、卡他莫拉菌等	稳定期不推荐抗菌药物治疗 急性发作时参考急性鼻窦炎治疗方案 考虑超抗原相关的金黄色葡萄球菌感染时可长期小剂量用克拉霉素口服治疗		症状持续且影响较大时考虑手术治疗 鼻腔冲洗
急性鼻炎（鼻卡他、普通感冒）		鼻病毒、冠状病毒、流行性感冒病毒、副流感病毒、腺病毒，有时也有肠道病毒如柯萨奇病毒、埃可病毒等，少数可继发细菌感染	不需要抗菌药物治疗。仅在症状持续超过 1 周、白细胞增高、黄脓涕或伴严重基础疾病如Ⅱ级以上慢性阻塞性肺疾病（COPD），可适当使用抗菌药物，参考急性气管 - 支气管炎部分		可选用鼻腔冲洗等减少鼻腔微生物

（续表）

感染	类型 / 伴随情况	病原体	首选治疗	备选治疗	备注
口腔感染					
牙周炎		多种革兰氏阴性厌氧杆菌和其他口腔菌群	重度慢性牙周炎、侵袭性牙周炎、伴糖尿病等全身疾病患者：局部处理＋阿莫西林 0.5~1g p.o. q.8h.~q.6h. ± 甲硝唑 0.2~0.4g p.o. t.i.d.，3~7 天	阿莫西林 / 克拉维酸 625mg p.o. q.12h.，或罗红霉素 0.15g p.o. b.i.d. ± 甲硝唑 0.2~0.4g p.o. t.i.d.；3~7 天	轻症不需要用抗菌药物，仅局部处理：采用洁治术、龈下刮治和根面平整术清除局部致病因素，用 3% 过氧化氢溶液或氯己定溶液局部冲洗
急性根尖周围炎		同上	症状重者：局部处理＋阿莫西林 0.5~1g p.o. q.8h.~q.6h. ± 甲硝唑 0.2~0.4g p.o. t.i.d.，3~7 天	同上	轻症不需要用抗菌药物，仅局部处理：开髓、拔髓、开放引流等
牙周脓肿		同上	症状重者：局部处理＋阿莫西林 0.5~1g p.o. q.8h.~q.6h. ± 甲硝唑 0.2~0.4g p.o. t.i.d.，3~7 天	同上	轻症不需用抗菌药物，仅局部处理：脓肿切开引流
冠周炎		需氧菌、厌氧菌或兼性细菌的混合感染	症状重者：局部处理＋阿莫西林 0.5~1g p.o. q.8h.~q.6h. ± 甲硝唑 0.2~0.4g p.o. t.i.d.，3~7 天	同上	轻症不需要用抗菌药物，仅局部处理：清除龈袋内食物碎屑、坏死组织、脓液，用 0.9% 氯化钠溶液、3% 过氧化氢溶液冲洗龈袋，炎症控制后及时拔除阻生牙或行冠周龈瓣切除术
急性坏死性溃疡性龈炎		梭形杆菌、螺旋体	症状重者：局部处理＋甲硝唑 0.2~0.4g p.o. t.i.d.，3 天	症状重者：局部处理＋替硝唑 1g p.o. q.d.，3 天	轻症不需要用抗菌药物，仅局部处理：去除牙结石，用 3% 过氧化氢溶液擦洗病损部位，并用氯己定溶液含漱

（续表）

感染	类型 / 伴随情况	病原体	首选治疗	备选治疗	备注
口腔黏膜真菌感染		白念珠菌为主	制霉菌素 50 万 U 口含 t.i.d.，或制霉菌素混悬液局部涂布 t.i.d.；还可辅助应用 3%~5% 碳酸氢钠溶液含漱或擦洗 t.i.d.~q.i.d.	氟康唑 50~100mg p.o. q.d.，7~14 天，或伊曲康唑 100mg p.o. q.d.，15 天	
口腔单纯疱疹	复发性疱疹性龈口炎	单纯疱疹病毒	使用 0.1% 依沙吖啶溶液或 0.05% 氯己定溶液等含漱		如伴高热严重的继发感染，全身性应用抗菌药物
	复发性口周疱疹		局部涂抹 5% 阿昔洛韦乳膏	阿昔洛韦 0.4g p.o. t.i.d.，5 天	如有继发感染，用 0.1% 依沙吖啶溶液湿敷后，外用抗菌药物涂抹
	复发性口内疱疹		局部涂抹 5% 阿昔洛韦乳膏	阿昔洛韦 0.4g p.o. t.i.d.，5 天	如有继发感染，用 0.1% 依沙吖啶溶液、0.05% 氯己定溶液等含漱
颌面部感染					
面部蜂窝织炎	儿童多见	流感嗜血杆菌、链球菌	阿莫西林 / 克拉维酸、头孢呋辛酯等		
面部疖痈		金黄色葡萄球菌	面部疖伴局部蜂窝织炎和面痈患者全身给抗菌药物：氯唑西林 0.5g p.o. q.i.d.，或苯唑西林 0.5~1g p.o. q.i.d.，或头孢唑林钠 1g i.v. q.8h.；考虑甲氧西林耐药金黄色葡萄球菌（MRSA）感染者可用万古霉素、利奈唑胺治疗。7~10 天		早期以局部治疗为主，严禁局部挤压和热敷

（续表）

感染	类型 / 伴随情况	病原体	首选治疗	备选治疗	备注
颌面部间隙感染	多继发于牙源性或腺源性感染	口腔厌氧菌、兼性厌氧链球菌、葡萄球菌	阿莫西林 / 克拉维酸 1.2g i.v. q.8h.~q.6h.，或哌拉西林 / 他唑巴坦 3.375g i.v. q.6h.，或替卡西林 / 克拉维酸 3.2g i.v. q.8h.~q.6h.，5~7 天	头孢西丁钠或拉氧头孢 1~2g i.v. q.8h.~q.6h.，或头孢哌酮 / 舒巴坦 3g i.v. q.8h.，或克林霉素 600mg i.v. q.8h.~q.6h.(青霉素过敏患者)，5~7 天	须联合局部治疗，局部治疗以脓肿切开引流为主。先给予抗菌药物经验治疗，后根据病原学检测及药物敏感试验结果、先前治疗反应调整用药
急性化脓性腮腺炎		多为金黄色葡萄球菌、少数为链球菌	头孢唑林钠 0.5~1g i.v. q.8h.~q.6h.，或头孢呋辛 0.75~1.5g i.v. q.8h.，或苯唑西林 1~2g i.v. q.6h.，5~7 天		如腮腺内有脓肿形成，须切开引流
化脓性颌骨骨髓炎	多继发于牙源性感染	多为金黄色葡萄球菌为主（其次是溶血性链球菌、肺炎球菌、大肠埃希菌、变形杆菌等）的混合性细菌感染	苯唑西林或氯唑西林 1~2g i.v. q.6h.，头孢唑林钠 0.5~1g i.v. q.8h.~q.6h.，或头孢呋辛 0.75~1.5g i.v. q.8h.，5~7 天	甲氧西林耐药葡萄球菌感染用：万古霉素 1g i.v. q.12h.，或去甲万古霉素 0.8g i.v. q.12h.，5~7 天	若涂片染色为革兰氏阴性杆菌，加用头孢噻肟钠或头孢曲松钠。抗菌治疗的同时，引流脓液、去除病灶

参考文献

［1］GILBERT D N，CHAMBERS H F，SAAG M S，et al.The Sanford guide to antimicrobial therapy 2020［M］. 50th ed. Sperryville：Antimicrobial Therapy，Inc，2020.

［2］国家基本药物临床应用指南和处方集编委会 . 国家基本药物临床应用指南（化学药品和生物制品）［M］. 2018 年版 . 北京：人民卫生出版社，2019.

［3］马净植 . 口腔疾病诊疗指南［M］.3 版 . 北京：科学出版社，2013.
［4］华红，刘宏伟 . 口腔黏膜病学［M］. 北京：北京大学医学出版社，2014.
［5］张震康，俞光岩 . 口腔颌面外科学［M］.2 版 . 北京：北京大学医学出版社，2013.
［6］陈谦明 . 口腔黏膜病学［M］.5 版 . 北京：人民卫生出版社，2020.
［7］张志愿 . 口腔颌面外科学［M］.8 版 . 北京：人民卫生出版社，2020.

1-2 中枢神经系统感染抗菌药物经验治疗

感染	类型 / 伴随情况	病原体	首选治疗	备选治疗	备注
细菌性脑膜炎	婴幼儿	见“第 3 章 儿童常见感染性疾病的预防和治疗”相关内容			
	2~50 岁	肺炎链球菌、脑膜炎奈瑟菌。免疫缺陷或妊娠期妇女需考虑单核细胞性李斯特菌	成人：头孢曲松钠 2g i.v. q.12h.，或头孢噻肟钠 2g i.v. q.6h.~q.4h.+ 万古霉素 15~20mg/kg i.v. q.12h.~q.8h.+ 地塞米松 儿童：头孢曲松钠 50mg/kg i.v. q.12h.，或头孢噻肟钠 50mg/kg i.v. q.6h.+ 万古霉素 15mg/kg i.v. q.6h.+ 地塞米松	成人： 美罗培南 2g i.v. q.8h.+ 万古霉素 + 地塞米松 儿童： 美罗培南 40mg/kg i.v. q.8h.+ 万古霉素 + 地塞米松	1. 地塞米松 0.15mg/kg i.v. q.6h. 2~4 天，首剂在抗菌药物给药前 10~20 分钟使用，以阻断肿瘤坏死因子生成 2. β- 内酰胺类过敏者可用万古霉素联合氯霉素或阿奇霉素或多西环素或 SMZ/TMP 3. 如疑为李斯特菌，加用氨苄西林 2g i.v. q.4h. 4. 疗程为：肺炎链球菌 10~14 天；脑膜炎奈瑟菌 5~7 天；李斯特菌 3~4 周（下同）
	>50 岁、嗜酒者、有严重基础疾病者或细胞免疫功能不全者	脑膜炎奈瑟菌、肺炎链球菌、单核细胞性李斯特菌、革兰氏阴性杆菌	万古霉素 15~20mg/kg i.v. q.12h.~q.8h.+ 氨苄西林 2g i.v. q.4h.+ 头孢曲松钠 2g i.v. q.12h. 或头孢噻肟钠 2g i.v. q.6h.+ 地塞米松（剂量同上）	美罗培南 2g i.v. q.8h.+ 万古霉素 15~20mg/kg i.v. q.12h.~q.8h.+ 地塞米松（剂量同前）	1. 青霉素严重过敏者，避免使用 β- 内酰胺类药物，替代方案为：万古霉素 15~20mg/kg i.v. q.12h.~q.8h.+ 氨曲南 2g i.v. q.6h.+SMZ/TMP 5mg/kg q.8h.~q.6h.；或万古霉素 15~20mg/kg i.v. q.12h.~q.8h.+ 莫西沙星 400mg i.v. q.d. 或环丙沙星 400mg i.v. q.8h.+SMZ/TMP 5mg/kg q.8h.~q.6h. 2. 疗程为：革兰氏阴性杆菌 3 周（下同）

（续表）

感染	类型 / 伴随情况	病原体	首选治疗	备选治疗	备注
细菌性脑膜炎	继发于颅底骨折	肺炎链球菌、流感嗜血杆菌、A 群链球菌	头孢曲松钠 2g i.v. q.12h. 或头孢噻肟钠 2g i.v. q.6h.+ 万古霉素 15~20mg i.v. q.12h.~q.8h.+ 地塞米松（剂量同上）	万古霉素 + 美罗培南 + 地塞米松（剂量同上）	青霉素或头孢菌素过敏者，避免使用β-内酰胺类药物：万古霉素 + 氯霉素 12.5mg/kg i.v.q.6h.（每天最多为 4g）或氨曲南 2g i.v. q.6h.+ 地塞米松（剂量同上）
	外伤或颅脑手术后	表皮葡萄球菌、金黄色葡萄球菌、肠杆菌目细菌、痤疮丙酸杆菌、铜绿假单胞菌、不动杆菌	万古霉素 15~20 mg/kg i.v. q.12h.~q.8h.+ 头孢他啶或头孢吡肟 2g i.v. q.8h.	美罗培南 2g i.v. q.8h.+ 万古霉素或利奈唑胺 0.6g i.v. q.12h.	疗程：葡萄球菌 4~6 周；革兰氏阴性杆菌 3 周；痤疮丙酸杆菌疗程未定
	脑室腹腔分流术后（脑室炎 / 脑膜炎）	凝固酶阴性葡萄球菌、痤疮丙酸杆菌、金黄色葡萄球菌、革兰氏阴性杆菌、念珠菌属	万古霉素 15~20mg/kg i.v. q.12h.~q.8h.+ 头孢他啶或头孢吡肟 2g i.v. q.8h.	万古霉素 + 美罗培南（剂量同上）	1. β-内酰胺类药物过敏者：万古霉素 15~20mg/kg i.v. q.12h.~q.8h.+ 氨曲南 2g i.v. q.8h.~q.6h. 或环丙沙星 400mg i.v. q.12h.~q.8h. 2. 去除被感染的分流装置并放置脑室外引流管以引流或控制颅压；若要保留分流管，可能需要脑室内用药
脑脓肿	颅脑创伤后、颅脑手术后	金黄色葡萄球菌、表皮葡萄球菌、肠杆菌目细菌、铜绿假单胞菌	万古霉素 15~20mg/kg i.v. q.12h.~q.8h.+ 头孢曲松钠 2g i.v. q.12h. 或头孢噻肟钠 2g i.v. q.6h. 或头孢吡肟 2g i.v. q.8h.+ 甲硝唑 0.5g i.v. q.8h.	利奈唑胺 600mg i.v./p.o. q.12h.+ 头孢曲松钠 2g i.v. q.12h. 或头孢噻肟钠 2g i.v. q.6h. 或头孢吡肟 2g i.v. q.8h.+ 甲硝唑 0.5g i.v. q.8h.	1. 需要外科处理：脓肿大于 2cm 者，有占位效应甚至脑疝，有破入脑室风险，药物治疗无效 2. 疗程：术后抗菌治疗 4 周

（续表）

感染	类型 / 伴随情况	病原体	首选治疗	备选治疗	备注
脑脓肿	原发性或源于临近部位感染的脑脓肿	厌氧和需氧链球菌、拟杆菌、肠杆菌、金黄色葡萄球菌。罕见：诺卡菌、李斯特菌	头孢噻肟钠 2g i.v. q.6h. 或头孢曲松钠 2g i.v. q.12h. 或头孢吡肟 2g i.v. q.8h.+ 甲硝唑 0.5g i.v. q.8h.	青霉素 480 万 U i.v. q.6h.+ 甲硝唑 0.5g i.v. q.8h.	1. 需要外科处理 脓肿大于 2cm 者，有占位效应甚至脑疝，有破入脑室风险，药物治疗无效 2. MRSA 感染可用万古霉素 3. 少见病原体需要针对治疗 4. 疗程为：术后抗菌治疗 4 周
硬脑膜下水瘤（硬脑膜下积液）	大多继发于鼻窦炎、中耳炎	拟杆菌、链球菌、肠杆菌目细菌、铜绿假单胞菌	甲硝唑 + 青霉素 240 万 U i.v. q.4h.+ 头孢他啶 2g i.v.q.8h.		疗程同上
海绵状静脉窦炎		金黄色葡萄球菌、链球菌、流感嗜血杆菌	万古霉素 1g i.v. q.12h.+ 头孢曲松钠 2g i.v. q.12h.	利奈唑胺 600mg i.v. q.12h. 或达托霉素 8~12mg/kg i.v. q.d.+ 头孢曲松钠 2g i.v. q.12h.	1. 可用肝素 2. 感染源自口腔者，联合甲硝唑 3. 见“1-4 心脏与血流感染抗菌药物经验治疗”

参考文献

［1］大卫 · 吉尔伯特，亨利 · 钱伯斯，迈克尔 · 萨格，等 . 热病：桑福德指南抗微生物治疗［M］. 范洪伟，译 . 50 版 . 北京：中国协和医科大学出版社，2020.

［2］KHATRI I A，WASAY M. Septic cerebral venous sinus thrombosis［J］. Neurol Sci，2016，362：221-227.

［3］中国医师协会神经外科分会神经重症专家委员会 . 神经外科中枢神经系统感染诊治中国专家共识（2021 版）［J］. 中华神经外科杂志，2021，37（1）：2-15.

1–3 呼吸系统感染抗菌药物经验治疗

感染	类型 / 伴随情况	病原体	首选治疗	备选治疗	备注
急性上呼吸道感染		病毒感染	无抗菌药物使用指征		对症处理为主
急性咽炎 / 扁桃体炎	Ⅰ型：渗出或弥慢性红肿 Ⅱ型：扁桃体周围脓肿 Ⅲ型：膜性咽炎	A、C、G 群链球菌、白喉棒状杆菌、溶血性棒状杆菌、肺炎支原体等	青霉素 V 钾 0.25g p.o. q.i.d.，10 天；或青霉素 160 万 U i.m./i.v q.6h.，10 天	头孢呋辛酯、左氧氟沙星口服 4~6 天	1. 左氧氟沙星用于青霉素过敏者 2. 梭杆菌属对大环内酯类耐药。我国临床分离链球菌对大环内酯类、克林霉素耐药率高 3. 周围脓肿须外科引流，膜性咽炎须联合抗白喉类毒素 4. 清除链球菌疗程应在 10 天以上
急性气管支气管炎		通常为病毒，少部分为肺炎支原体、肺炎衣原体或细菌	一般无抗菌药物应用指征	合并细菌感染者：阿莫西林 0.5g p.o. t.i.d.，阿莫西林 / 克拉维酸 625mg p.o. t.i.d.，5~7 天。上述药物不能耐受或过敏者、考虑支原体感染：左氧氟沙星 0.5g p.o. q.d.，5~7 天	1. 可应用解热镇痛药、吸入 β 受体激动剂、镇咳药、雾化等对症治疗 2. 检测 C 反应蛋白（CRP）、降钙素原（PCT）作为应用抗菌药物的参考 3. 衣原体感染抗菌药物疗程须适当延长 4. 若生命体征异常、肺部呼吸音不对称或咳嗽≥2 周应进行胸片检查
社区获得性肺炎（CAP）	1. CAP 病情评估采用 CURB-65 评分标准（C：意识障碍 =1 分；U：血尿素氮 >7mmol/L=1 分；R：呼吸频率≥30 次 /min=1 分；B：血压 < 90/60mmHg=1 分；年龄大于≥65 岁 =1 分）。总分为 1 分，可以门诊治疗；总分 >1 分，应住院治疗。重症 CAP 诊断标准参照美国感染病学会 / 美国胸科学会（IDSA/ATS）2019 年《成人社区获得性肺炎诊治指南》，应入住 ICU 2. CAP 的治疗疗程一般为 7~14 天，至少 5 天。重症患者起始可以使用静脉注射治疗，待血流动力学稳定、临床症状改善、胃肠功能正常、能口服药物，即可将静脉用药转换为口服用药并出院随访				

（续表）

感染	类型 / 伴随情况	病原体	首选治疗	备选治疗	备注
	门诊治疗（推荐口服给药）				
社区获得性肺炎（CAP）	无基础疾病的青壮年	肺炎链球菌、肺炎支原体、流感嗜血杆菌、肺炎衣原体、流感病毒、腺病毒、卡他莫拉菌等	1. 阿莫西林 0.5~1.0g p.o. t.i.d. 或阿莫西林 / 克拉维酸 625mg p.o. t.i.d. 2. 第一代或第二代头孢菌素，如头孢拉定或头孢克洛 0.5g p.o. t.i.d.，头孢呋辛酯或头孢丙烯 0.5g p.o. t.i.d. 3. 多西环素 0.1g p.o. b.i.d. 4. 左氧氟沙星 0.5g p.o. q.d.；莫西沙星 0.4g p.o. q.d.；奈诺沙星 0.5g p.o. q.d.；西他沙星 100mg p.o. b.i.d. 5. 阿奇霉素第 1 天 0.5g p.o.，以后 0.25g q.d.，共 5 天；或克拉霉素 500mg p.o. b.i.d.（肺炎链球菌、肺炎支原体耐药率高，需要注意）		1. 根据临床特征和初步检查资料鉴别细菌性肺炎、支原体 / 衣原体肺炎和病毒性肺炎，合理选择治疗方案。轻症支原体、衣原体和病毒性肺炎多有自限性 2. 门诊轻症患者，尽量使用口服抗感染药治疗 3. 我国部分城市医院耐药监测和体外研究显示肺炎链球菌及肺炎支原体对大环内酯类药物耐药率高，其临床意义尚缺少资料 4. 喹诺酮类适用于上述药物耐药率较高地区、β - 内酰胺类过敏或不耐受和近 3 个月接受过其他类别抗菌药物治疗的患者
	有基础疾病的患者或老年人（年龄≥65 岁）	肺炎链球菌、流感嗜血杆菌、肺炎克雷伯菌等肠杆菌目细菌，肺炎衣原体，流感病毒，呼吸道合胞病毒，卡他莫拉菌等	1. 阿莫西林 / 克拉维酸 625mg p.o. t.i.d. 2. 第二代头孢菌素 头孢呋辛酯或头孢克洛或头孢丙烯 0.5g p.o. t.i.d. 3. 左氧氟沙星 0.5g p.o. q.d.，或莫西沙星 0.4g p.o. q.d.，或奈诺沙星 0.5g p.o. q.d.；西他沙星 100mg p.o.b.i.d. 4. 四环素类（多西环素 0.1g p.o. b.i.d.）联合 β - 内酰胺类药物		年龄 >65 岁、存在基础疾病（慢性心、肺、肝、肾疾病，糖尿病，免疫抑制性疾病）、酗酒、3 个月内接受过 β - 内酰胺类药物治疗是肺炎链球菌耐药的危险因素，不宜单用四环素类

（续表）

感染	类型 / 伴随情况	病原体	首选治疗	备选治疗	备注
	住院患者，但不需要入住 ICU（可选择静脉或口服给药或转换治疗）				
社区获得性肺炎（CAP）	无基础疾病青壮年	肺炎链球菌、流感嗜血杆菌、卡他莫拉菌、金黄色葡萄球菌、肺炎支原体、肺炎衣原体、流感病毒、腺病毒以及其他呼吸道病毒等	1. 阿莫西林 / 克拉维酸 1.2g i.v. q.6h.，或氨苄西林 / 舒巴坦 1.5~3.0g i.v. q.6h. 2. 第二代或第三代头孢菌素、头霉素类、厄他培南：头孢呋辛 2.25g i.v. q.12h.，或头孢曲松钠 1.0~2.0g i.v. q.d.，或头孢噻肟钠 2.0g i.v. q.8h.，头孢西丁 1.0~2.0g i.v. q.8h.~q.6h.，或头孢美唑 1.0~2.0g i.v. q.12h.~q.8h.，厄他培南 1.0g i.v. q.d. 3. 上述药物（1、2）联合四环素类或大环内酯类，如无耐药危险因素亦可单用四环素类或大环内酯类：多西环素第 1 天 0.2g i.v.，以后视病情严重程度 0.1g i.v. q.24h.~q.12h.，阿奇霉素 0.5g i.v. q.d.，5 天 4. 喹诺酮类：左氧氟沙星 0.5g i.v. q.d.，或莫西沙星 0.4g i.v. q.d.，或奈诺沙星 0.5 i.v. q.d.；单用		1. 根据临床特征和初步检查资料鉴别细菌性肺炎、支原体 / 衣原体肺炎和病毒性肺炎，合理选择治疗方案。轻症支原体、衣原体和病毒性肺炎多有自限性 2. 我国部分城市医院耐药监测和体外研究显示，肺炎链球菌及肺炎支原体对大环内酯类药物耐药率高，其临床意义尚缺少资料，用药需注意 3. 喹诺酮类适用于上述药物耐药率较高地区、β - 内酰胺类过敏或不耐受和近 3 个月接受过其他类别抗菌药物治疗的患者
	有基础疾病或老年人（年龄≥65 岁）	肺炎链球菌、流感嗜血杆菌、肺炎克雷伯菌等肠杆菌目细菌，卡他莫拉菌，厌氧菌，军团菌，流感病毒，呼吸道合胞病毒等	1. 阿莫西林 / 克拉维酸 1.2g i.v. q.8h.~q.6h.，或氨苄西林 / 舒巴坦 1.5~3.0g i.v. q.6h.，或哌拉西林 / 他唑巴坦 4.5g i.v. q.8h.~q.6h.，或哌拉西林 / 舒巴坦（2：1）6g i.v. q.8h.~q.6h. 2. 第三代头孢菌素及加酶抑制剂的复合制剂、头霉素类、氧头孢烯类、厄他培南：头孢曲松钠 1.0~2.0g i.v. q.d.，或头孢噻肟钠 2.0g i.v. q.8h.，或头孢哌酮 / 舒巴坦（2：1）3.0g i.v. q.8h.，或头孢西丁 1.0~2.0g i.v. q.8h.~q.6h.，或头孢美唑 1.0~2.0g i.v. q.12h.~q.8h.，或拉氧头孢 1.0~2.0g i.v. q.8h.，或厄他培南 1.0g i.v. q.d.		1. 有基础疾病患者及老年人要考虑肠杆菌目细菌感染可能，并须进一步评估产超广谱 β - 内酰胺酶（ESBL）肠杆菌目细菌感染的风险；头孢哌酮 / 舒巴坦、哌拉西林 / 他唑巴坦、哌拉西林 / 舒巴坦治疗产 ESBL 菌感染疗效受接种效应影响 2. 老年人需要关注吸入风险因素。有吸入风险，可联合甲硝唑或克林霉素

（续表）

感染	类型 / 伴随情况	病原体	首选治疗	备选治疗	备注
			3. 上述药物（1、2）联合四环素类或大环内酯类药物 多西环素第1天0.2g i.v.，以后视病情严重程度0.1g i.v. q.12h.~q.24h.，阿奇霉素0.5g i.v. q.d.；有耐药危险因素时可选择替加环素 4. 喹诺酮类：左氧氟沙星0.5g i.v. q.d.，或莫西沙星0.4g i.v. q.d.；单用		
	入住ICU患者（推荐静脉给药）				
社区获得性肺炎（CAP）	无基础疾病青壮年	肺炎链球菌、金黄色葡萄球菌、军团菌、流感病毒、腺病毒等	1. 阿莫西林 / 克拉维酸1.2g i.v. q.6h.，或氨苄西林 / 舒巴坦1.5~3.0g i.v. q.6h. 2. 头孢菌素、头霉素类、氧头孢烯类、厄他培南：头孢曲松钠1.0~2.0g i.v. q.d.，或头孢噻肟钠2.0g i.v. q.8h.，或头孢比罗酯500mg i.v. q.8h.，或头孢西丁1.0~2.0g i.v. q.8h.~q.6h.，或头孢美唑1.0~2.0g i.v. q.12h.~q.8h.，或拉氧头孢1.0~2.0g i.v. q.8h.，或厄他培南1.0g i.v. q.d. 3. 上述药物（1、2）联合四环素类或大环内酯类，如无耐药危险因素亦可单用四环素类或大环内酯类。多西环素第1天0.2g i.v.，以后视病情严重程度0.1g i.v. q.24h.~q.12h.，阿奇霉素0.5g i.v. q.d.，5天 4. 喹诺酮类：左氧氟沙星0.5g i.v. q.d.，或莫西沙星0.4g i.v. q.d.，或奈诺沙星0.5g i.v. q.d.；单用		1. 我国成人CAP致病菌中，肺炎链球菌对静脉使用青霉素的耐药率约为2%，中介率为9%左右。青霉素中介肺炎链球菌感染住院的CAP患者仍可以通过提高静脉青霉素剂量达到疗效 2. 疑似非典型病原体感染首选四环素类和喹诺酮类，亦可在综合评估后选择大环内酯类

（续表）

感染	类型 / 伴随情况	病原体	首选治疗	备选治疗	备注
社区获得性肺炎（CAP）	有基础疾病或老年人（年龄≥65岁）	肺炎链球菌、流感嗜血杆菌、肺炎克雷伯菌等肠杆菌目细菌，金黄色葡萄球菌，厌氧菌，军团菌，流感病毒，呼吸道合胞病毒等	1. 阿莫西林 / 克拉维酸 1.2g i.v. q.8h.~q.6h.，或氨苄西林 / 舒巴坦 1.5~3.0g i.v. q.6h.，或哌拉西林 / 他唑巴坦 4.5g i.v. q.8h. q.6h.，或哌拉西林 / 舒巴坦 6g i.v. q.8h.~q.6h. 2. 头孢菌素及加酶抑制剂的复合制剂、头霉素类、氧头孢烯类、厄他培南：头孢曲松钠 1.0~2.0g i.v. q.d.，或头孢噻肟钠 2.0g i.v. q.8h.，或头孢比罗酯 500mg i.v. q.8h.，或头孢哌酮 / 舒巴坦（2：1）3.0g i.v. q.8h.，或头孢西丁 1.0~2.0g i.v. q.8h.~q.6h.，或头孢美唑 1.0~2.0g i.v. q.12h.~q.8h.，或拉氧头孢 1.0~2.0g i.v. q.8h.，或厄他培南 1.0g i.v. q.d. 3. 上述药物（1、2）+ 四环素类或大环内酯类药物 多西环素第 1 天 0.2g i.v.，以后视病情严重程度 0.1g i.v. q.24h.~q.12h.，阿奇霉素 0.5g i.v. q.d.；有耐药危险因素时可选择替加环素 4. 喹诺酮类：左氧氟沙星 0.5g i.v. q.d.，或莫西沙星 0.4g i.v. q.d.；单用		1. 评估产 ESBL 肠杆菌目细菌感染的风险 2. 关注吸入风险因素及相关病原菌的药物覆盖，可联合甲硝唑或克林霉素
	怀疑 MRSA 感染（坏死性肺炎、合并脓胸）		糖肽类（万古霉素 1.0g i.v. q.12h.~q.8h.；去甲万古霉素 0.8g i.v. q.12h.；替考拉宁 0.4~0.8g i.v. q.12h. × 3 次，以后 0.4g i.v. q.d.）或利奈唑胺 0.6g i.v. q.12h.		
	有铜绿假单胞菌感染危险因素 CAP，需住院或者入住 ICU（推荐静脉给药）				
	有结构性肺病患者	铜绿假单胞菌、肺炎链球菌、军团菌、肺炎克雷伯菌等肠杆菌目细菌，金黄色葡萄球菌，厌氧菌等	1. 有抗铜绿假单胞菌活性的 β- 内酰胺类抗生素：如头孢他啶或头孢吡肟 2.0g i.v. q.8h.，头孢哌酮 / 舒巴坦（2：1）3.0g i.v. q.8h.，哌拉西林 / 他唑巴坦 4.5g i.v. q.8h.~q.6h.，哌拉西林 / 舒巴坦 6g i.v. q.8h.~q.6h.，亚胺培南 / 西司他丁 1.0~2.0g i.v. q.8h.，美罗培南 1.0~2.0g i.v. q.8h.		1. 铜绿假单胞菌危险因素主要为：①气道铜绿假单胞菌定植；②因慢性气道疾病反复使用抗菌药物或糖皮质激素

（续表）

感染	类型 / 伴随情况	病原体	首选治疗	备选治疗	备注
社区获得性肺炎（CAP）			2. 有抗假单胞菌活性的喹诺酮类：环丙沙星 0.4g i.v. q.12h.，或左氧氟沙星 0.5g i.v. q.d. 3. 有抗假单胞菌活性的氨基糖苷类（与 β- 内酰胺类抗生素联合使用）阿米卡星 15mg/kg，i.v. q.d.，或妥布霉素 5~7mg/kg，i.v. q.d. 4. 若存在军团菌感染危险因素应同时联合大环内酯类		2. 重症患者或明确耐药患者推荐联合用药
新型冠状病毒感染（COVID-19）	轻型、普通型、重型和危重型	新型冠状病毒（SARS-CoV-2，简称新冠病毒）	目前仍以支持和对症治疗、防止病情进展为主 抗新冠病毒药物莫努匹韦（molnupiravir 800mg p.o. q.12h. × 5d）和奈玛特韦 / 利托那韦（nirmatrelvir/ritonavir 300/100mg p.o. q.12h. × 5d）用于治疗轻度至中度该类肺炎成人患者，可显著降低住院率和死亡率，后者可能更优		新型冠状病毒特异性免疫球蛋白等免疫治疗药物研发亦有进展 接种疫苗和阻断传播途径是最重要的预防措施
医院获得性肺炎（HAP）/ 呼吸机相关性肺炎（VAP）	1. HAP 指在入院时未处于病原感染的潜伏期，而入院≥48 小时后新发生的肺炎；VAP 指建立人工气道 48 小时后发生的肺炎 2. 病情评估和治疗分组参考临床严重程度和多重耐药（MDR）危险因素。重度需符合下列标准之一：气管插管（因肺炎或严重脓毒症所需）、脓毒症征象、肺内浸润快速进展、器官功能障碍。凡不符者为轻中度。MDR 危险因素：近 3 个月内接受静脉抗菌药物治疗史，VAP 发生时有脓毒症休克，VAP 继发于 ARDS，VAP 发病前住院≥5 天，或 VAP 发病前接受急性肾脏替代治疗 3. 抗菌治疗疗程取决于病原体、病情严重度、基础疾病和对治疗的反应，一般为 7 天或以上。对铜绿假单胞菌、不动杆菌属、MRSA 感染用药为 14 天，根据病情和治疗反应可以缩短				
	HAP 的初始经验性治疗：MDR 细菌感染低风险	肺炎链球菌、流感嗜血杆菌、金黄色葡萄球菌（甲氧西林敏感金黄色葡萄球菌，MSSA），肠杆菌目细菌	单药治疗。头孢他啶 2.0g i.v. q.8h.，或头孢吡肟 2.0g i.v. q.8h.、头孢噻利 2.0g i.v. q.8h.，或头孢比罗酯 500mg i.v. q.8h.；或喹诺酮（左氧氟沙星 500mg i.v.q.d.、莫西沙星 400mg i.v.q.d.），或 β- 内酰胺类 / β- 内酰胺酶抑制剂复合制剂（阿莫西林 / 克拉维酸 1.2g i.v. q.8h.，氨苄西林 / 舒巴坦 1.5~3.0g i.v. q.6h.，哌拉西林 / 他唑巴坦 4.5g i.v. q.8h.~q.6h.，哌拉西林 / 舒巴坦 6g i.v. q.8h.~q.6h.，头孢哌酮 / 舒巴坦（2：1）3.0g i.v. q.8h.~q.6h.），或厄他培南 1~2g i.v. q.24h.		抗 MSSA 亦可选择苯唑西林 2.5g i.v. q.6h.~q.4h.，头孢唑林钠 2.5g i.v. q.8h.~q.6h.

（续表）

感染	类型 / 伴随情况	病原体	首选治疗	备选治疗	备注
医院获得性肺炎（HAP）/ 呼吸机相关性肺炎（VAP）	HAP（VAP）的初始经验性治疗：MDR 细菌感染高风险	肠杆菌目细菌、耐甲氧西林金黄色葡萄球菌（MRSA）、铜绿假单胞菌、鲍曼不动杆菌等	单药或联合治疗： 头孢他啶或头孢吡肟或头孢比罗酯或哌拉西林 / 他唑巴坦或头孢哌酮 / 舒巴坦 ± 抗 MRSA 药物（万古霉素 1.0g i.v. q.12h.~q.8h.，去甲万古霉素 0.8g i.v. q.12h.，替考拉宁 0.4~0.8g i.v. q.12h. × 3 次，以后 0.4g q.24h.，利奈唑胺 0.6g i.v/p.o. q.12h.） 如果怀疑铜绿假单胞菌：抗假单胞菌头孢菌素（头孢他啶、头孢吡肟、头孢噻利 2.0g i.v. q.8h.）或抗假单胞菌 β - 内酰胺加酶抑制剂复合制剂（哌拉西林 / 他唑巴坦、头孢哌酮 / 舒巴坦）或抗假单胞菌碳青霉烯类（亚胺培南 / 西司他丁 0.5~1.0g i.v. q.8h.~q.6h.、或美罗培南 1.0~2.0g i.v. q.8h.）+ 左氧氟沙星或环丙沙星或氨基糖苷类（阿米卡星 15mg/kg，i.v. q.d；或妥布霉素 5~7mg/kg，i.v. q.d）		1. 覆盖 MRSA 的指征：近 3 个月内静脉抗菌药物应用史，所在医院或病区 MRSA 在金黄色葡萄球菌的流行率 >20% 或不详，主动筛查提示 MRSA 危险性在增加 2. 抗铜绿假单胞菌联合用药的指征：所在病房或 ICU 该菌耐药率 >10% 3. 氨基糖苷类国外荐剂量：阿米卡星 15mg/kg i.v. q.d.，庆大霉素 5~7mg/kg i.v. q.d.，妥布霉素 5~7mg/kg i.v. q.d.。国内对此剂量缺少研究和经验，视病情合理掌握
	HAP 危重患者以及 VAP 有 MDR 菌感染高风险的初始经验性治疗	MDR/ 广泛耐药（XDR）肠杆菌目细菌、非发酵菌（铜绿假单胞菌、不动杆菌）、MRSA	1. 联合治疗：抗铜绿假单胞菌 β - 内酰胺类加酶抑制剂复合制剂（哌拉西林 / 他唑巴坦、头孢哌酮 / 舒巴坦）或碳青霉烯类（亚胺培南、美罗培南）。 以上药物联合下列一种：抗铜绿假单胞菌喹诺酮类（环丙沙星、左氧氟沙星）或氨基糖苷类（阿米卡星、异帕米星等） 2. 有 XDR 阴性菌［碳青霉烯耐药肠杆菌目细菌（CRE）、铜绿假单胞菌、不动杆菌等］风险时可联合下列药物：头孢他啶 / 阿维巴坦 2.5g i.v. q.8h.（适用于产 KPC 类碳青霉烯酶的碳青霉烯类耐药肠杆菌目［CRE］和铜绿假单胞菌感染），或高剂量碳青霉烯（如美罗培南 2.0g i.v. q.8h.）+ 多黏菌素，或多黏菌素 + 磷霉素 + 替加环素 3. 有 MRSA 感染风险时可联合糖肽类（如万古霉素、替考拉宁）或利奈唑胺		呼吸道标本不动杆菌分离株污染和定植率达 50% 左右。仅在符合以下情形时才考虑可能为感染菌：①与肺炎相符合的临床症状、体征，及影像学上新出现的 / 持续的 / 加重的肺部渗出、浸润、实变；②宿主易感因素；③正在接受抗菌药物治疗者须除外菌群紊乱和被选择所致；④根据标本采集方法、标本质量、细菌浓度、涂片所见等评价其结果为有临床意义；⑤ 2 次以上呼吸道标本培养菌均呈不动杆菌纯培养或优势生长

（续表）

感染	类型 / 伴随情况	病原体	首选治疗	备选治疗	备注
慢性阻塞性肺疾病急性加重	单纯慢性阻塞性肺疾病	流感嗜血杆菌、肺炎链球菌、卡他莫拉菌、支原体、衣原体、病毒	阿奇霉素 500mg p.o. q.d.，3 天；或克拉霉素 500mg p.o. b.i.d.，5~7 天；或头孢氨苄 1~2g/d p.o.，分 3~4 次；或头孢呋辛酯 0.25 g p.o. b.i.d.，或头孢克洛 0.5g p.o. b.i.d.，或头孢丙烯 0.5g p.o. b.i.d.；疗程 5~7 天		1. 抗菌治疗指征：①具有呼吸困难、痰量增加、咳脓痰 3 项症状者；②具备上述 3 项症状中的 2 项，且必须具备咳脓痰者；③严重发作需要有创或无创的机械通气者 2. 评估下列预后不良因素：年龄 ≥65 岁、第一秒用力呼气量（FEV_1）≤50%、每年急性加重次数≥2 次、合并心脏疾病、需持续氧疗。具备 1 项及以上者，为复杂性慢性阻塞性肺疾病 3. 铜绿假单胞菌的危险因素：①近 1 年住院史；②近期（<3 个月）抗菌药物应用史；③极重度慢性阻塞性肺疾病（FEV_1<30%）；④口服糖皮质激素，近二周使用泼尼松 >10mg/d；⑤既往分离培养出铜绿假单胞菌
	复杂慢性阻塞性肺疾病，无铜绿假单胞菌感染风险	以上细菌及产 β- 内酰胺酶肠杆菌目细菌	阿莫西林 / 克拉维酸 625mg p.o. t.i.d.，或 825mg p.o. b.i.d. 7~10 天；左氧氟沙星 0.5g i.v./p.o. q.d.，或莫西沙星 0.4g i.v./p.o. q.d. 7~10 天		
	复杂慢性阻塞性肺疾病，有铜绿假单胞菌感染风险	以上细菌及铜绿假单胞菌	环丙沙星 0.4g i.v. q.12h.~q.8h.；左氧氟沙星 0.5~0.75g i.v. q.d.；哌拉西林 / 他唑巴坦 4.5g i.v. q.8h.~q.6h.；头孢哌酮 / 舒巴坦（2∶1）3g i.v. q.8h.；头孢他啶或头孢吡肟 2g i.v. q.12h.~q.8h. ± 左氧氟沙星 0.5~0.75g i.v.。10~14 天		
	合并社区获得性肺炎	肺炎链球菌、流感嗜血杆菌、肠杆菌、军团菌、金黄色葡萄球菌、厌氧菌	参考本节 CAP 治疗		
支气管扩张急性加重	无假单胞菌感染危险因素	肺炎链球菌、流感嗜血杆菌、卡他莫拉菌、金黄色葡萄球菌（MSSA）、肺炎克雷伯菌、大肠埃希菌等	阿莫西林 / 克拉维酸 625mg p.o. t.i.d.，或 825mg p.o. b.i.d.，或左氧氟沙星 0.5g p.o. q.d.，或莫西沙星 0.4g p.o. q.d.。14 天	头孢呋辛酯或头孢丙烯 0.5g p.o. t.i.d.；头孢曲松钠 1~2g i.v. q.d.；或头孢噻肟钠 2g i.v. q.8h.。14 天	1. 对于每年急性加重≥3 次，推荐阿奇霉素 250mg p.o.，3 次 / 周至 q.d.，或红霉素 250mg p.o.，疗程≥3 个月 2. 对首次分离铜绿假单胞菌且病情进展者，行病原体清除治疗。非首次分离者，以控制发作、改善症状为目标

（续表）

感染	类型 / 伴随情况	病原体	首选治疗	备选治疗	备注
支气管扩张急性加重	有假单胞菌感染危险因素	上述细菌和铜绿假单胞菌	1. 环丙沙星 400mg p.o.t.i.d. 14 天 2. 头孢他啶或头孢吡肟或头孢噻利 2g i.v. q.12h.~q.8h.；头孢哌酮 / 舒巴坦（2：1）3g i.v. q.8h.；哌拉西林 / 他唑巴坦 4.5g i.v. q.8h.~q.6h.，联合阿米卡星或左氧氟沙星。疗程 14 天	抗假单胞菌碳青霉烯类，也可联合用阿米卡星、左氧氟沙星、环丙沙星。疗程 14 天	3. 根据痰培养结果调整或者修正经验性抗菌药物治疗方案
	怀疑合并 MRSA 感染者	上述第一类患者细菌 +MRSA	上述第一类治疗方案 + 万古霉素 1.0g i.v. q.12h.~q.8h.，14 天	联合替考拉宁 0.4g i.v. q.12h. × 3 次后，0.4g i.v. q.d.，14 天；或利奈唑胺 600mg i.v./p.o. q.12h.，14 天	
肺脓肿		厌氧菌、金黄色葡萄球菌、肺炎链球菌、肠杆菌目细菌、溶血性链球菌	阿莫西林 / 克拉维酸 1.2g i.v. q.8h.~q.6h.；或氨苄西林 / 舒巴坦 3g i.v. q.8h.；或头孢呋辛 1.5g i.v. q.8h.。均加甲硝唑 0.5g i.v. q.8h.	头孢曲松钠 2g i.v. q.d.；或头孢噻肟钠 2g i.v. q.8h.；或莫西沙星 0.4g i.v. q.d.。以上均加甲硝唑 0.5g i.v. q.8h.；或克林霉素 0.6g i.v .q.12h.；或哌拉西林 / 他唑巴坦 4.5g i.v. q.8h.~q.6h.；或拉氧头孢 1~2g i.v. q.8h.	1. 如病原菌为肠杆菌目细菌，可加阿米卡星 2. 如病原菌为 MRSA，用万古霉素 1g i.v. q.12h.，或利奈唑胺 3. 抗菌药物总疗程 6~10 周，或至临床症状完全消失

（续表）

感染	类型 / 伴随情况	病原体	首选治疗	备选治疗	备注
脓胸	急性，常继发于肺炎	社区获得性：米勒链球菌群、金黄色葡萄球菌、肺炎链球菌、大肠埃希菌、流感嗜血杆菌、肺炎克雷伯菌、厌氧菌	第二代头孢菌素 + 甲硝唑；耐酶青霉素 + 喹诺酮类；碳青霉烯类	金黄色葡萄球菌如为 MSSA，用苯唑西林或萘夫西林或头孢唑林钠。如为 MRSA，用万古霉素或去甲万古霉素或利奈唑胺	1. 尽早施行胸腔闭式引流 2. 包裹性或多房性脓胸，胸腔内注入尿激酶、链激酶，或组织型纤溶酶原激活剂（t-PA）10mg+DNA 酶 5mg，胸管内给药，b.i.d × 3 天，便于引流 3. 治疗均应覆盖厌氧菌 4. 疗程一般 4~6 周
		医院获得性：金黄色葡萄球菌、肠杆菌属、肠球菌、铜绿假单胞菌	单用哌拉西林 / 他唑巴唑，或头孢吡肟，或碳青霉烯类；联合甲硝唑或克林霉素	如为 MRSA，用万古霉素或去甲万古霉素或利奈唑胺	经验性治疗需覆盖 MRSA 和厌氧菌；疗程一般 4~6 周
	亚急性 / 慢性	厌氧链球菌、米勒链球菌群、拟杆菌属、肠杆菌目细菌、结核分枝杆菌	头孢噻肟钠 2g i.v. q.6h.~q.4h.；或头孢曲松钠 2g i.v. q.d.+ 克林霉素 450~900mg i.v. q.8h. 或甲硝唑 0.5g i.v. q.8h.	头孢西丁或头孢美唑 2.0g i.v. q.8h.~q.6h.；或拉氧头孢 1~2g i.v. q.8h.；或替卡西林 / 克拉维酸 3.1g i.v. q.6h.~q.4h.；或哌拉西林 / 他唑巴坦 4.5g i.v. q.8h.~q.6h.；或氨苄西林 / 舒巴坦 3.0g i.v. q.6h.；或碳青霉烯类	1. 胸腔内注射链激酶、引流 2. 怀疑结核时应予行分枝杆菌培养和组织学检查，治疗见“2-3 分枝杆菌感染目标治疗” 3. 疗程一般为 4~6 周 4. 适时外科手术治疗

参考文献

［1］中华医学会呼吸病学分会感染学组．中国成人支气管扩张症诊断与治疗专家共识［J］．中华结核和呼吸杂志，2021，44（4）：311-321.

［2］慢性阻塞性肺疾病急性加重抗感染治疗中国专家共识编写组．慢性阻塞性肺疾病急性加重抗感染治疗中国专家共识［J］．国际呼吸杂志，2019，

39（17）：1281-1296.
［3］瞿介明，曹彬 . 中国成人社区获得性肺炎诊断和治疗指南（2016 年版）［J］. 中华结核和呼吸杂志，2016，39（4）：253-279.
［4］施毅 . 中国成人医院获得性肺炎与呼吸机相关性肺炎诊断和治疗指南（2018 年版）［J］. 中华结核和呼吸杂志，2018，41（4）：225-280.
［5］林果为，王吉耀，葛均波 . 实用内科学［M］.15 版 . 北京：人民卫生出版社，2017.
［6］陈铁坚 . 多黏菌素类合理应用国际共识指南［J］. 中国感染与化疗杂志，2019，19（4）：460-463.
［7］TAMMA P D，AITKEN S L，BONOMO R，et al. Infectious Diseases Society of America guidance on the treatment of extended-spectrum β-lactamase producing Enterobacterales（ESBL-E），carbapenem-resistant Enterobacterales（CRE），and pseudomonas aeruginosa with difficult-to-treat resistance（DTR-P. Aeruginosa）［J］. Clin Infec Dis，2021，72（7）：1109-1116.

1-4 心脏与血流感染抗菌药物经验治疗

感染	类型 / 伴随情况	病原体	首选治疗	备选治疗	备注
血流感染往往病情危急，一旦高度怀疑，应结合患者原发病灶、免疫功能、发病场所、流行病学资料及前期治疗用药史等综合考虑可能的病原微生物和敏感性，在尽早留取病原学检测标本后，及时给予经验性抗菌治疗。如果有休克，应立即执行包括液体复苏和抗菌治疗等在内的集束化治疗策略。在明确病原后，根据药物敏感试验结果及经验性用药效果酌情调整为目标治疗					
原发性血流感染（原发性败血症）	没有明显的原发感染灶	耐甲氧西林金黄色葡萄球菌（MRSA）、耐甲氧西林凝固酶阴性葡萄球菌（MRCNS）	万古霉素 15~20mg/kg i.v. q.12h.~q.8h.，或去甲万古霉素 0.8g i.v. q.12h.；14 天	达托霉素 6mg/kg i.v. q.d.，或替考拉宁负荷剂量 6mg/kg q.12h.×3 剂，维持剂量 6mg/kg i.v. q.d.；14 天	1. 推荐万古霉素个体化给药：依据 MRSA 严重感染患者的临床疗效和肾毒性数据，不再建议单纯将血药谷浓度监测目标设定为 15~20mg/L。推荐以 AUC/MIC 为血药监测目标，设定 400~600 为达到最佳的临床疗效，同时提高患者的用药安全性。肾功能正常的成人患者 15~20mg/kg（基于实际体重）i.v. q.12h.~q.8h.。当无法达到 AUC/MIC 目标值时，可改用持续静脉滴注方案：负荷剂量为 15~20mg/kg，然后持续静脉滴注，每日维持剂量为 30~40mg/kg（最高 60mg/kg） 2. 确诊金黄色葡萄球菌败血症者，建议经食管超声检查排除外感染性心内膜炎 3. 利奈唑胺未被批准用于治疗血流感染，仅在不耐受万古霉素或治疗反应不佳时用作补救治疗

（续表）

感染	类型 / 伴随情况	病原体	首选治疗	备选治疗	备注
原发性血流感染（原发性败血症）	没有明显的原发感染灶	甲氧西林敏感金黄色葡萄球菌（MSSA）、甲氧西林敏感凝固酶阴性葡萄球菌（MSCNS）	苯唑西林 2g i.v. q.4h.，或头孢唑林钠 2g i.v. q.8h.；14 天	β - 内酰胺过敏者，可选用喹诺酮类、糖肽类药物	
		万古霉素不敏感的金黄色葡萄球菌（VISA 或 VRSA）	达托霉素 6~10mg/kg i.v. q.d. 14 天	利奈唑胺 600mg i.v. q.12h. 14 天	VISA 多见于长期住院及抗菌药物暴露，特别是有万古霉素治疗史者；须确认达托霉素的敏感性。我国尚无 VRSA 报道
		肠球菌	青霉素 320 万 U i.v. q.4h.，或氨苄西林 2g i.v. q.4h.；14 天	若疑为青霉素耐药菌株，万古霉素15~20mg/kg i.v. q.12h.~q.8h.；或替考拉宁负荷剂量 6mg/kg q.12h. × 3 剂，维持剂量 6~12mg/kg i.v. q.d.。14 天	万古霉素耐药肠球菌（VRE）无明确有效方案，可试用达托霉 8~12mg/kg i.v. q.d.；或利奈唑胺 600mg i.v. q.12h.。14 天
		大肠埃希菌、克雷伯菌属、肠杆菌属（ESBL 阴性）	第三代头孢菌素（如头孢他啶 1~2g i.v. q.8h.）；第四代头孢菌素（如头孢吡肟 1~2g i.v. q.8h.，或头孢噻利 2g i.v. q.12h.）	β - 内酰胺类 / β - 内酰胺酶抑制剂合剂［如哌拉西林 / 他唑巴坦 4.5g i.v. q.8h.~q.6h.，或哌拉西林 / 舒巴坦 6g i.v. q.8h.~q.6h.，或头孢哌酮 / 舒巴坦（2：1）3g i.v. q.8h.］	碳青霉烯耐药肠杆菌（CRE）感染治疗见“2-1 细菌感染目标治疗”

（续表）

感染	类型 / 伴随情况	病原体	首选治疗	备选治疗	备注
原发性血流感染（原发性败血症）	没有明显的原发感染灶	大肠埃希菌、克雷伯菌属、肠杆菌属（ESBL 阳性）	轻中症：β-内酰胺类/β-内酰胺酶抑制剂复合制剂（如哌拉西林/他唑巴坦 4.5g i.v. q.8h.~q.6h.，或哌拉西林/舒巴坦 6g i.v. q.8h.~q.6h.，或头孢哌酮/舒巴坦 3~4g i.v. q.12h.~q.8h. 重症：厄他培南 1~2g i.v. q.d.	亚胺培南/西司他丁 0.5g i.v. q.6h.，或美罗培南 1~2g i.v. q.8h.	应用 β-内酰胺类/β-内酰胺酶抑制剂复合制剂时，应严密监测治疗效果，若不见改善，及时改用碳青霉烯类
		铜绿假单胞菌	抗假单胞菌 β-内酰胺类［如头孢他啶 1~2g i.v. q.8h.、头孢吡肟 1~2g i.v. q.8h.，或头孢噻利 2g i.v. q.12h.、哌拉西林/他唑巴坦 4.5g i.v. q.6h.，或头孢哌酮/舒巴坦（2∶1）3g i.v. q.8h.］，或碳青霉烯类（如亚胺培南/西司他丁 1g i.v. q.8h.~q.6h.，或美罗培南 1~2g i.v. q.8h.）；严重感染建议联合环丙沙星或氨基糖苷类（如阿米卡星、妥布霉素）		1. 广泛耐药（XDR）菌株可试用多黏菌素＋亚胺培南/西司他丁或美罗培南；或磷霉素联合 β-内酰胺类、氨基糖苷类或喹诺酮类；或头孢他啶/阿维巴坦 2.5g i.v. q.8h. 2. 对于敏感性下降的菌株，通过增加给药次数、加大剂量、延长碳青霉烯类抗生素的静脉滴注时间，部分病例有效，但尚缺乏大样本研究
		不动杆菌属	多重耐药（MDR）菌株：头孢哌酮/舒巴坦（2∶1）3~4g i.v. q.8h.；或氨苄西林/舒巴坦 3.0g i.v. q.6h.；或亚胺培南/西司他丁 1g i.v. q.8h.~q.6h.，或美罗培南 1g i.v. q.8h.；上述药物均可单药或联合氨基糖苷类或氟喹诺酮类	XDR 菌株建议联合治疗 1. 含舒巴坦的制剂联合以下一种：米诺环素或多西环 100mg q.12h. i.v./p.o.，或多黏菌素，或氨基糖苷类，或碳青霉烯类 2. 多黏菌素联合以下一种：含舒巴坦的复合制剂（或舒巴坦）、碳青霉烯类	1. 不动杆菌耐药性严重，应结合当地流行病学情况选择经验性治疗药物 2. 舒巴坦的常用剂量不超过 4.0g/d，但对耐药菌株建议增加至 6.0g/d 以上 3. 替加环素为抑菌药物且血药浓度低，单药治疗效果不确定 4. 多黏菌素用法和剂量参考“4-2 抗微生物药物药动学特点和常用剂量”

（续表）

感染	类型 / 伴随情况	病原体	首选治疗	备选治疗	备注
继发性血流感染（继发性败血症）	寻找并确定原发感染灶，及时采取感染灶控制措施，尽快开始恰当的抗菌药物治疗，需要根据感染灶、可能致病菌及其药物敏感性，以及宿主免疫状态选择抗菌药物。抗菌药物治疗一般 10~14 天，具体结合原发感染情况决定				
	社区获得性肺炎	肺炎链球菌、流感嗜血杆菌、卡他莫拉菌、非典型病原菌（如军团菌）	1. 头孢曲松钠 1~2g i.v. q.24h.+ 阿奇霉素 500mg i.v. q.d. 2. 存在耐青霉素肺炎链球菌（PRSP）感染风险时，大剂量氨苄西林（青霉素过敏者替换万古霉素）+ 阿奇霉素 3. 或呼吸喹诺酮类	1. 厄他培南 1g i.v. q.24h.+ 阿奇霉素 500mg i.v. q.d. 2. 疑有假单胞菌感染者，选择抗假单胞菌 β- 内酰胺类 + 呼吸喹诺酮类或氨基糖苷类	抗菌药物用法用量参见“1-3 呼吸系统感染抗菌药物经验治疗” 有报道 β- 内酰胺类 + 大环内酯类联合治疗重症社区获得性肺炎，病死率低于联合呼吸喹诺酮类，但证据级别不高
	医院获得性肺炎	肠杆菌目细菌、不动杆菌属、铜绿假单胞菌、MRSA	亚胺培南 / 西司他丁 0.5g i.v. q.8h.~q.6h.，或美罗培南 1~2g i.v. q.8h.~q.6h.，或头孢哌酮 / 舒巴坦 3.0g i.v. q.8h. ± 万古霉素或利奈唑胺或替考拉宁	如疑有铜绿假单胞菌感染，经验性使用 2 种抗假单胞菌药物（参见“原发性血流感染”中铜绿假单胞菌治疗）± 抗 MRSA 药物	抗菌药物用法用量参见“1-3 呼吸系统感染抗菌药物经验治疗”
	胆囊炎、胆管炎	肠杆菌目细菌、肠球菌、拟杆菌、芽孢杆菌属、极少为念珠菌	厄他培南 1g i.v. q.d.，或哌拉西林 / 他唑巴坦 4.5g i.v. q.8h.~q.6h.，或替卡西林 / 克拉维酸 3.2g i.v. q.8h.~q.6h.，或头孢哌酮 / 舒巴坦 3.0g i.v. q.12h.~q.8h.+ 甲硝唑 1g i.v. q.12h.	拉氧头孢 2g i.v. q.8h.，或亚胺培南 / 西司他丁 0.5g i.v. q.6h.，或美罗培南 1~2g i.v. q.8h.	经验性治疗须覆盖革兰氏阴性杆菌和肠球菌；重症患者抗菌治疗仅为充分胆管引流的辅助治疗措施

（续表）

感染	类型 / 伴随情况	病原体	首选治疗	备选治疗	备注
继发性血流感染（继发性败血症）	泌尿系感染	肠杆菌目细菌（大肠埃希菌）、铜绿假单胞菌、肠球菌，金黄色葡萄球菌极少	厄他培南 1g i.v. q.d.，或哌拉西林 / 他唑巴坦 4.5g i.v. q.8h.~q.6h.	亚胺培南 / 西司他丁 0.5g i.v. q.6h.，或美罗培南 1~2g i.v. q.8h.；或氟喹诺酮类（如环丙沙星 400mg i.v. q.12h.，或左氧氟沙星 500mg i.v. q.d.）；或头孢他啶 1~2g i.v. q.12h.~q.8h.，或头孢吡肟 1~2g i.v. q.12h.~q.8h.	1. 应注意排除泌尿系统梗阻因素 2. 我国大肠埃希菌对氟喹诺酮类耐药率较高，经验用药不作首选
	腹膜炎	肠杆菌目细菌、拟杆菌属、肠球菌	厄他培南 1g i.v. q.d. 或哌拉西林 / 他唑巴坦 4.5g i.v. q.8h.~q.6h.，替卡西林 / 克拉维酸 3.2g i.v. q.8h.~q.6h.，头孢哌酮 / 舒巴坦 3.0g i.v. q.12h.~q.8h.	亚胺培南 / 西司他丁 0.5g i.v. q.6h.，或美罗培南 1~2g i.v. q.8h.	经验性治疗必须同时覆盖革兰氏阴性需氧和厌氧菌，无须经验覆盖 MRSA、肠球菌、念珠菌
	静脉导管：免疫功能正常	表皮葡萄球菌、金黄色葡萄球菌	参照“原发性血流感染”中葡萄球菌治疗		如果为金黄色葡萄球菌感染，拔除导管。根据食道超声结果确定疗程。如果为表皮葡萄球菌感染，病情稳定，可试保留导管。经过 7~10 天治疗约 80% 治愈，但复发率高
	静脉导管：免疫功能抑制（烧伤、粒细胞缺乏）	表皮葡萄球菌、MSSA、MRSA）、假单胞菌属、肠杆菌目细菌、杰氏棒状杆菌、曲霉、根霉	万古霉素 1g i.v. q.12h.~q.8h.+ 抗假单胞菌药物（参照“原发性血流感染”中铜绿假单胞菌治疗部分）或抗假单胞菌药物 + 氨基糖苷类如阿米卡星 7.5mg/kg i.v. q.12h. 或 15mg/kg i.v. q.d.		常伴感染性血栓性静脉炎；如为真菌感染，手术切除病灶 + 两性霉素 B 治疗

（续表）

感染	类型 / 伴随情况		病原体	首选治疗	备选治疗	备注
继发性血流感染（继发性败血症）	静脉导管	静脉营养	表皮葡萄球菌、金黄色葡萄球菌、念珠菌较常见	万古霉素 1g i.v. q.12h.~q.8h. ± 针对念珠菌的药物（参见“2-2 真菌感染目标治疗”的“念珠菌血流感染”部分）		拔除静脉导管，推荐眼科会诊，血培养阳性者均应治疗
		静脉脂肪乳	表皮葡萄球菌	万古霉素 1g i.v. q.12h.	去甲万古霉素，或替考拉宁，或达托霉素	停止输注脂肪乳
			糠秕马拉色菌	氟康唑 400mg i.v. q.12h.		
感染性心内膜炎	天然瓣膜，非吸毒者		甲型溶血性链球菌、其他链球菌、葡萄球菌、肠球菌；少见真菌	（青霉素 320 万 U i.v. q.4h.，或氨苄西林 2g i.v. q.4h. 6~8 周）+（苯唑西林 2g i.v. q.4h. 6~8 周，或庆大霉素 1mg/kg i.v/i.m. q.8h.，7~14 天）	万古霉素 1.0g i.v. q.12h.~q.8h. 或去甲万古霉素 0.8g i.v. q.12h. ± 庆大霉素 1mg/kg i.v/i.m q.8h.（注意监测肾功能）；或达托霉素 6mg/kg i.v. q.d.。6~8 周	请感染科会诊；应重视血培养，要求在用药前 0 分钟、30 分钟、90 分钟各抽取 1 套 2 瓶（需氧 + 厌氧）标本 手术适应证：心力衰竭、瓣膜周围感染、多发栓塞、巨大（>10mm）活动性赘生物、耐药菌感染、真菌感染
	天然瓣膜，吸毒者		金黄色葡萄球菌为主，其他菌少见	万古霉素 1.0g i.v. q.12h.，体重 >100kg 者，1.5g i.v. q.12h.；或去甲万古霉素 0.8g i.v. q.12h.。6~8 周	达托霉素 6mg/kg i.v. q.d. 6~8 周	对万古霉素进行血药浓度监测有助于调整剂量；达托霉素仅限于右侧心内膜炎；MSSA 感染者可选用耐酶青霉素（如苯唑西林或氯唑西林）或头孢唑林钠等
	人工瓣膜早期（术后 ≤2 个月）		表皮葡萄球菌、金黄色葡萄球菌；罕见肠杆菌目细菌、真菌	万古霉素 1.0g i.v. q.12h.~q.8h. 或去甲万古霉素 0.8g i.v. q.12h.+ 庆大霉素 1mg/kg i.v/i.m. q.8h.（注意监测肾功能）± 利福平 600mg p.o. q.d.（注意监测肝功能）	达托霉素 6mg/kg i.v. q.d.（仅限右心内膜炎）	手术适应证：金黄色葡萄球菌感染、真菌感染、心衰、合并糖尿病 / 肾衰、瓣膜周围脓肿

（续表）

感染	类型 / 伴随情况	病原体	首选治疗	备选治疗	备注
感染性心内膜炎	人工瓣膜后期（术后 >2 个月）	表皮葡萄球菌、甲型溶血性链球菌、肠球菌、金黄色葡萄球菌	同上	同上	
	布鲁氏菌心内膜炎	布鲁氏菌	1. 多西环素 100mg p.o. b.i.d.，2~3 个月 + 阿米卡星 400mg i.v/i.m. q.d.，7~14 天 + 第三代头孢菌素 2. 多西环素 + 利福平 + 阿米卡星 + SMZ/TMP，6 周 ~6 个月	米诺环素 + 庆大霉素 + 第三代头孢菌素，或 SMZ/TMP+ 利福平 + 第三代头孢菌素。6 周 ~6 个月	酌情外科换瓣治疗：心功能衰竭；细菌难以清除；赘生物 >10mm，活动度高；瓣膜出现穿孔、脓肿、严重反流等 参见“2-7 法定传染病抗微生物药物治疗”
	淋病奈瑟球菌心内膜炎	淋病奈瑟球菌	头孢曲松钠 2g i.v. q.d. ≥4 周 + 阿奇霉素 1g p.o. 1 剂		
	巴尔通体心内膜炎	汉赛巴尔通体、五日热巴尔通体	头孢曲松钠 2g i.v. q.d.，6 周 + 庆大霉素 1mg/kg i.v. q.8h.，14 天 ± 多西环素 100mg i.v./.p.o. b.i.d.，6 周		
	Q 热相关心内膜炎	贝纳柯克斯体	多西环素 100mg p.o. b.i.d.+ 羟氯喹 600mg/d，至少 18 个月；妊娠期妇女须长期应用 SMZ/TMP		诊断依靠 I 相抗体效价 >800+ 心内膜炎证据。疗程：天然瓣膜 18 个月，人工瓣膜 24 个月
	念珠菌心内膜炎	念珠菌属	卡泊芬净 50mg，或米卡芬净 150mg i.v. q.d.，或两性霉素 B0.7~1.0mg/kg ± 氟胞嘧啶 25mg/kg p.o. q.i.d.，或两性霉素 B 脂质体 3~5mg/kg i.v. q.d.。≥6 个月		强烈推荐手术换瓣治疗。天然瓣膜疗程 18 个月，人工瓣膜 24 个月，须血清学监测 5 年

（续表）

感染	类型 / 伴随情况	病原体	首选治疗	备选治疗	备注
感染性心包炎	化脓性心包炎	金黄色葡萄球菌、肺炎链球菌、A 组链球菌、肠杆菌目细菌	万古霉素 1.0g i.v. q.12h.~q.8h.，或去甲万古霉素 0.8g i.v. q.12h.+ 环丙沙星 500mg i.v. q.12h.。≥4 周	万古霉素 1.0g i.v. q.12h.~q.8h. 或去甲万古霉素 0.8g i.v. q.12h.+ 头孢吡肟 2.0g i.v. q.8h.。≥4 周	一旦心包积液达到穿刺引流水平，应尽量引流，以减轻心包填塞症状
	念珠菌性心包炎、念珠菌性心肌炎	念珠菌属	两性霉素 B 0.7~1.0mg/kg i.v. q.d. ± 氟胞嘧啶 25mg/kg p.o. q.i.d.，或两性霉素 B 脂质体 3~5mg/kg i.v. q.d.，或氟康唑 400~800mg i.v. q.d.，≥6 周。或卡泊芬净 50~150mg i.v. q.d.，或米卡芬净 100~150mg i.v. q.d.，数月		建议行心包开窗术，或心包切除术
起搏器或植入式心律转复除颤器感染	植入部位感染、心内膜炎	金黄色葡萄球菌、表皮葡萄球菌、革兰氏阴性杆菌、真菌	去除装置 + 万古霉素 1.0g i.v. q.12h.~q.8h.，或去甲万古霉素 0.8g i.v. q.12h.+ 利福平 300mg p.o. b.i.d.	去除装置 + 达托霉素 6mg/kg i.v. q.d.+ 利福平 300mg p.o. b.i.d.	去除装置后疗程：埋藏部位或皮下感染 10~14 天，导线相关心内膜炎 4~6 周 达托霉素仅限于右侧心内膜炎治疗
心室辅助装置（导线、人工心脏）相关感染		金黄色葡萄球菌、表皮葡萄球菌、革兰氏阴性杆菌、念珠菌	（万古霉素 1.0g i.v. q.12h.~q.8h. 或去甲万古霉素 0.8g i.v. q.12h.）+（环丙沙星 500mg i.v. q.12h.，或左氧氟沙星 500mg i.v./p.o. q.d.）+ 氟康唑 800mg i.v. q.d.	可用达托霉素代替万古霉素或去甲万古霉素，用头孢吡肟代替氟喹诺酮类，用伏立康唑或卡泊芬净或米卡芬净代替氟康唑	1. 达托霉素仅限于右侧心内膜炎治疗，而且剂量应达 10mg/（kg · d）。以覆盖耐药菌 2. 疗程参考心内膜炎治疗
莱姆病性心脏炎		伯氏疏螺旋体	头孢曲松钠 2g i.v. q.d.，或头孢噻肟钠 2g i.v. q.8h.；或青霉素 400 万 U i.v. q.6h.~q.4h.（小量开始），14~21 天 重症：头孢曲松钠 4g i.v. q.d.，14~28 天	多西环素 100mg p.o. b.i.d.，14~21 天；或阿莫西林 500mg p.o. t.i.d.，14~21 天	

（续表）

感染	类型 / 伴随情况	病原体	首选治疗	备选治疗	备注
感染性海绵窦血栓形成	细菌性	金黄色葡萄球菌、A群链球菌、流感嗜血杆菌	万古霉素 1.0g i.v. q.12h.~q.8h. 或去甲万古霉素 0.8g i.v. q.12h.+ 头孢曲松钠 2.0g i.v. q.d.	（利奈唑胺 600mg i.v. q.12h.，或达托霉素 8~12mg/kg i.v. q.d.）+ 头孢曲松钠 2.0g i.v. q.d.	1. 可酌情给予抗凝、扩血管治疗 2. 疗程：数周
	真菌性	曲霉、毛霉、根霉	两性霉素 B 0.7~1.0mg/（kg · d）± 氟胞嘧啶 25mg/kg p.o. q.i.d.，或两性霉素 B 脂质体 3~5mg/（kg · d）i.v. q.d.，数周至数月		
留置静脉导管感染		表皮葡萄球菌、MRSA、MSSA	万古霉素 1.0g i.v. q.12h.~q.8h.，或去甲万古霉素 0.8g i.v. q.12h.		酌情拔除或更换导管
隧道型静脉导管和输液装置感染、双腔血透导管感染	普通用途	表皮葡萄球菌、金黄色葡萄球菌 罕见：明串珠菌或乳酸杆菌（两者对万古霉素耐药）	万古霉素 1.0g i.v. q.12h.~q.8h.，或去甲万古霉素 0.8g i.v. q.12h.	明串珠菌或乳酸杆菌：青霉素或氨苄西林	1. 皮下隧道感染须拔管，根据药物敏感试验结果调整治疗 2. 感染仅局限在插管部位者，疗程 7~10 天；伴发血流感染疗程见本表血流感染部分
	静脉营养	葡萄球菌、念珠菌，尤其是近平滑念珠菌多见	万古霉素 1g i.v. q.12h. ±（伏立康唑第 1 天 6mg/kg i.v. q.12h.，第 2 天起 4mg/kg i.v. q.12h.；或卡泊芬净第 1 天 70mg，第 2 天起 50mg i.v. q.d.；或米卡芬净 100~150mg，i.v. q.d.）		
	输注脂肪乳	表皮葡萄球菌	万古霉素 1.0g i.v. q.12h.~q.8h.，或去甲万古霉素 0.8g i.v. q.12h.		停用脂肪乳
		糠秕马拉色菌	氟康唑 400mg i.v. q.12h.		
颈静脉感染性静脉炎		大多为坏死梭菌	青霉素 400 万 U i.v. q.6h.~q.4h. 10~14 天	克拉霉素 600~900mg i.v. q.8h. 10~14 天	病变可侵蚀颈动脉，应加强咽旁区引流，注意有无肺及体循环血栓形成

（续表）

感染	类型 / 伴随情况	病原体	首选治疗	备选治疗	备注
感染性盆腔静脉炎		链球菌、拟杆菌、肠杆菌目细菌	（甲硝唑，或替硝唑，或奥硝唑）联合（头孢西丁，或头孢美唑，或哌拉西林 / 他唑巴坦，或氨苄西林 / 舒巴坦，或替卡西林 / 克拉维酸）	亚胺培南 / 西司他丁或美罗培南；或克林霉素 + 氨曲南或氨基糖苷类	酌情使用肝素，不推荐口服抗凝药物疗程 10~14 天
长期使用静脉导管感染的预防			1. 插管部位尽量选择锁骨下静脉，避免股静脉 2. 必须有效规范洗手卫生 3. 严格无菌操作 4. 尽可能用 2% 氯己定（洗必泰）消毒皮肤	氯己定（洗必泰）或磺胺嘧啶银或米诺环素或利福平浸泡导管	不用抗菌药物预防

参考文献

［1］NEONAKIS I K，SPANDIDOS D A，PETINAKI E. Confronting multidrug-resistant acinetobacterbaumannii：a review［J］. Int J Antimicrob Agents，2011，37（2）：102-109.

［2］SOPIRALA M M，MANGINO J E，GEBREYES W A，et al. Synergy testing by Etest，microdilution checkerboard，and time-kill methods for pan-drug-resistant acinetobacter baumannii［J］. Antimicrob Agents Chemother，2010，54（11）：4678-4683.

［3］MARTÍNEZ-SAGASTI F，GONZÁLEZ-GALLEGO M A，MONEO-GONZÁLEZ A. Monotherapy vs. combined therapy in the treatment of multi-drug resistance gram negative bacteria［J］. Rev Esp Quimioter，2016，29（Suppl 1）：43-46.

［4］ORSI G B，FALCONE M，VENDITTI M. Surveillance and management of multidrug-resistant microrganisms［J］. Expert Rev Anti Infect Ther，

2011，9（8）：653-679.
［5］TUON F F，ROCHA J L，MERLINI A B. Combined therapy for multi-drug-resistant acinetobacter baumannii infection：is there evidence outside the laboratory?［J］. J Med Microbiol，2015，64（9）：951-959.
［6］HABIB G，LANCELLOTTI P，ANTUNES M J，et al. 2015 ESC Guidelines for the management of infective endocarditis［J］. European Heart Journal，2015，36（44）：3075-3128.
［7］GILBERT D N，CHAMBERS H F，ELIOPOULAS G M，et al. The Sanford guide to antimicrobial therapy 2021［M］. 51st ed. Sperryville：Antimicrobial Therapy，Inc，2021.

1–5 腹腔与消化道感染抗菌药物经验治疗

感染	类型 / 伴随情况	病原体	首选治疗	备选治疗	备注
原发性（自发性细菌性）腹膜炎	多见于肝硬化或慢性肾炎腹水患者 诊断：腹水细菌培养阳性或腹水的中性粒细胞计数 >250×10^6/L，排除继发性腹膜炎	肠杆菌目细菌为主，包括产 ESBL 大肠埃希菌和肺炎克雷伯菌；其他有肺炎链球菌、肠球菌；厌氧菌少见	哌拉西林 / 他唑巴坦 4.5g i.v. q.8h.~q.6h.，或哌拉西林 / 舒巴坦 6g i.v. q.8h.~q.6h.，或厄他培南 1g i.v. q.24h.~q.12h.。一般疗程 5~10 天，以症状体征消失和腹水中性粒细胞减少、培养转阴为参考 无耐药危险因素者可用：头孢曲松钠 2g i.v. q.d.，或头孢噻肟钠 2g i.v. q.8h.	（头孢他啶或头孢吡肟 2g i.v. q.12h.~q.8h.，或头孢美唑或头孢西丁 2g i.v. q.8h.）+ 阿米卡星 15mg/kg i.v. q.d.；或亚胺培南 / 西司他丁，或美罗培南，或头孢哌酮 / 舒巴坦（2 : 1）3g i.v. q.12h.~q.8h.	1. 为提高培养阳性率，应以血培养瓶在床旁取得腹水立即注入 10~20ml。不可先沉淀腹水，以沉淀物培养，否则会增加多形核白细胞（PMN）吞噬细菌的机会，反而降低培养阳性率 2. 肝病患者尽量不用氨基糖苷类
继发性腹膜炎	多见于腹腔脏器穿孔（小肠、阑尾、结肠、憩室）继发感染所致	多菌种混合感染多见：肠杆菌目细菌（大肠埃希菌、克雷伯菌属、肠杆菌属）；拟杆菌（尤其在下消化道穿孔）；肠球菌；铜绿假单胞菌；白念珠菌；其他有不动杆菌等	轻、中症：哌拉西林 / 他唑巴坦 4.5g i.v. q.8h~q.6h.，或哌拉西林 / 舒巴坦 6g i.v. q.8h.~q.6h.，或厄他培南 1g i.v. q.d.，或莫西沙星 400mg i.v. q.d 重症：（亚胺培南 / 西司他丁 0.5g i.v. q.6h.，或美罗培南 1g i.v. q.8h.）+ 甲硝唑 0.5g i.v. q.8h.	轻、中症：（环丙沙星 400mg i.v. q.12h.~q.8h. 或头孢吡肟 2.0g i.v. q.12h.~q.8h.）+ 甲硝唑 0.5g i.v. q.8h. 重症：头孢他啶 / 阿维巴坦 2.5g i.v. q.8h.+ 甲硝唑 0.5g i.v. q.8h.	1. 大多须外科手术治疗。感染源控制后的轻、中症感染抗菌治疗不应超过 4 天；建议重症抗感染疗程为 7~10 天；具体需参考临床和实验室复查资料而定 2. 经验治疗必须同时覆盖革兰氏阴性需氧菌和厌氧菌。联合用药中的抗厌氧菌药物可更换为奥硝唑、吗啉硝唑等 3. 除培养证实者，经验性治疗不需要覆盖 MRSA、肠球菌和念珠菌

（续表）

感染	类型 / 伴随情况	病原体	首选治疗	备选治疗	备注
腹膜透析相关腹膜炎	符合下列 3 项中 2 项或 2 项以上者可诊断为腹膜透析相关腹膜炎：①腹痛和/或透出液混浊，伴或不伴发热；②透出液白细胞 $>100\times10^6/L$，伴中性粒细胞 >50%；③透出液微生物培养阳性	凝固酶阴性葡萄球菌、链球菌、肠球菌、金黄色葡萄球菌、大肠埃希菌、铜绿假单胞菌、真菌（2%）、结核分枝杆菌（0.1%）	1. 推荐腹膜透析液中加入抗菌药物留腹治疗。腹腔用药治疗方案分为间断给药（每天或每间隔若干天仅在一次腹膜透析液交换时加药）和持续给药（每次交换给药）两种，间断给药留腹治疗需持续至少 6 小时。两种给药方法均可获得有效药物浓度 2. 头孢拉定或头孢唑林钠 1g + 头孢他啶 1g，加入 2L 的透析液立即留腹 4 小时；并于当晚再次给予上述剂量的抗生素留腹过夜，之后继续每晚 1 次	1. 头孢菌素过敏的患者可用万古霉素（15~30mg/kg，每 5~7 天 1 次）替代一代头孢菌素；氨基糖苷类（阿米卡星 2mg/kg，每天 1 次）替代三代头孢菌素间断腹腔用药 2. 严重腹膜炎患者如合并发热（体温超过 38.5℃）、血培养阳性、肺炎、脓毒症休克等，建议联合静脉给药。根据患者具体情况可经验性使用第三代头孢菌素或喹诺酮类等静脉滴注抗生素治疗	1. 用药前取 200~400ml 从腹腔引出的透析液离心，沉淀物作染色涂片，并接种血培养瓶中做需氧 / 厌氧培养，涂片结果可指导经验治疗 2. 若培养出多种革兰氏阴性杆菌，应考虑导管造成肠穿孔，必须拔除透析管。其他拔管指征：复发性 / 难治性腹膜炎、真菌性腹膜炎和导管隧道感染 3. 抗菌药物剂量参见“4-1 抗菌药物的超说明书使用意见”和“4-3 常用抗菌药物的抗菌谱比较”；疗程参考临床和实验室复查结果而定
腹腔脓肿	常见膈下、盆腔、肠袢间脓肿	肠杆菌目细菌、拟杆菌、肠球菌	头孢他啶或头孢吡肟 + 甲硝唑，或哌拉西林 / 他唑巴坦，或厄他培南。剂量、疗程同继发性腹膜炎	亚胺培南 / 西司他丁 0.5g i.v. q.6h.，或美罗培南 1g i.v. q.8h.	关键治疗是充分引流（切开或穿刺抽吸、置管、冲洗），抗菌药物仅是辅助治疗 其他硝基咪唑类药物，如奥硝唑、吗啉硝唑等也可选用，与甲硝唑效果相似

（续表）

感染	类型 / 伴随情况	病原体	首选治疗	备选治疗	备注
急性胆囊炎、急性胆管炎、胆源性脓毒症	常伴有胆道梗阻，继发于肿瘤、结石、狭窄	肠杆菌目（大肠埃希菌、肺炎克雷伯菌、肠杆菌属）多见，肠球菌、拟杆菌、非发酵菌（不动杆菌、铜绿假单胞菌）	1. 哌拉西林 / 他唑巴坦 4.5g i.v. q.8h.，或氨苄西林 / 舒巴坦 3g i.v. q.8h.，或厄他培南 1g i.v. q.d. 2. 严重感染危及生命　亚胺培南 / 西司他丁 0.5g i.v. q.6h.，或美罗培南 1g i.v. q.8h. 3. 院内发病，存在胆肠吻合、胆道支架或梗阻性黄疸的患者，需同时联合万古霉素 1g i.v. q.12h.，或利奈唑胺 0.6g i.v. q.12h.	（第三代头孢菌素或氨曲南 2g i.v. q.8h，或环丙沙星）+ 甲硝唑 0.5g i.v. q.8h. 或单用莫西沙星 400mg i.v. q.d.	1. 重症感染和有胆道梗阻者必须充分引流（手术或置管） 2. 重症感染需要覆盖厌氧菌 3. 国内喹诺酮类耐药率高 4. 头孢曲松钠不能与钙剂同用，否则易形成胆管泥沙 5. 抗感染疗程，一般应持续至控制感染源后 4~7 天；胆囊炎严重度 I 级，可在手术后 24 小时停止抗生素治疗；但肠球菌和链球菌感染者，抗生素治疗需持续 2 周 6. 严重急性胆管炎开始抗生素治疗前，须抽取血培养
胰腺感染	多在急性胰腺炎、胰腺坏死的基础上发生；多发生于起病 7~10 天后；CT 显示坏死病灶中气泡征；细针穿刺吸引物培养阳性是确诊金标准	大肠埃希菌、克雷伯菌属、变形杆菌、厌氧拟杆菌、肠球菌、葡萄球菌、念珠菌等	胰腺坏死感染：亚胺培南 / 西司他丁 0.5g i.v. q.6h.，或美罗培南 1g i.v. q.8h. 轻症或囊肿感染：哌拉西林 / 他唑巴坦 4.5g i.v. q.8h.，或头孢哌酮 / 舒巴坦（2∶1）3g i.v. q.8h.，或哌拉西林 / 舒巴坦 6g i.v. q.8h.~q.6h.，或第三、四代头孢菌素 + 甲硝唑 0.5g i.v. q.8h.	β - 内酰胺过敏的患者：（莫西沙星 400mg i.v. q.d.，或环丙沙星或左氧氟沙星）+ 甲硝唑 0.5g i.v. q.8h.	1. 胰腺炎预防性使用抗菌药物与病死率或发病率的显著降低无关。故不推荐所有患者常规预防性使用抗菌药物 2. 应根据细针穿刺吸引物或手术标本的细菌学检查结果调整用药方案 3. 接受微创引流的患者革兰氏阳性（G^+）球菌感染可占优势，建议选择可覆盖 G 球菌的方案；根据本地流行病学资料决定是否需要覆盖 MRSA 4. 疗程参考临床和实验室复查资料而定

（续表）

感染	类型 / 伴随情况	病原体	首选治疗	备选治疗	备注
急性胰腺炎合并真菌感染	临床表现无特异性，包裹性胰腺（胰周）坏死真菌感染，并发真菌血流感染的风险较高	白念珠菌多见，但非白念珠菌有增多趋势	1. 棘白菌素类：卡泊芬净 i.v.，负荷剂量 70mg，第 2 天起 50mg i.v. q.d.；或米卡芬净 100mg i.v. q.d. 2. 氟康唑 i.v. 或 p.o.，负荷剂量为 800mg（12mg/kg），然后 400mg/d（6mg/kg）（适用于临床情况稳定的非重症，和不太可能为耐氟康唑的念珠菌感染的患者）	两性霉素 B 脂质体 3~5mg/kg i.v. q.d.，或两性霉素脂质复合物 5mg/kg i.v. q.d.（用于唑类和棘白菌素类耐药的念珠菌感染） 两性霉素 B 去氧胆酸盐 50mg，溶解于 10ml 灭菌注射用水，并继续稀释至 100ml，用于真菌感染的包裹性胰腺（胰周）坏死区局部灌注，t.i.d.	1. 不建议常规预防性使用抗真菌药 2. 对拟诊侵袭性真菌感染的患者，给予经验性抗真菌治疗 3. 以下三种情况之一首选棘白菌素类：先前使用过唑类抗真菌药；光滑念珠菌或克柔念珠菌感染；血流动力学不稳定
病原不确定感染性腹泻	轻中度腹泻	细菌、病毒和寄生虫均可引起轻中度腹泻	液体疗法：口服或静脉补液为主；通常不提倡使用抗菌药物。只有伴有血性腹泻（最有可能是细菌性痢疾）、疑似霍乱并重度脱水、严重非肠道感染（如肺炎）的患者需要使用抗菌药物		1. 感染大肠埃希菌 O157：H7 的患者早期使用抗菌药物可增加发生溶血尿毒症综合征（HUS）的风险，不推荐使用抗菌药物 2. 病毒性腹泻无有效抗病毒药物 3. 如有发热、血便或怀疑 HUS 时禁用止泻药
	重度腹泻（不成形便≥6 次），合并毒血症（体温≥38℃），里急后重感（血便或便中有白细胞）	志贺菌、沙门菌、空肠弯曲菌、大肠埃希菌 O157：H7、产酸克雷伯菌	环丙沙星 500mg p.o. b.i.d.，3 天；或左氧氟沙星 500mg p.o. q.d.，3 天	SMZ/TMP 800mg/160mg（2 片）b.i.d. p.o.，3 天	1. 病毒性腹泻无有效抗病毒药物 2. 无发热和血性腹泻的大肠埃希菌 O157：H7 感染不推荐使用抗菌药物，如有发热、血性腹泻，用阿奇霉素 500mg i.v./p.o. q.d.，3 天

（续表）

感染	类型 / 伴随情况	病原体	首选治疗	备选治疗	备注
特定病原菌肠道感染	见第 2 章相关病原感染目标治疗部分内容				
艰难梭菌感染性腹泻	轻中度：血 WBC<15×10^9/L，血肌酐正常	艰难梭菌	万古霉素片 125mg p.o. q.i.d.，10 天（静脉制剂调制口服万古霉素：万古霉素静脉粉针剂 5g+ 灭菌注射用水 47.5ml+ 糖精 0.2g+ 甜叶菊粉 0.05g+ 甘油 40ml+ 樱桃糖浆至 100ml= 万古霉素 50mg/ml，口服剂量 2.5ml q.6h.）	甲硝唑 500mg p.o./i.v. t.i.d.，10 天	1. 停用引起腹泻的抗菌药物，观察 48 小时 2. 检测毒素 A 或者 B（放射免疫法）确定诊断 3. 避免用止泻药；补液；肠道隔离 4. 考虑外科手术的情况 肠穿孔、中毒性巨结肠、腹膜炎、系统性中毒、低血压、脓毒症、器官衰竭、精神改变、血 WBC>50×10^9/L、乳酸 >5mmol/L、药物 5 天无效 5. 益生菌治疗效果证据不充分 6. 甲硝唑无效可改用万古霉素 7. 粪菌移植治疗复发性艰难梭菌感染较万古霉素更有效。移植前万古霉素逐渐减量增加粪便移植成功率
	重度：血 WBC>15×10^9/L，肌酐升高 50%		万古霉素片 125mg p.o. q.i.d.，10 天	非达霉素（fidaxomicin）200mg p.o. b.i.d.，10 天	
	严重并发症：肠梗阻、中毒性巨结肠、低血压，须入 ICU 等		甲硝唑 500mg i.v. q.8h.+ 万古霉素 500mg 鼻饲 q.6h. ± 万古霉素 500mg 保留灌肠 q.6h.。灌肠剂量：万古霉素 500mg+ 生理盐水 500ml。注意：静脉应用万古霉素无效。部分患者须手术治疗		
	治疗后复发		万古霉素片 125mg p.o. q.i.d.，10~14 天，然后逐步减量，第一周 t.i.d.，第二周 b.i.d.，第三周 q.d.，第四周 q.48h.，第五周 q.72h.	非达霉素 200mg p.o. b.i.d.，10 天	

（续表）

感染	类型 / 伴随情况	病原体	首选治疗	备选治疗	备注
幽门螺杆菌相关消化性胃溃疡	消化性溃疡、胃炎	幽门螺杆菌	四联治疗方案（14 天）：标准剂量铋剂 + 质子泵抑制剂（餐前 0.5 小时口服，b.i.d.）+2 种抗菌药物（餐后口服）。抗菌药物方案如下： 1. 阿莫西林 1 000mg b.i.d.+ 克拉霉素 500mg b.i.d. 2. 阿莫西林 1 000mg b.i.d.+ 呋喃唑酮 100mg b.i.d. 3. 四环素 500mg t.i.d.~q.i.d.+ 甲硝唑 400mg t.i.d.~q.i.d. 4. 四环素 500mg t.i.d.~q.i.d.+ 呋喃唑酮 100mg b.i.d. 5. 阿莫西林 1 000mg b.i.d.+ 甲硝唑 400mg t.i.d.~q.i.d. 6. 阿莫西林 1 000mg b.i.d.+ 四环素 500mg t.i.d.~q.i.d.	铋剂 + 质子泵抑制剂 + 阿莫西林 1 000mg b.i.d.+ 左氧氟沙星 500mg q.d. 或 200mg b.i.d.	1. 任选一种标准剂量质子泵抑制剂（PPI）：艾司奥美拉唑 20mg；雷贝拉唑 20mg；奥美拉唑 20mg；兰索拉唑 30mg；泮托拉唑 40mg；艾普拉唑 5mg 2. 标准剂量铋剂为枸橼酸铋钾 220mg 3. 克拉霉素高耐药地区选用不含克拉霉素方案 4. 若推荐方案治疗失败，需要根据细菌培养的药物敏感试验结果调整用药

参考文献

[1] 徐小元，丁惠国，李文刚，等 . 肝硬化腹水及相关并发症的诊疗指南［J］. 实用肝脏病杂志，2018，21（1）：21-31.

[2] 杨琼琼，余学清 . 腹膜透析相关感染的防治指南［J］. 中华肾脏病杂志，2018，34（2）：139-148.

[3] 中华医学会消化病学分会胰腺疾病学组，《中华胰腺病杂志》编辑委员会，《中华消化杂志》编辑委员会 . 中国急性胰腺炎诊治指南（2019，沈

阳）[J]. 中华胰腺病杂志，2019，19（5）：321-331.
[4] GUERY B，GALPERINE T，BARBUT F. Clostridioides difficile：diagnosis and treatments [J]. BMJ，2019，366：l4609.
[5] 中华医学会. 幽门螺杆菌感染基层诊疗指南（2019年）[J]. 中华全科医师杂志，2020，19（5）：397-402.
[6] 吴秀文，任建安. 中国腹腔感染诊治指南（2019版）[J]. 中国实用外科杂志，2020，40（1）：1-16.
[7] 大卫·吉尔伯特，亨利·钱伯斯，迈克尔·萨格，等. 热病：桑福德指南抗微生物治疗 [M]. 范洪伟，译. 50版. 北京：中国协和医科大学出版社，2020.
[8] YOKOE M，TAKADA T，STRASBERG S M，et al. Tokyo guidelines 2018：diagnostic criteria and severity grading of acute cholecystitis（with videos）[J]. J Hepatobiliary Pancreat Sci，2018，25（1）：41-54.
[9] 中华医学会外科学分会胆道外科学组，中国研究型医院学会加速康复外科专业委员会，中华外科杂志编辑部. 胆道外科抗菌药物规范化应用专家共识（2019版）[J]. 中华外科杂志，2019，57（7）：481-487.
[10] GOMI H，TAKADA T，HWANG T L，AKAZAWA K，et al. Updated comprehensive epidemiology，microbiology，and outcomes among patients with acute cholangitis [J]. J Hepatobiliary Pancreat Sci，2017，24（6）：310-318.
[11] THABIT A K. Antibiotics in the biliary tract：a review of the pharmacokinetics and clinical outcomes of antibiotics penetrating the bile and gallbladder wall [J]. Pharmacotherapy，2020，40（7）：672-691.
[12] ZHAO J J，WANG Q，ZHANG J H. Changes in microbial profiles and antibiotic resistance patterns in patients with biliary tract infection over a six-year period [J]. Surg Infect（Larchmt），2019，20（6）：480-485.
[13] BARON T H，DIMAIO C J，WANG A Y，et al. American Gastroenterological Association clinical practice update：management of pancreatic necrosis [J]. Gastroenterology，2020，158（1）：67-75.
[14] LEPPÄNIEMI A，TOLONEN M，TARASCONI A，et al. 2019 WSES guidelines for the management of severe acute pancreatitis [J]. World J Emerg Surg，2019（13/14）：27.
[15] MAGUIRE C，AGRAWAL D，DALEY M J，et al. Rethinking carbapenems：a pharmacokinetic approach for antimicrobial selection in infected

necrotizing pancreatitis [J]. Ann Pharmacother，2021，55（7）：902-913.

[16] SAHAR N，KOZAREK R A，KANJI Z S，et al. The microbiology of infected pancreatic necrosis in the era of minimally invasive therapy [J]. Eur J Clin Microbiol Infect Dis，2018，37（7）：1353-1359.

[17] INOUE T，ICHIKAWA H，OKUMURA F，et al. Local administration of amphotericin B and percutaneous endoscopic necrosectomy for refractory fungal-infected walled-off necrosis：a case report and literature review [J]. Medicine (Baltimore)，2015，94（6）：e558.

[18] PAPPAS P G，KAUFFMAN C A，ANDES D R，et al. Clinical practice guideline for the management of candidiasis：2016 update by the Infectious Diseases Society of America [J]. Clin Infect Dis，2016，62（4）：409-417.

1–6 妇产科感染抗菌药物经验治疗

感染	类型 / 伴随情况	病原体	首选治疗	备选治疗	备注
外阴炎	非特异性外阴炎	物理、化学因素	1：5 000 高锰酸钾溶液坐浴	0.1% 聚维酮碘	针对不同病因采用相应治疗方法
	前庭大腺炎	内源性（葡萄球菌、大肠埃希菌等）、性传播（淋病奈瑟球菌或沙眼衣原体）	根据病原体选用敏感抗生素，淋病奈瑟球菌感染见“2-8 性传播疾病抗微生物药物治疗” 高锰酸钾坐浴		1. 急性感染期，保持局部清洁 2. 分泌物行细菌培养 + 药物敏感试验 3. 脓肿形成后可切开、引流、造口，保留腺体功能
阴道炎	细菌性阴道病	阴道乳杆菌减少或消失，相关微生物增多为特征的临床症候群。以厌氧菌感染为主；阴道加德纳菌、动弯杆菌属、人支原体、普雷沃菌属、阴道阿托波菌等	甲硝唑 0.4g p.o. b.i.d.，7 天；或甲硝唑阴道泡腾片 0.2g 阴道纳入 q.d.，7~14 天	2% 克林霉素乳膏（5g 乳膏含 100mg 克林霉素磷酸酯）经阴道给药 7 天；或口服克林霉素（300mg，p.o.，b.i.d.，7 天）或克林霉素栓剂（阴道内给药，一次 100mg，q.d.，3 天）	1. 无须常规治疗无症状性伴侣 2. 治疗期间应停止性生活或带安全套 3. 可选用恢复阴道正常菌群的微生物制剂 4. 使用甲硝唑制剂治疗期间和治疗后 24 小时不饮酒 5. 对于症状性复发患者应给予更长疗程，并使用与初始治疗不同的抗生素 6. 妊娠期妇女：①出现症状的妊娠期妇女应接受治疗；②治疗同前，需采用知情选择原则；③有早产既往史的无症状妊娠期妇女可能获益于早期筛查和治疗

（续表）

感染	类型 / 伴随情况	病原体	首选治疗	备选治疗	备注
阴道炎	念珠菌性外阴阴道炎	念珠菌	1. 单纯性感染：氟康唑 150mg p.o. 1 次 2. 复杂性感染 （1）存在重度症状或免疫功能受损女性，给予连续 2 剂氟康唑（150mg p.o.，间隔 3 天） （2）感染光滑念珠菌女性，阴道内应用硼酸胶囊（600mg，q.n.，持续 2 周）。替代治疗包括阴道内制霉菌素栓剂（10 万 U/d）、两性霉素 B 或氟胞嘧啶乳膏 （3）感染克柔念珠菌的女性，使用除氟康唑外的局部用唑类药物（乳膏或栓剂） （4）妊娠期妇女，建议阴道局部应用咪唑类（克霉唑、咪康唑） 3. 复发性外阴阴道炎（≥4 次 / 年），给予抑制性维持治疗，不是仅在每次发作时治疗。初始诱导治疗为氟康唑 150mg p.o. q.72h.，持续 3 次；随后给予氟康唑维持治疗，150mg p.o. q.w.，持续 6 个月	复发性念珠菌阴道炎（RVVC）的其他治疗方法包括： 1. 将每次复发作为单纯性感染进行治疗 2. 延长每次复发的治疗持续时间（如局部用唑类药物，持续 7~14 天；或氟康唑 150mg，在第 1、4 和 7 天口服） 3. 美国感染病学会推荐使用局部用或口服唑类药物进行 10~14 天的诱导治疗，之后给予 150mg 氟康唑，一周 1 次，持续 6 个月（非口服替代方案为克霉唑阴道乳膏，一次 200mg，一周 2 次）	1. 单纯性感染需满足以下所有标准：发作不频繁（≤3 次 / 年）；轻至中度症状；拟诊为白念珠菌感染；免疫功能正常的健康非妊娠患者 2. 复杂性感染包括以下一个或多个特征： （1）存在重度体征 / 症状 （2）非白念珠菌感染，尤其是光滑念珠菌 （3）妊娠、糖尿病控制不佳、免疫抑制、虚弱 （4）有培养证实的外阴阴道念珠菌病复发病史（≥3 次 / 年） 3. RVVC（4 次以上 / 年）复发感染女性应尝试消除或减少感染危险因素 4. 特殊人群 （1）氟康唑过敏患者可以接受局部用唑类药物 （2）性伴侣念珠菌感染者：念珠菌可发生性传播，但大多数专家并不推荐治疗性伴侣，但对于复发性外阴阴道炎女性，该问题仍有争议 （3）妊娠期妇女：避免口服唑类药物，尤其在妊娠早期，可局部使用唑类药物 （4）哺乳期妇女：制霉菌素不会进入母乳，哺乳期女性可以使用该药

（续表）

感染	类型 / 伴随情况	病原体	首选治疗	备选治疗	备注
阴道炎	滴虫性阴道炎	阴道毛滴虫	甲硝唑 2g 单次口服，或替硝唑 2g 单次口服	甲硝唑 0.4g p.o. b.i.d.，7 天，或替硝唑 0.5g p.o. b.i.d.，7 天；或甲硝唑阴道泡腾片 200mg 纳入阴道 q.n.，7 天	1. 性伴侣需要同时治疗：甲硝唑（或替硝唑）2g 单次口服 2. 在性接触者接受单剂治疗后，患者应禁欲至所有性伴侣服用最后一剂抗生素后至少 7 天 3. 应筛查患者是否有其他性传播感染 4. 服用甲硝唑 24 小时内或服用替硝唑 72 小时内应禁酒 5. 妊娠期治疗：甲硝唑 2g 顿服或口服甲硝唑一次 500mg，一天 2 次，连服 5~7 天。替硝唑在妊娠期使用的安全性有限，不使用替硝唑，特别是在早期妊娠 6. 哺乳期治疗：服用甲硝唑 12~24 小时内避免哺乳；服用替硝唑 3 天内避免哺乳 7. 人类免疫缺陷病毒（HIV）感染女性使用甲硝唑 500mg、一天 2 次，治疗 7 天 8. 难治性阴道毛滴虫病患者，优先考虑增加甲硝唑或替硝唑的剂量和治疗时间 9. 随诊：在治疗完成后 3 个月内再次检测，最早可在治疗完成后 2 周进行

（续表）

感染	类型 / 伴随情况	病原体	首选治疗	备选治疗	备注
阴道炎	萎缩性阴道炎	女性低雌激素状态造成	1. 存在阴道萎缩相关症状时，一线治疗为非激素类阴道保湿剂和润滑剂。如果这些措施无法缓解症状，可在无禁忌证的情况下使用雌激素或其他激素类药物 2. 建议使用低剂量阴道雌激素包括结合雌激素（乳膏）和雌二醇（乳膏、片剂、胶囊和阴道环） 3. 局部阴道用药可使用结合雌激素软膏，推荐给药方案为：0.5~2.0g 乳膏，阴道内给药，采用持续给药方案（一周 2 次）或周期性给药方案（一天 1 次，连用 21 天，之后停用 7 天）；普罗雌烯或复合制剂氯喹那多 / 普罗雌烯阴道片 4. 合并细菌感染时局部应用抗生素		1. 乳腺癌女性阴道萎缩症状的一线治疗包括非激素治疗（润滑剂、保湿剂） 2. 患者不能使用阴道激素治疗或有难治性症状或严重解剖结构改变，盆腔理疗和阴道扩张器可能有效。有严重解剖结构改变的女性需要手术 3. 雌激素依赖性肿瘤（如乳腺癌或子宫内膜癌）患者禁用激素类药物
宫颈炎	急性宫颈炎	衣原体	阿奇霉素 1g p.o. 单剂或多西环素 100mg p.o. b.i.d.，7 天	参见相应病原体的备选治疗（“2-6 其他病原体感染目标治疗”）	1. 其他特定感染如支原体、细菌性阴道病、阴道毛滴虫等应选用相应针对性治疗方案 2. 无法确定病原体，建议覆盖淋球菌和衣原体的经验性治疗 3. 无症状患者，体检符合宫颈炎，评估性传播感染暴露 / 感染风险，进行针对性治疗 4. 性伴侣应进行检查及治疗 5. 妊娠期妇女禁用多西环素 6. HIV 感染女性，建议覆盖支原体治疗，降低 HIV 传播给性伴侣的风险

（续表）

感染	类型 / 伴随情况	病原体	首选治疗	备选治疗	备注
宫颈炎	急性宫颈炎	淋病奈瑟球菌	头孢曲松钠 250mg i.m. 单剂联合阿奇霉素 1g p.o. 单剂（无论衣原体检测结果如何）	有并发症治疗方案：大观霉素 2g i.m. 单剂；或头孢曲松钠 500mg i.m. q.d.，10 天；同时加用甲硝唑 400mg p.o. b.i.d.，14 天；或多西环素 100mg p.o. b.i.d.，14 天（适于合并衣原体感染）	
	慢性宫颈炎		进行性传播疾病病原体检查 有症状者可选用冷冻、激光、电烙或微波等消融治 一般在月经结束后 3~7 天进行治疗		
盆腔炎	子宫内膜炎、输卵管炎、卵巢炎、盆腔腹膜炎、盆腔结缔组织炎	淋病奈瑟球菌、沙眼衣原体，其他需氧菌、厌氧菌、病毒和支原体等	非静脉药物治疗（或门诊治疗）： 头孢曲松钠 250mg i.m. 单剂，头孢西丁 2g i.m. 单剂，之后改为二代或三代头孢菌素类药物口服，至少 14 天。合并厌氧菌须加用硝基咪唑类药物，如甲硝唑 0.4 g，p.o. t.i.d.。非典型病原微生物感染须加用多西环素 0.1 g p.o. b.i.d.（或米诺环素 0.1 g p.o. b.i.d.），至少 14 天；或阿奇霉素 0.5g p.o. 1 次，1 天后改为 0.25g p.o. q.d.，共 5~7 天 静脉药物治疗（或住院治疗）：	非静脉药物治疗（或门诊治疗）：氧氟沙星 400mg p.o. b.i.d.+ 甲硝唑 500mg p.o. b.i.d.，14 天；或左氧氟沙星 500mg p.o. q.d.+ 甲硝唑 400mg p.o. b.i.d.，14 天；或莫西沙星 0.4g，p.o. q.d.。14 天 静脉药物治疗（或住院治疗）：氨苄西林 / 舒巴坦 3g i.v. q.6h.，或阿莫西林 / 克拉维酸 1.2 g i.v. q.8h.~q.6h.，或哌拉西林 / 他唑巴坦 4.5g i.v. q.8h.。为覆盖非典型病原微生物须加用多西环	1. 以抗生素抗感染治疗为主，必要时行手术治疗 2. 患者在获得药物敏感试验结果之前须予以经验性治疗，依据疾病严重程度选择可能方式和抗菌药物 3. 药物治疗应根据病原菌的药物敏感试验选用抗菌药物 4. 口服药物治疗持续 72 小时症状无明显改善，应重新确认诊断并调整治疗方案 5. 应对性伴侣进行检测和治疗 6. 女性盆腔炎患者治疗期间应避免无保护性生活

（续表）

感染	类型 / 伴随情况	病原体	首选治疗	备选治疗	备注
盆腔炎			头孢替坦 2g i.v. q.12h.~q.8h. 或头孢西丁 2g i.v. q.6h.；或头孢曲松钠 1g，i.v. q.d.。如所选药物不覆盖厌氧菌须加用硝基咪唑类药物，如甲硝唑 0.5 g i.v. q.12h.。为覆盖非典型病原微生物须加用多西环素 100mg p.o. q.12h. 或米诺环素 100mg p.o. q.12h.，14 天；或阿奇霉素 0.5g i.v./p.o. q.d.，1 天后改为口服 0.25 g q.d.，5~7 天 氧氟沙星 400mg i.v. q.12h.+ 甲硝唑 500mg i.v. q.12h；或左氧氟沙星 500mg i.v. q.d. + 甲硝唑 500mg i.v. q.12h.。14 天	素 0.1g p.o. q.12h.，至少 14 天；或米诺环素 0.1 g p.o. q.12h.，至少 14 天；或阿奇霉素 0.5g i.v./p.o. q.d.，1 天后改为 0.25g q.d.，5~7 天； 或克林霉素 0.9g i.v. q.8h.，加用庆大霉素，首次负荷剂量 2mg/kg i.m./i.v. 后，维持剂量 1.5mg/kg q.8h.，14 天	
产褥感染	急性外阴阴道炎、宫颈炎；子宫感染；急性盆腔结缔组织炎和急性附件炎；急性盆腔腹膜炎和弥漫性腹膜炎；血栓静脉炎；脓毒血症和败血症	需氧菌如链球菌、革兰氏阴性杆菌、葡萄球菌；厌氧菌如消化球菌、消化链球菌、梭状芽孢杆菌；衣原体与支原体	（头孢西丁 2.0g i.v. q.8h.~q.6h. 或替卡西林 / 克拉维酸 3.1g i.v. q.6h. 或厄他培南 1.0~2.0g i.v. q.d. 或氨苄西林 / 舒巴坦 3.0g i.v. q.6h. 或哌拉西林 / 他唑巴坦 3.375g i.v. q.6h.）+ 多西环素 100mg i.v./p.o. q.12h.，14 天 或克林霉素 900mg i.v. q.8h.+ 庆大霉素 2mg/kg，负荷量后 1.5mg/kg i.v. q.8h.，14 天		选用广谱抗生素，同时作用于革兰氏阳性菌和阴性菌、需氧菌和厌氧菌。积极开展病原检查，针对性治疗

参考文献

[1] WORKOWSKI K A，BOLAN G A. Centers for disease control and prevention. Sexually transmitted diseases treatment guidelines，2015 [J]. MMWR Recomm Rep，2015，64（RR03）：1-37.

[2] VAN SCHALKWYK J，YUDIN M H，INFECTIOUS DISEASE COMMITTEE. Vulvovaginitis：screening for and management of trichomoniasis，vulvovaginal candidiasis，and bacterial vaginosis [J]. J Obstet Gynaecol Can，2015，37（3）：266-274.

[3] PAAVONEN J A，BRUNHAM R C. Vaginitis in nonpregnant patients：ACOG practice bulletin，number 215 [J]. Obstet Gynecol，2020，135（5）：1229-1230.

[4] US PREVENTIVE SERVICES TASK FORCE，OWENS D K，DAVIDSON K W，et al. Screening for bacterial vaginosis in pregnant persons to prevent preterm delivery：US Preventive Services Task Force recommendation statement [J]. JAMA，2020，323（13）：1286.

[5] COLLINS L M，MOORE R，SOBEL J D. Prognosis and long-term outcome of women with idiopathic recurrent vulvovaginal candidiasis caused by candida albicans [J]. J Low Genit Tract Dis，2020，24（1）：48-52.

[6] CONSTANTINE G D，SIMON J A，PICKAR J H，et al. The REJOICE trial：a phase 3 randomized，controlled trial evaluating the safety and efficacy of a novel vaginal estradiol soft-gel capsule for symptomatic vulvar and vaginal atrophy [J]. Menopause，2017，24（4）：409-416.

[7] 沈铿，马丁. 妇产科学 [M]. 3 版. 北京：人民卫生出版社，2015.

[8] MATTSON S K，POLK J P，NYIRJESY P. Chronic cervicitis：presenting features and response to therapy [J]. J Low Genit Tract Dis，2016，20（3）：e30-3.

[9] 中华医学会妇产科学分会感染性疾病协作组. 盆腔炎症性疾病诊治规范（2019 修订版）[J]. 中华妇产科杂志，2019，54（7）：433-437.

[10] VAN E N，VAN SCHALKWYK J. Infectious Diseases Committee. Antibiotic prophylaxis in gynaecologic procedures [J]. J Obstet Gynaecol Can. 2012，34（4）：382-391.

1-7　泌尿系统与男性生殖系统感染抗菌药物经验治疗

感染	类型 / 伴随情况	病原体	首选治疗	备选治疗	备注
①本部分所推荐氟喹诺酮类主要指环丙沙星、左氧氟沙星；第二代头孢菌素主要指头孢呋辛（酯）、头孢克洛；第三代头孢菌素主要指头孢噻肟钠、头孢曲松钠、头孢他啶；氨基糖苷类主要指阿米卡星、庆大霉素；抗铜绿假单胞碳青霉烯主要指亚胺培南 / 西司他丁、美罗培南；②各种药物使用剂量参见“4-2 抗微生物药物药动学特点和常用剂量”					
无症状细菌尿		肠杆菌目、腐生葡萄球菌、肠球菌	一般不建议使用抗菌药物，特殊情况需要治疗时根据药物敏感试验结果选择抗菌药物		1. 妊娠期妇女需要抗菌治疗，见本部分“妊娠期尿路感染” 2. 准备进行泌尿道手术或操作，尿路黏膜有破损的风险，细菌可能有入血时需要筛查治疗
急性非复杂性膀胱炎	女性多见，无尿路解剖或功能异常，散发或偶发患者	肠杆菌目（大肠埃希菌为主）、表皮葡萄球菌、肠球菌	呋喃妥因 100mg p.o. t.i.d.，5 天 磷霉素氨丁三醇 3g p.o. q.o.d.，1~3 次 SMZ/TMP 960mg p.o. b.i.d.，3 天	左氧氟沙星 500mg p.o. q.d.，3 天 阿莫西林 / 克拉维酸 375mg p.o. b.i.d.，3 天 头孢呋辛酯 250mg p.o. b.i.d.，3 天 头孢克洛 250mg p.o. t.i.d.，3 天	应尽量避免口服第三代头孢菌素及碳青霉烯类抗菌药物治疗急性非复杂性膀胱炎
女性反复发作下尿路感染	半年发作≥2 次或每年发作≥3 次	大肠埃希菌、其他肠杆菌目细菌、肠球菌属	急性发作时，治疗同急性非复杂性膀胱炎。急性发作控制后，依患者情况不同采用不同的抗菌药物预防方案： 1. 青年女性　性生活后单次服用抗菌药物：SMZ/TMP 400/80mg；或呋喃妥因 50~100mg；或磷霉素氨丁三醇 3g	青年女性性生活后单次服用：环丙沙星 125mg，或头孢氨苄 250mg	1. 应除外复杂性尿路感染 2. 抗菌药物预防疗法仅在行为疗法和非抗菌药物预防措施无效的情况下使用 3. 注意长期应用呋喃妥因有肺纤维化的风险

（续表）

感染	类型 / 伴随情况	病原体	首选治疗	备选治疗	备注
女性反复发作下尿路感染			2. 绝经期女性　低剂量长疗程（3 个月至半年，每晚睡前服用）抗菌药物预防：SMZ/TMP 400/80mg p.o. q.o.d.~q.d.；或呋喃妥因 50~100mg p.o. q.d.；或磷霉素氨丁三醇 3g p.o.，每 7~10 天 1 次	绝经期女性低剂量长疗程预防（每晚睡前服用）：头孢氨苄 125~250mg p.o. q.d.，或头孢克洛 250mg p.o. q.d.	
妊娠期尿路感染	无症状细菌尿	肠杆菌、溶血性葡萄球菌	依药物敏感试验结果选择青霉素类、头孢菌素类、磷霉素氨丁三醇、呋喃妥因（葡萄糖 -6- 磷酸脱氢酶缺乏及妊娠晚期禁用）、甲氧苄啶（妊娠前 3 个月禁用）、磺胺甲基异噁唑（妊娠后 3 个月禁用），按急性非复杂性膀胱炎的标准疗程治疗		1. 密切随访尿培养，根据细菌培养和药物敏感试验结果调整治疗方案 2. 抗菌药物预防疗法仅在行为疗法和非抗菌药物预防措施无效的情况下使用 3. 注意药物妊娠期安全性
	急性膀胱炎	同非妊娠期妇女患者急性非复杂性膀胱炎	药物选择及疗程同妊娠患者无症状细菌尿		
	反复发作尿路感染		急性期治疗结束后，与性生活相关者可性生活后用单次抗菌药物预防，与性生活无关者采用低剂量长疗程预防疗法至产褥期： 磷霉素氨丁三醇 3g p.o.，每 7~10 天 1 次；或头孢氨苄 125~250mg p.o. q.d.；或头孢克洛 250mg p.o. q.d.		
急性非复杂性肾盂肾炎	轻症：低热，白细胞正常或轻度升高，无恶心、呕吐等	肠杆菌目（大肠埃希菌最常见）、肠球菌	口服氟喹诺酮类或头孢菌素 7~10 天	口服阿莫西林 / 克拉维酸 375mg p.o. t.i.d.；或 SMZ/TMP 960mg p.o. b.i.d.；14 天	根据培养结果调整抗感染策略

（续表）

感染	类型 / 伴随情况	病原体	首选治疗	备选治疗	备注
急性非复杂性肾盂肾炎	重症：有高热、白细胞增高、呕吐、脱水，或有脓毒症表现	肠杆菌目（大肠埃希菌最常见）、肠球菌	氟喹诺酮类或第二、三代头孢菌素（根据当地细菌耐药状况评估）；有 ESBL 阳性细菌感染可能时：（哌拉西林 / 他唑巴坦 2.5~3.375g i.v. q.8h.，或头孢哌酮 / 舒巴坦 2g i.v. q.8h.，或头孢美唑 1g i.v. q.8h.，或拉氧头孢 1g i.v. q.8h.）± 氨基糖苷类（阿米卡星 15mg/kg i.v. q.d. 或异帕米星 200mg i.v. q.d.）；或厄他培南 1.0~2.0g i.v. q.24h.；感染症状控制后，改为口服抗菌药物序贯治疗，疗程 7~14 天	病情重时用美罗培南 1g i.v. q.8h.；亚胺培南 / 西司他丁 0.5g i.v. q.8h.；感染症状控制后，改为口服抗菌药物序贯治疗，疗程 7~14 天	1. 用药前留血尿培养，根据培养结果调整抗感染策略 2. 如果患者在治疗 72 小时后仍有发热或有疑似脓毒症等并发症，应急查超声或 CT，排除尿路梗阻等因素
复杂性尿路感染	患者合并有与宿主相关的因素（如糖尿病或免疫抑制）或与尿路相关的特定解剖或功能异常（如梗阻，逼尿肌功能障碍导致的排尿不完全）导致其比非复杂性感染更难以根除的感染	肠杆菌目、铜绿假单胞菌、肠球菌、真菌等	复杂性下尿路感染：磷霉素氨丁三醇 3g p.o. q.d.，或左氧氟沙星 500mg p.o. q.d.，或呋喃妥因 100mg p.o. t.i.d.；7~14 天		1. 应解决尿路梗阻，如有导尿管，应尽可能拔除 2. 疗程依患者对治疗的反应而定，一般 7~14 天 3. 碳青霉烯耐药肠杆菌感染可用：头孢他啶 / 阿维巴坦、多黏菌素 E 甲磺酸盐
			伴全身症状者：氟喹诺酮类或第二、三代头孢菌素（根据当地细菌耐药状况评估）；有 ESBL 阳性细菌感染可能时：（哌拉西林 / 他唑巴坦 2.5~3.375g i.v. q.8h.，或头孢哌酮 / 舒巴坦 2g i.v. q.8h.，或头孢美唑 1g i.v. q.8h.，或拉氧头孢 1g i.v. q.8h.）± 氨基糖苷类（阿米卡星 15mg/kg i.v. q.d. 或异帕米星 200mg i.v. q.d.）；或厄他培南 1.0~ 2.0g i.v. q.24h.；感染症状控制后，改为口服抗菌药物序贯治疗，疗程 7~14 天	病情重时： 美罗培南 1g i.v. q.8h.；亚胺培南 / 西司他丁 0.5g i.v. q.8h. 感染症状控制后，改为口服抗菌药物序贯治疗，疗程 7~14 天	

（续表）

感染	类型 / 伴随情况	病原体	首选治疗	备选治疗	备注
附睾睾丸炎	淋病性急性附睾炎	淋病奈瑟球菌、沙眼衣原体	头孢曲松钠 500mg i.m. 单剂 + 多西环素或米诺环素口服 200mg（初始剂量），然后 100mg p.o. q.d.，10~14 天		卧床休息，阴囊托高，镇痛
	性活跃但低淋病风险（尿道口无分泌物）	肠杆菌目细菌、沙眼衣原体	左氧氟沙星 500mg p.o. q.d. 10~14 天 或多西环素或米诺环素口服 200mg，后 100mg p.o. q.d.，10~14 天	头孢曲松钠 500mg i.m. 单剂 + 多西环素或米诺环素口服 200mg（初始剂量），然后 100mg p.o. q.d.，10~14 天	
	非性活跃的患者	肠杆菌目细菌	左氧氟沙星 500mg p.o. q.d.，10~14 天	头孢曲松钠 2g i.v. q.d. 10~14 天	
急性细菌性前列腺炎	起病急，可表现为突然发热，伴有持续和明显的下尿路感染症状，尿液中白细胞数量升高，血液和 / 或尿液中的细菌培养阳性	肠杆菌目细菌	性活跃者：头孢曲松钠 500mg i.m. 单剂 + 多西环素或米诺环素口服 200mg（初始剂量），然后 100mg p.o. q.d.，10~14 天 非性活跃者：左氧氟沙星 500mg p.o. q.d.，或环丙沙星 500mg p.o. b.i.d.，10~14 天	衣原体感染：阿奇霉素 1g p.o. q.w.，4 周 耐药肠杆菌：厄他培南 1g i.v. q.d.，2~4 周	1. 建议根据细菌学药物敏感试验结果用药 2. 禁忌前列腺按摩 3. 选择可透过前列腺屏障的抗菌药物 4. 强调足疗程治疗
慢性细菌性前列腺炎	有反复发作的下尿路感染症状，持续时间超过 3 个月，前列腺液（EPS）/ 精液 / 按摩后初段尿（VB3）中白细胞数量升高，细菌培养结果阳性	肠杆菌目细菌、肠球菌、铜绿假单胞菌、非典型病原体	环丙沙星 500mg p.o. b.i.d.，或左氧氟沙星 500mg p.o. q.d.，4~6 周	SMZ/TMP 960mg p.o. b.i.d.，4~6 周；或阿奇霉素 500mg p.o. q.d.，用 3 天停 4 天，疗程 3 周；或米诺环素或多西环素 100mg b.i.d.，10 天	1. 要关注药物对前列腺的穿透能力 2. 抗菌药物治疗期间应对患者进行阶段性的疗效评价。疗效不满意者，可改用其他敏感抗菌药物或联合治疗

参考文献

［1］BONKAT G，BARTOLETTI R，BRUYÈRE F，et al. EAU guidelines on urological infections 2020［EB/OL］.［2022-03-18］.https：//uroweb.org/guideline/urological-infections.

［2］黄健 . 中国泌尿外科和男科疾病诊断治疗指南（2019 版）［M］. 北京：科学出版社，2020.

［3］尿路感染诊断与治疗中国专家共识编写组 . 尿路感染诊断与治疗中国专家共识（2015 版）：复杂性尿路感染［J］. 中华泌尿外科杂志，2015，36（4）：241-244.

［4］尿路感染诊断与治疗中国专家共识编写组 . 尿路感染诊断与治疗中国专家共识（2015 版）：尿路感染抗菌药物选择策略及特殊类型尿路感染的治疗建议［J］. 中华泌尿外科杂志，2015，36（4）：245-248.

1-8 骨关节感染抗菌药物经验治疗

感染	类型 / 伴随情况	病原体	首选治疗	备选治疗	备注
骨髓炎	**血源性骨髓炎**				
	新生儿（<2 个月）	金黄色葡萄球菌、肠杆菌、B 群链球菌	（苯唑西林、头孢唑林钠）+ 头孢他啶，头孢吡肟或头孢曲松钠	怀疑 MRSA 感染：万古霉素或去甲万古霉素，利奈唑胺，达托霉素	用药前应先做血培养及骨组织涂片和培养，用药剂量见“3-3 儿童常用抗菌药物、抗病毒药物以及化脓性脑膜炎抗菌药物的剂量和用法”，疗程一般 4~6 周
	儿童	金黄色葡萄球菌、A 群链球菌、肺炎链球菌、流感嗜血杆菌、金氏杆菌	苯唑西林或头孢唑林钠；4~6 周	怀疑 MRSA 感染：万古霉素或去甲万古霉素，利奈唑胺，达托霉素	若涂片发现革兰氏阴性杆菌，加用头孢他啶（或头孢吡肟，或头孢曲松钠），用药剂量见“3-3 儿童常用抗菌药物、抗病毒药物以及化脓性脑膜炎抗菌药物的剂量和用法”，疗程 4~6 周
	成人	金黄色葡萄球菌、A 群链球菌	苯唑西林 2g i.v. q.6h.，或头孢唑林钠 2g i.v. q.6h.，或头孢呋辛 2.25g i.v. q.8h.，4~6 周	怀疑 MRSA 感染：万古霉素 1g i.v. q.12h.，或去甲万古霉素 0.8g i.v. q.12h.，或利奈唑胺 600mg i.v./p.o. b.i.d，或达托霉素 8~10mg i.v. q.d.	若涂片发现革兰氏阴性杆菌，加用头孢他啶（或头孢吡肟，或头孢曲松钠），疗程 4~6 周
	镰状细胞贫血	沙门菌属、其他革兰氏阴性杆菌、葡萄球菌等	头孢噻肟钠 2g i.v. q.8h.，或头孢曲松钠 1~2g i.v. q.24h.，或环丙沙星（儿童除外）500mg i.v. q.12h.；疗程 4~6 周	左氧氟沙星 500mg i.v./p.o. q.d.，4~6 周	葡萄球菌无法排出时，加用万古霉 1g i.v. q.12h.
	静脉吸毒或接受血透者	金黄色葡萄球菌、铜绿假单胞菌	苯唑西林 2g i.v. q.6h.+ 妥布霉素 100mg i.v. q.12h.~q.8h.；或美罗培南 1~2g i.v. q.8h.。疗程 4~6 周	第三、四代头孢菌素 + 氨基糖苷类 i.v.；或环丙沙星 500mg i.v. q.12h.；疗程 4~6 周	MRSA 用万古霉素或去甲万古霉素、利奈唑胺、达托霉素
	继发于局灶感染的骨髓炎				

（续表）

感染	类型 / 伴随情况	病原体	首选治疗	备选治疗	备注
骨髓炎	骨折复位内固定术后	金黄色葡萄球菌、革兰氏阴性杆菌、铜绿假单胞菌	MSSA 感染可能：苯唑西林 2.0g i.v. q.6h. + 妥布霉素 100mg i.v. q.12h.~q.8h.（或环丙沙星、厄他培南、氨曲南）	MRSA 感染可能：万古霉素、去甲万古霉素、利奈唑胺、替考拉宁、达托霉素	根据病原检查结果调整药物治疗方案；疗程 4~6 周
	胸骨劈开术后	金黄色葡萄球菌、表皮葡萄球菌	万古霉素或去甲万古霉素、利奈唑胺、替考拉宁	万古霉素或去甲万古霉素 + 第三代头孢菌素或氟喹诺酮类	MSSA 感染可用苯唑西林、头孢唑林钠；疗程 4~6 周
	足底钉刺致骨髓炎	铜绿假单胞菌	头孢他啶 2g i.v. q.6h.，或头孢吡肟 2g i.v. q.8h.，或头孢哌酮 / 舒巴坦（2：1）3g i.v. q.8h.，或美罗培南 1~2g i.v. q.8h.	环丙沙星（儿童除外）±（氨基糖苷类或氨曲南）	根据细菌种类和药物敏感试验选择药物
	伴有血供不足的骨髓炎（神经系统损害和褥疮、外周血管病、糖尿病神经病变）	多种病原菌混合感染	轻症（门诊）：阿莫西林 / 克拉维酸 2.5g i.v. q.8h.，或氨苄西林 / 舒巴坦 3g i.v. q.8h.	美罗培南、亚胺培南 / 西司他丁	1. 除非病情紧急，尽量避免经验性用药 2. 疗程至少 6 周 3. 清创并取骨标本作培养 4. 如有可能应重建血供 5. MRSA 感染用万古霉素、利奈唑胺
	慢性骨髓炎				
	所有年龄段	金黄色葡萄球菌、肠杆菌目细菌、铜绿假单胞菌	根据细菌培养及药物敏感试验结果用药，不推荐经验用药，需要手术治疗		急性发作可按血源性骨髓炎经验用药

（续表）

感染	类型 / 伴随情况	病原体	首选治疗	备选治疗	备注
感染性关节炎	成人急性单关节（无性传播疾病高危情况）	金黄色葡萄球菌、化脓性链球菌、肺炎链球菌、流感嗜血杆菌、革兰氏阴性杆菌等	苯唑西林 2g i.v. q.6h.+ 第三代头孢菌素；疗程 4~6 周	苯唑西林 + 氨基糖苷类；若 MRSA 高发，用万古霉素 1g i.v. q.12h.，或去甲万古霉素 0.8g i.v.q.12h，或达托霉素 8~10mg/kg i.v. q.d.，代替苯唑西林 疗程 3~6 周	根据培养结果行目标治疗
	成人急性单关节（有性传播疾病高危情况）	淋病奈瑟球菌、金黄色葡萄球菌、链球菌；革兰氏阴性杆菌少见	头孢曲松钠 2g i.v. q.d. 或头孢噻肟钠 2g i.v. q.8h.+ 阿奇霉素 1g i.v. q.d. 疗程 1~2 周	苯唑西林（疑为 MRSA 感染时用万古霉素或去甲万古霉素或达托霉素）+ 第三代头孢菌素或氨基糖苷类或环丙沙星 i.v. 疗程 1~2 周	1. 革兰染色找淋病奈瑟球菌常阴性 2. 先采集血、尿道分泌物及关节液标本，然后用药
	慢性单关节炎	布鲁氏菌、诺卡菌、分枝杆菌、真菌	无经验治疗		均为目标治疗，根据微生物检查结果用药，见目标治疗部分（第 2 章）相关内容
	成人急性多关节炎	淋病奈瑟球菌等	头孢曲松钠 2g i.v. q.d. 或头孢噻肟钠 2g i.v. q.8h. 疗程 1~2 周		1. 需要除外非感染性关节炎 2. 先采集血、尿道分泌物及关节液标本，然后用药
	关节穿刺或关节镜等手术后	表皮葡萄球菌、金黄色葡萄球菌、肠杆菌目细菌、假单胞菌属	万古霉素 1g i.v. q.12h. 或去甲万古霉素 0.8g i.v. q.12h.+［抗假单胞菌氨基糖苷类（阿米卡星 15mg/kg i.v. q.d.；妥布霉 100mg i.v. q.12h.~q.8h.）或头孢他啶 2g i.v. q.8h.］i.v.，疗程至少 6 周		尽量确定感染病原菌
	人工关节术后	金黄色葡萄球菌、表皮葡萄球菌、肠杆菌目细菌、铜绿假单胞菌、丙酸杆菌等	无经验治疗方案，需要根据培养及药物敏感试验结果用药		1. 早期感染强调彻底清创 2. 慢性感染必须去除假体

参考文献

[1] 应用抗菌药物防治外科感染的指导意见撰写协作组．应用抗菌药物防治外科感染的指导意见（草案）[J]．中华外科杂志，2003，41（6）：468-470.
[2] SCHMITT S K. Osteomyelitis [J]. Infect Dis Clin North Am，2017，31（2）：325-338.
[3] WOODS C R，BRADLEY J S，CHATTERJEE A，et al. Clinical practice guideline by the Pediatric Infectious Diseases Society and the Infectious Diseases Society of America：2021 guideline on diagnosis and management of acute hematogenous osteomyelitis in pediatrics [J]. J Pediatric Infect Dis Soc，2021，10（8）：801-844.
[4] BERBARI E F，KANJ S S，KOWALSKI T J，et al. 2015 Infectious Diseases Society of America（IDSA）clinical practice guidelines for the diagnosis and treatment of native vertebral osteomyelitis in adults [J]. Clin Infect Dis，2015，61（6）：e26-e46.
[5] AUTORE G，BERNARDI L，ESPOSITO S.Update on acute bone and joint infections in paediatrics：a narrative review on the most recent evidence-based recommendations and appropriate antinfective therapy [J]. Antibiotics（Basel），2020，9（8）：486.
[6] 中华医学会糖尿病学分会，中华医学会感染病学分会，中华医学会组织修复与再生分会．中国糖尿病足防治指南（2019版）（Ⅲ）[J]．中华糖尿病杂志，2019，11（4）：238-247.
[7] NADE S. Septic arthritis [J]. Best Pract Res Clin Rheumatol，2003，17（2）：183-200.
[8] ROSS J J. Septic Arthritis of Native Joints [J]. Infect Dis Clin North Am，2017，31（2）：203-218.
[9] COUDERC M，BART G，COIFFIER G，et al. 2020 French recommendations on the management of septic arthritis in an adult native joint [J]. Joint Bone Spine，2020，87（6）：538-547.
[10] LIDGREN L，KNUTSON K，STEFÁNSDÓTTIR A. Infection of prosthetic joints [J]. Best Pract Res Clin Rheumatol，2003，17（2）：209-218.
[11] MALAVIYA A N，KOTWAL P P. Arthritis associated with tuberculosis [J]. Best Pract Res Clin Rheumatol，2003，17（2）：319-343.
[12] LEW D P. Waldvogel FA：Osteomyelitis [J]. Lancet，2004，36：369-379.

[13] TANDE A J，GOMEZ-URENA E O，BERBARI E F，et al. Management of prosthetic joint infection [J] . Infect Dis Clin North Am，2017，31 (2): 237-252.

[14] BEAN E，OSMON D. Prosthetic joint infection update [J] . Infect Dis Clin North Am，2018，32 (4): 843-859.

1–9　皮肤软组织感染抗菌药物经验治疗

感染	类型 / 伴随情况	病原体	首选治疗	备选治疗	备注
毛囊炎		金黄色葡萄球菌较多见	只须局部治疗：外用 2% 莫匹罗星软膏，或 2% 夫西地酸软膏，或 2.5% 碘酊，或鱼石脂软膏		常为自限性
脓疱疮		金黄色葡萄球菌、A 群溶血性链球菌	局部治疗为主，外用 2% 莫匹罗星软膏，或 2% 夫西地酸软膏，或鱼石脂软膏	皮损泛发、伴发热等全身症状者：口服苯唑西林或氯唑西林 0.5g p.o. q.i.d. 或阿莫西林 / 克拉维酸 625mg p.o. t.i.d.、头孢呋辛酯 0.5g p.o. t.i.d.，5~7 天	
疖、痈		金黄色葡萄球菌	大的脓肿（直径 >5cm）伴全身症状者需全身用药：氯唑西林 0.5g p.o. q.i.d.，或苯唑西林 0.5~1g p.o. q.i.d.，或头孢唑林钠 1g i.v. q.8h.，5~7 天		1. 浸润硬结期：热敷，局部用药 2. 脓肿形成后　切开引流 3. 反复发作（疖病）者：2% 莫匹罗星软膏涂抹鼻孔 b.i.d.，清除带菌状态
化脓性大汗腺炎	腋下或腹股沟汗腺角化堵塞引起	金黄色葡萄球菌、肠杆菌目、假单胞菌、厌氧菌	口服第一、二代头孢菌素（如头孢拉定、头孢呋辛酯、头孢克洛等），5~7 天；局部热敷、理疗		多数须切开引流
淋巴管炎，急性（丹毒）		A 群溶血性链球菌、金黄色葡萄球菌少见	轻症：口服苯唑西林 0.5~1g p.o. q.i.d. 或头孢拉定 0.5g p.o. q.i.d.；重症：青霉素 160 万 ~240 万 U i.v. q.6h.（链球菌感染），或头孢唑林钠 1g i.v. q.8h.~q.6h.，7~10 天		1. 疗程要足够，否则容易复发 2. 如有足癣，须同时治疗
化脓性淋巴结炎		A、B 群链球菌，金黄色葡萄球菌	青霉素或苯唑西林（同上），7~10 天	口服第一、二代头孢菌素，7~10 天	可能须切开引流
急性蜂窝织炎		链球菌、金黄色葡萄球菌	青霉素，或苯唑西林，或第一、二代头孢菌素（同上）		

（续表）

感染	类型 / 伴随情况	病原体	首选治疗	备选治疗	备注
坏死性筋膜炎		常有多种细菌混合感染：A、C、G 群链球菌，金黄色葡萄球菌，肠杆菌目细菌，厌氧菌（梭菌、消化链球菌）	（青霉素 240 万 ~ 400 万 U i.v. q.6h.，或苯唑西林 2g i.v. q.6h.）+ 甲硝唑 0.5g i.v. q.8h.，或［哌拉西林 / 他唑巴坦 4.5g i.v. q.6h. 或头孢哌酮 / 舒巴坦（2∶1）3g i.v. q.8h.］± 氨基糖苷类	重症可用碳青霉烯类、糖肽类、硝基咪唑类联合用药	1. 关键治疗是广泛切开 2. 做脓液染色涂片，指导抗生素治疗 3. 疗程不定，抗生素应用至局部感染症状和全身中毒症状消失
新生儿皮下坏疽	一般发生在腰骶部	金黄色葡萄球菌	苯唑西林或头孢唑林钠		见“3-2 儿童常见各部位感染的抗微生物治疗”相关部分
烧伤创面感染		金黄色葡萄球菌、铜绿假单胞菌、化脓性链球菌、肠杆菌目、粪肠球菌等	根据感染情况选择苯唑西林，或头孢唑林钠，或哌拉西林 / 他唑巴坦，或头孢哌酮 / 舒巴坦	伴脓毒症者：碳青霉烯类 + 万古霉素或去甲万古霉 ± 氨基糖苷类	1. 及时切痂很重要 2. 用法用量见“4-2 抗微生物药物药动学特点和常用剂量”
梭菌性肌坏死		产气荚膜梭菌	青霉素 2 400 万 U/d，i.v. q.6h.+ 克林霉素 900mg i.v. q.8h.	头孢曲松钠 2g i.v. q.12h.+ 大环内酯类	1. 须紧急切开清创 2. 抗生素应用至局部感染症状和全身中毒症状消失
皮肤炭疽		炭疽杆菌			见“2-7 法定传染病抗微生物药物治疗”
动物咬伤后感染	猫咬伤（感染率高达 80%）	多杀巴斯德菌、金黄色葡萄球菌	阿莫西林 / 克拉维酸 625mg p.o. t.i.d. 或 1.25g i.v. q.8h.，7~14 天	头孢呋辛酯 0.25~0.5g p.o. t.i.d. 或多西环素 100mg p.o. b.i.d.，7~14 天	
	狗咬伤（感染率仅 5%，严重咬伤才需要用药）	多杀巴斯德菌、金黄色葡萄球菌、拟杆菌、梭杆菌	阿莫西林 / 克拉维酸 625mg p.o. t.i.d. 或 1.25g i.v. q.8h.，7~14 天	克林霉素 300mg p.o. q.i.d.+ 氟喹诺酮类（小儿除外），7~14 天	须全程注射狂犬病疫苗

（续表）

感染	类型 / 伴随情况	病原体	首选治疗	备选治疗	备注
动物咬伤后感染	鼠咬伤	小螺旋菌、念珠状链球菌	阿莫西林 / 克拉维酸 625mg p.o. t.i.d.，7~14 天	多西环素 100mg p.o. b.i.d.，7~14 天	无须使用狂犬病疫苗
刺伤感染	一般刺伤	金黄色葡萄球菌、链球菌	轻微刺伤无须用药 发生感染者：阿莫西林 / 克拉维酸 325mg p.o. t.i.d. 或左氧氟沙星 0.5g p.o. q.d.，7~14 天（小儿不用）		1. 清洗，去除异物 2. 深刺伤有可能发展为骨髓炎
	穿透运动鞋的足底钉刺伤	铜绿假单胞菌	环丙沙星 400mg p.o. b.i.d. 或左氧氟沙星 500mg p.o. q.d.，10~14 天	头孢他啶 1~2g i.v. q.8h.，10~14 天	1. 局部清创去净异物 2. 须预防破伤风 3. 骨髓炎治疗见“1-8 骨关节感染抗菌药物经验治疗”
手术部位感染	不涉及消化道和女性生殖道的手术	金黄色葡萄球菌、表皮葡萄球菌	轻症，不伴有毒血症状：仅须通畅引流 伴全身毒血症状：氨苄西林 / 舒巴坦 1.5~3g i.v. q.6h.，或阿莫西林 / 克拉维酸 1.25g i.v. q.8h.，或头孢唑林钠 1g i.v. q.8h.~q.6h.，或头孢呋辛 1.5g i.v. q.8h.，5~7 天	怀疑 MRSA 感染：万古霉素 1g i.v. q.12h.，或去甲万古霉素 0.8g i.v. q.12h.，或利奈唑胺 0.6g p.o. b.i.d.，5~7 天	
	涉及消化道和女性生殖道的手术	金黄色葡萄球菌、表皮葡萄球菌、肠杆菌目，厌氧菌	轻症，不伴有毒血症状：仅须通畅引流 伴全身毒血症状：静脉滴注第二、三代头孢菌素 + 甲硝唑；或头孢哌酮 / 舒巴坦，或哌拉西林 / 他唑巴坦	怀疑 MRSA 感染：静脉滴注万古霉素或去甲万古霉素，或口服利奈唑胺	用药剂量“见 4-2 抗微生物药物药动学特点和常用剂量” 疗程 7~10 天
糖尿病足感染	局限性感染范围 <2cm	金黄色葡萄球菌多见，少数为链球菌	苯唑西林或氯唑西林 0.5g p.o. q.i.d.，或头孢拉定 0.5g p.o. t.i.d.，或头孢呋辛酯 0.5 p.o. t.i.d.；或左氧氟沙星 0.5g p.o. q.d.，7~14 天	MRSA 感染：万古霉素 1g i.v. q.12h.，或达托霉素 4mg/kg i.v. q.d.，或利奈唑胺 600mg p.o. b.i.d.，7~14 天	1. 控制血糖是根本 2. 清创 + 负压吸引有效

（续表）

感染	类型 / 伴随情况	病原体	首选治疗	备选治疗	备注
糖尿病足感染	≥2cm 且累及筋膜	常为混合感染：金黄色葡萄球菌、链球菌、肠杆菌目细菌、铜绿假单胞菌、厌氧菌	氨苄西林 / 舒巴坦 0.5g p.o. t.i.d.，或阿莫西林 / 克拉维酸 625mg p.o. t.i.d.	伴全身中毒症状：静脉滴注头孢哌酮 / 舒巴坦或哌拉西林 / 他唑巴坦或碳青霉烯类 怀疑 MRSA：万古霉素，或去甲万古霉素，或替考拉宁，或利奈唑胺，或达托霉素	3. 疗程一般为 7~14 天；若感染好转但范围广、感染控制比预期慢或严重外周动脉疾病，疗程可为 3~4 周；若感染仍未控制，应重新评估，改变治疗策略 4. 骨髓炎治疗：见“1-8 骨关节感染抗菌药物经验治疗”
非结核分枝杆菌感染	主要表现为皮肤脓肿反复破溃形成多处窦道，仅施行手术清创无效	龟分枝杆菌、脓肿分枝杆菌、偶然分枝杆菌、溃疡分枝杆菌等	见“2-3 分枝杆菌感染目标治疗”		1. 明确病原，联合用药可提高疗效 2. 疗程至少 6 个月，难治者超过 1 年 3. 通常还须辅以手术清创

参考文献

［1］STEVENS D L，BISNO A L，CHAMBERS H F，et al. Practice guidelines for the diagnosis and management of skin and soft tissue infections：2014 update by the infectious diseases society of America［J］. Clin Infect Dis，2014，59：147-159.

［2］MONTRAVERS P，SNAUWAERT A，WELSCH C. Current guidelines and recommendations for the management of skin and soft tissue infections［J］. Curr Opin Infect Dis，2016，29（2）：131-138.

［3］SARTELLI M，GUIRAO X，HARDCASTLE T C，et al. 2018 WSES/SIS-E consensus conference：recommendations for the management of skin and soft-tissue infections［J］. World J Emerg Surg，2018，13：58.

1–10 免疫防御机制受损患者感染的经验治疗和预防

感染	类型 / 伴随情况	病原体	首选治疗	备选治疗	备注
粒细胞缺乏患者感染 粒细胞缺乏标准： 1. 成人外周血中性粒细胞绝对计数（ANC）低于 0.5×10^9/L，或预期 48 小时后低于 0.5×10^9/L 时，称为粒细胞缺乏。ANC 低于 0.1×10^9/L，称为严重中性粒细胞缺乏。粒细胞缺乏患者发生感染，由于免疫功能低下，炎症的症状和体征常不明显，发热可能是感染的唯一征象，初期时感染病灶和病原体较难明确，如不给予及时有效的经验性抗菌治疗，感染相关死亡率高。尤须重视一般状况不佳和老年患者，粒细胞缺乏合并感染时可以不出现发热，甚至体温降低 2. 粒细胞缺乏患者合并发热，治疗前应先进行感染风险评估和细菌耐药评估。具有以下任一因素的患者属于高危患者，建议住院接受静脉滴注抗菌药物治疗： （1）严重粒细胞缺乏，或预期粒细胞缺乏持续大于 7 天 （2）有以下任何一种临床合并症（包括但不限于）血流动力学不稳定；口腔或者胃肠道黏膜炎（吞咽困难）；胃肠道症状（腹痛、恶心、呕吐、腹泻）；新出现的神经系统改变或精神症状；血管内导管感染（尤其是导管腔道感染）；新发的肺部浸润或低氧血症，或有潜在的慢性肺部疾病 （3）肝功能不全（转氨酶大于 5 倍正常值上限）或肾功能不全（肌酐清除率低于 30ml/min） 低危患者：预期粒细胞缺乏时间少于 7 天，无活动性合并症，同时肝肾功能正常或损害较轻且稳定的患者。不符合低危的患者均应参照高危患者进行治疗 粒细胞缺乏高危患者以及实体器官移植、造血干细胞移植后的免疫缺陷患者，多数情况下还须进行抗感染药的预防性治疗					
经验治疗	具有发热临床表现				
	低危患者	细菌（革兰氏阴性、阳性需氧菌，主要包括铜绿假单胞菌、大肠埃希菌、肺炎克雷伯菌、表皮葡萄球菌、金黄色葡萄球菌、肺炎链球菌、甲型溶血性链球菌等）	环丙沙星 500mg p.o. b.i.d.，或 200~400mg i.v. q.12h.；或阿莫西林 / 克拉维酸 625mg，p.o. t.i.d.，或 1.2g i.v. q.8h.；或左氧氟沙星 500mg p.o./i.v. q.d.；或莫西沙星 400mg p.o./i.v. q.d.		1. 应尽早实施血培养和疑似感染部位的病原学检查 2. 接受喹诺酮类预防的患者不宜再接受喹诺酮类药物的经验性治疗，可选择 β- 内酰胺类抗菌药物；妊娠期妇女和儿童禁用喹诺酮类药物 3. 如有持续发热或病情加重表现，须按照高危患者方案及时调整治疗 4. 疗程：一般用于整个粒细胞缺乏期间，如临床需要，可延长用药

（续表）

感染	类型 / 伴随情况	病原体	首选治疗	备选治疗	备注
经验治疗	高危患者	细菌（革兰氏阴性、阳性需氧菌，主要包括铜绿假单胞菌、大肠埃希菌、肺炎克雷伯菌、表皮葡萄球菌、金黄色葡萄球菌、肺炎链球菌、甲型溶血性链球菌等）	1. 头孢他啶或头孢吡肟 2g i.v. q.8h.；或哌拉西林 / 他唑巴坦 4.5g i.v. q.8h.~q.6h.；或头孢哌酮 / 舒巴坦（2∶1）3g i.v. q.8h.；或亚胺培南 / 西司他丁 0.5g i.v. q.6h.；或美罗培南 1g i.v. q.8h.~q.6h. 2. 必要时上述药物联合［环丙沙星 500mg i.v. q.12h.；或左氧氟沙星 500mg i.v. q.d.；或阿米卡星 7.5mg/kg i.v. q.12h.（成人每日用量不超过 1.5g）］ 3. 以下特定情形，可经验性联合抗革兰氏阳性菌药物：血液动力学不稳定或有其他严重血流感染证据；影像学确诊的肺炎；血培养为革兰氏阳性球菌；临床疑有导管相关感染；皮肤或软组织感染；MRSA、VRE 或耐青霉素肺炎链球菌定植；预防应用氟喹诺酮类药物或经验性应用头孢他啶时出现严重黏膜炎。可选择万古霉素 1g i.v. q.12h.；或去甲万古霉素 0.8g i.v. q.12h. 或替考拉宁 400mg i.v. q.12h.，2 天，第三天起 400mg i.v. q.d.；或利奈唑胺 600mg，p.o/i.v. q.12h.；达托霉素 6mg/kg i.v. q.d.（不适用于肺部感染）		1. 应尽早实施血培养或疑似感染部位的病原学检查，根据感染部位或类型以及病原学检查结果进行评价和调整 2. 需要综合评估患者（危险度、感染部位、脏器功能、耐药危险因素）、细菌（当地以及本单位 / 科室的流行病学和耐药监测数据）以及抗菌药物本身（广谱、药物代谢动力学 / 药物效应动力学、不良反应等）等多方面因素，经验性用药 3. 对起始应用了抗革兰氏阳性菌药物治疗的患者，如果未发现阳性菌感染证据，应在给药 2~3 天后停用 4. 具有速发型超敏反应（如荨麻疹、支气管痉挛等）史的青霉素过敏患者，宜避免使用 β - 内酰胺类药物 5. 对既往有产超广谱 β - 内酰胺酶（ESBL）菌定植或感染史者，可选择碳青霉烯类；既往有碳青霉烯耐药菌（CRE 或耐药非发酵菌）定植或感染史者，建议选择头孢他啶 / 阿维巴坦，或 β - 内酰胺酶抑制剂复合制剂联合磷霉素、替加环素、多黏菌素等治疗 6. 疗程：一般用于整个粒细胞缺乏期间，如临床需要，可以延长用药

（续表）

感染	类型 / 伴随情况	病原体	首选治疗	备选治疗	备注
经验治疗	高危患者抗感染治疗调整	耐甲氧西林金黄色葡萄球菌或表皮葡萄球菌	万古霉素 1.0g i.v. q.12h.~q.8h.；或去甲万古霉素 0.8g i.v. q.12h.	替考拉宁400mg i.v. q.12h. 2天，第3天起400mg i.v. q.d.；或达托霉素 6mg/kg i.v. q.d.	1. 对初始治疗后反复或持续发热大于 3 天的患者，应再次进行全面检查 2. 初始经验治疗后病情稳定但持续发热患者，很少需要调整抗菌药物。如未检出病原菌，可重新诊断，考虑真菌或其他病原体感染 3. 更改初始治疗方案应在临床和微生物学资料指导下进行 4. 初始治疗后血流动力学仍不稳定的患者，应将其抗菌方案扩展至确保能足够覆盖耐药性革兰氏阴性、阳性菌及厌氧菌和真菌
		产 ESBL 的肠杆菌目细菌	厄他培南 1g i.v. q.d.；或哌拉西林 / 他唑巴坦 4.5g i.v. q.8h.~q.6h.；或头孢哌酮 / 舒巴坦 3g i.v. q.8h.	亚胺培南 / 西司他丁 0.5g i.v. q.6h.(最大 1g i.v. q.6h.)；或美罗培南 1g i.v. q.8h.	
		碳青酶烯耐药肠杆菌科细菌（CRE）	头孢他啶 / 阿维巴坦 2.5g i.v. q.8h. 多黏菌素 E 甲磺酸盐：肾功能正常患者负荷剂量 5mg/kg 活性基质（最高不超过 300mg）i.v. 时间 0.5~1 小时；在 12~24 小时后给予维持剂量 2.5~5mg/（kg · d）活性基质，分 2 次给药。 或硫酸多黏菌素 B：负荷剂量为 2.0~2.5mg/kg，输注时间≥1 小时；在 12~24 小时后给予维持剂量 2.5~3mg/(kg · d)，分 2 次给药，持续输注≥1 小时。不需要根据肾功能调整剂量（备选方案：多黏菌素联合碳青霉烯类等抗菌药物）	碳青霉烯或多黏菌素 + 替加环素，首剂 100~200mg i.v.，之后50~100mg i.v. q.12h.；或磷霉素 6~8g i.v. q.8h.	非产金属酶的 CRE 感染者，推荐头孢他啶 / 阿维巴坦单药治疗；产金属酶的 CRE 感染者，可选择：以多黏菌素或替加环素为基础的联合用药方案，或头孢他啶 / 阿维巴坦 + 氨曲南

（续表）

感染	类型 / 伴随情况	病原体	首选治疗	备选治疗	备注
经验治疗	高危患者抗感染治疗调整	真菌（包括各种念珠菌、曲霉）	1. 卡泊芬净 70mg i.v. q.d. 1 天，第 2 天起 50mg i.v. q.d.；米卡芬净 100~150mg i.v. q.d.（念珠菌感染） 2. 伏立康唑 6mg/kg i.v. q.12h.，第 2 天起 4mg/kg q.12h.，症状改善后如口服耐受良好可转为等剂量口服；两性霉素 B 去氧胆酸盐 0.5~1.5mg/kg i.v. q.d.；或两性霉素 B 脂质体 3mg/kg i.v. q.d.（曲霉感染）		1. 对于持续发热，接受 4~7 天广谱抗细菌治疗无效或起初抗细菌治疗有效但 3~7 天后再次发热且无法明确感染源的患者，可以考虑经验性抗真菌治疗 2. 推荐抗真菌治疗前行胸部和鼻窦的计算机体层摄影（CT）检查并检测 GM 试验或 G 试验 3. 一般用于整个粒细胞减少期间，对有残留病灶或者合并持续免疫功能缺陷者需要长期用药，合并真菌球者建议接受手术治疗 4. 注意两性霉素 B 的肾毒性、输注反应及顽固性低钾；伏立康唑可引起幻觉、视觉异常等 5. 泊沙康唑可用于挽救治疗
	中心静脉导管相关血流感染	凝固酶阴性葡萄球菌、金黄色葡萄球菌、肠杆菌目细菌、铜绿假单胞菌、真菌等	根据病原体针对性选择抗菌药物，见“1-4 心脏与血流感染抗菌药物经验治疗”		以下情况建议拔管：①由金黄色葡萄球菌、革兰氏阴性杆菌、真菌、分枝杆菌所引起；②出现隧道感染、脓毒性血栓、心内膜炎或伴血流动力学不稳的脓毒血症；③适当抗生素治疗 72 小时后仍有持续血流感染
感染预防（高危患者）	病毒	单纯疱疹病毒（HSV）或水痘 - 带状疱疹病毒等	阿昔洛韦 0.4~0.8g p.o. b.i.d.	伐昔洛韦 0.3g p.o. b.i.d. 泛昔洛韦 0.25g p.o. t.i.d.	1. 异基因造血干细胞移植患者可预防用药，适用于移植后或黏膜炎 2. 对于需要长期抑制 HSV 的患者，推荐高剂量（阿昔洛韦 0.8g b.i.d.），以减少耐药

（续表）

感染	类型 / 伴随情况	病原体	首选治疗	备选治疗	备注
感染预防（高危患者）	细菌	细菌（革兰氏阴性需氧菌，主要包括铜绿假单胞菌、大肠埃希菌、肺炎克雷伯菌以及甲型溶血性链球菌等）	环丙沙星 500mg p.o. b.i.d.，或 200mg i.v. q.12h. 或左氧氟沙星 500mg p.o./i.v. q.d.		1. 预期感染危险度较高的粒细胞缺乏患者可联合应用粒细胞集落刺激因子 2. 通常不推荐联合抗革兰氏阳性菌活性药物 3. 长期预防性应用氟喹诺酮类药物，可能导致革兰氏阳球菌感染风险，及细菌耐药性增加
	真菌	念珠菌为主 曲霉菌（异基因造血干细胞移植患者）	氟康唑 0.2g p.o. b.i.d.， 或具有抗丝状真菌活性药物；泊沙康唑溶液 200mg p.o. t.i.d.，或肠溶片第 1 天 300mg p.o. b.i.d.，第 2 天起 300mg p.o. q.d.	卡泊芬净 50mg i.v. q.d. 伊曲康唑 200mg i.v. q.12h.，静脉序贯口服 伏立康唑 4mg/kg i.v. q.12h.，静脉序贯口服	1. 适合于异基因造血干细胞移植患者、急性白血病或骨髓增生异常综合征接受诱导或挽救化疗的患者、预计粒细胞减少超过 10 天患者、严重粒细胞缺乏或接受抗胸腺细胞球蛋白（ATG）治疗的再生障碍性贫血患者 2. 对于既往发生过侵袭性曲霉菌感染的患者，推荐应用具有抗霉菌活性的药物
免疫受损患者感染： 免疫受损按病因分为先天遗传性和后天继发性两大类，前者虽然病种很多，但成人临床少见；后者随着肿瘤和风湿免疫性疾病治疗以及器官移植的进展，临床愈益常见。按受损免疫成分为 T 细胞性、B 细胞性、补体缺乏等，其易感病原体显著不同，有助于经验性治疗					
T 细胞介导免疫受损	AIDS、造血干细胞移植、实体器官移植、糖皮质激素应用、抗肿瘤药物化疗等	胞内菌（分枝扦菌、李斯特菌、军团菌）、疱疹病毒、EB 病毒、寄生虫（粪类圆线虫、弓形虫）、真菌（伊氏肺孢子菌、念珠菌、隐球菌、曲霉）	1. 急性感染：病程 <3 天，多见于造血干细胞移植和实体器官移植早期，毒血症状明显，多为细菌性感染所致。根据临床和所在地方或医院病原学及其耐药性流行病学治疗，选择经验性抗菌治疗 2. 亚急性感染：病程 1 周左右，生命体征稳定，毒血症状不明显。病情允许进行积极的病原学诊断检查包括活组织检查，然后选择相应的敏感药物治疗。此类患者以特殊病原体感染居多，一般不宜使用广谱抗生素作为初始经验性治疗		1. 免疫受损患者 CAP 核心病原体与初始经验性抗菌治疗与普通人群相同（参见“1-3 呼吸系统感染抗菌药物经验治疗”）。强调全面的微生物学检测，包括选择性病例进行 BALF 采集标本。同时结合 CT 影像学评估，选择覆盖特殊病原体的经验性治疗 2. 弥漫性间质性病变或肺泡斑片状影，覆盖伊氏肺孢子菌

（续表）

感染	类型 / 伴随情况	病原体	首选治疗	备选治疗	备注
T 细胞介导免疫受损					3. 肿瘤化疗长时间粒细胞缺乏患者肺部结节，伴晕轮征或空洞，覆盖曲霉；结节伴反晕征或胸腔积液，覆盖毛霉 4. 心、肺、肝和造血干细胞移植患者出现肺或脑脓肿，且未接受 SMZ/TMP 预防患者，覆盖诺卡菌 5. 双肺网状结节浸润伴水疱性皮疹患者，覆盖水痘 - 疱疹病毒 6. 肺和造血干细胞移植患者双肺间质性肺炎，覆盖巨细胞病毒 7. 一般来说，经验性不必覆盖结核分枝杆菌和寄生虫
B 细胞介导免疫受损	先天性 / 获得性缺乏	金黄色葡萄球菌、奈瑟菌属、流感嗜血杆菌、肺炎链球菌、二氧化碳嗜纤维菌等属	原发性： 1. 应用敏感的杀菌剂类抗菌药物，覆盖革兰氏阳性菌，兼顾革兰氏阴性菌 2. 替代治疗，选择性输注所缺免疫成分纯品，或新鲜血浆（避免输血） 3. 免疫重建、造血干细胞移植、脐带血移植等 4. 基因治疗 继发性： 1. 抗菌治疗（同上） 2. 治疗原发病		1. 积极治疗和预防感染，鼓励患儿正常生活和学习 2. 可以接种灭活疫苗，禁用活疫苗 3. 避免扁桃体和淋巴结摘除，禁止脾切除 4. 提倡遗传咨询和产前遗传性疾病检测

（续表）

感染	类型 / 伴随情况	病原体	首选治疗	备选治疗	备注
补体缺乏	先天性或获得性无丙种球蛋白血症、烧伤、脾功能低下或脾切除、多发性骨髓瘤、急性淋巴细胞白血病等	肺炎链球菌、流感嗜血杆菌、沙门菌、弯曲杆菌属、贾第鞭毛虫、革兰氏阴性杆菌	1. 应用敏感的杀菌剂类抗菌药物，覆盖革兰氏阳性菌，兼顾革兰氏阴性菌 2. 替代治疗，选择性输注所缺免疫成分纯品或新鲜血浆（避免输血） 3. 免疫重建、造血干细胞移植、脐带血移植等 4. 基因治疗		

参考文献

［1］Gilbert N D，Chambers H F，George M E，et al. The Sanford guide to antimicrobial therapy 2021［M］. 51st ed. Sperryville：Antimicrobial Therapy，Inc，2021.

［2］胡建达，闫晨华，冯四洲 . 中国中性粒细胞缺乏伴发热患者抗菌药物临床应用指南（2016 年版）［J］. 中华血液学杂志，2016，37（5）：353-359.

［3］中国医师协会血液科医师分会，中国侵袭性真菌感染工作组 . 血液病 / 恶性肿瘤患者侵袭性真菌病的诊断标准与治疗原则（第六次修订版）［J］. 中华内科杂志，2020，59（10）：754-763.

［4］GEORG M，JULIEN D G，SIBYLLE C M，et al. Infections associated with immunotherapeutic and molecular targeted agents in hematology and oncology. a position paper by the European Conference on Infections in Leukemia（ECIL）［J］. Leukemia，2019，33（4）：844-862.

［5］中华医学会血液学分会，中国医师协会血液科医师分会 . 血液肿瘤患者碳青霉烯类耐药的肠杆菌科细菌（CRE）感染的诊治与防控中国专家共识（2020 年版）［J］. 中华血液学杂志，2020，41（11）：881-889.

［6］RAMIREZ J A，MUSHER D M，EVANS S E，et al. Treatment of community-acquired pneumonia in immunocompromised adults：a consensus statement regarding initial strategies［J］.Chest，2020，158（5）：1896-1911.

1–11 外科围手术期抗菌药物预防用药

1–11–1 外科围手术期抗菌药物预防用药原则

项目	内容	说明
目的	预防与手术直接相关的手术部位感染，包括浅层切口感染、深层切口感染和器官 - 腔隙感染	不包括与手术无直接关系、手术后可能发生的其他感染
适应证	1. 有污染的（Ⅱ、Ⅲ类切口）手术（如进入到胃肠道、呼吸道、女性生殖道的手术） 2. 部分使用人工材料或人工装置的清洁手术（如植入人工关节、人工血管、人工心脏瓣膜、心脏起搏器等） 3. 清洁大手术，涉及重要脏器，一旦感染后果严重者，如颅脑、心脏、大血管手术 4. 术前已发生污染的手术（如开放性创伤） 5. 患者有感染的高危因素，如高龄、免疫功能低下、糖尿病、营养不良、肥胖等	清洁（Ⅰ类切口）的中、小手术，一般无须预防用药
药物选择	选择效果肯定、能覆盖手术野污染最常见的菌种、安全、使用方便、价格相对较低的抗菌药物；为预防切口感染，应主要针对葡萄球菌用药；为预防器官 - 腔隙感染，可覆盖肠杆菌目细菌	1. 第一、二代头孢菌素是最符合要求、最常使用的预防用药 2. 鉴于在我国细菌耐药率高，一般不选择喹诺酮类用于预防手术部位感染
联合用药	涉及口腔、下消化道和阴道的手术，加用抗厌氧菌药物	其他手术一般无须联合用药
用药时机	头孢菌素应在手术开始前 0.5~1 小时内开始给药；万古霉素、去甲万古霉素、克林霉素、喹诺酮类应在手术开始前 2 小时用药	过早过晚给药都会影响预防效果
用药方法	静脉滴注：头孢菌素应在 30 分钟内滴完	万古霉素、去甲万古霉素、克林霉素、喹诺酮类滴注时间 1~2 小时

（续表）

项目	内容	说明
单次用药剂量	头孢唑林钠 1~2g，头孢呋辛 1.5g，头孢西丁 1~2g，头孢美唑 1~2g，头孢曲松钠 1~2g，氨曲南 1g，克林霉素 600~900mg，万古霉素 1g，去甲万古霉素 0.8g，环丙沙星 500mg，甲硝唑 0.5~1g，奥硝唑 1~1.5g，吗啉硝唑 0.5~1g	手术时间超过所用药物半衰期（对头孢曲松钠以外头孢菌素为 3 小时）的 2 倍，须追加 1 个剂量；术中失血超过 1 500ml，也须追加剂量
疗程	应在择期手术结束后 24 小时内停止使用预防药物；手术时间≤2 小时者，一般用药 1 次已经足够	1. 患者有明显感染高危因素或使用了人工植入物者，可延长到手术后 48 小时 2. 术前已存在感染者，疗程按治疗性应用而定
对青霉素类、头孢菌素类过敏者	针对革兰氏阳性球菌可用万古霉素、去甲万古霉素、克林霉素，针对革兰氏阴性杆菌可用氨曲南，必要时可联合使用	

1-11-2　常见外科手术围手术期抗菌药物预防用药推荐

手术种类	用药推荐	备注
颅脑手术	头孢唑林钠、头孢呋辛	MRSA 感染高发的医疗机构，可用万古霉素或去甲万古霉素
脑脊液分流手术	头孢唑林钠、头孢呋辛	MRSA 感染高发的医疗机构，可用万古霉素或去甲万古霉素
头颈部（含甲状腺）手术	头孢唑林钠、头孢呋辛	无感染高危因素者无须用药
涉及口咽黏膜的颌面部手术	头孢唑林钠 + 甲硝唑	
心脏大血管手术	头孢唑林钠、头孢呋辛	人工心脏瓣膜置换术，在去除胸骨后引流管后停药；MRSA 高发医疗机构可用万古霉素或去甲万古霉素
周围血管手术	头孢唑林钠、头孢呋辛	适应证包括使用人工血管、安装永久性心脏起搏器、切口涉及腹股沟部位
血管内留置支架 / 其他异物	头孢唑林钠、头孢呋辛	单纯诊断性血管介入检查，无须用抗菌药物
腹外疝手术	头孢唑林钠、头孢呋辛	无感染高危因素者无须用药
乳房手术	头孢唑林钠、头孢呋辛	无感染高危因素、小手术无须用药
胸外科（食管，肺）手术	头孢唑林钠、头孢呋辛、头孢曲松钠	
胃、十二指肠、空肠手术	头孢唑林钠、头孢呋辛、头孢美唑、头孢西丁	
经皮内镜胃造口术	头孢唑林钠、头孢呋辛、头孢美唑、头孢西丁	
远段回肠手术	头孢呋辛 + 甲硝唑、头孢美唑、头孢西丁	
阑尾、结肠、直肠手术	头孢呋辛 + 甲硝唑、头孢美唑、头孢西丁	择期手术的口服抗菌药物预防：新霉素 1g 或红霉素 1g+ 甲硝唑 1g，手术前 1 天 1:00p.m.、2:00p.m.、11:00p.m.
腹膜透析管置入	头孢唑林钠	
肝胆系统手术	头孢呋辛或头孢曲松钠 ± 甲硝唑、头霉素类	

（续表）

手术种类	用药推荐	备注
内镜逆行胰胆管造影术（ERCP）	头孢曲松钠、头孢呋辛	操作前给药 1 次 如果无法获得充分引流，手术后继续用药 24~48 小时
泌尿外科手术	头孢唑林钠、头孢呋辛、环丙沙星	术前有菌尿症者应先行治疗
膀胱镜检查	环丙沙星（单次，口服）	1. 仅用于有菌尿症及感染高危因素（高龄、伴解剖异常、免疫低下）患者 2. 术前 1 小时口服
经膀胱镜侵入性操作（活检、电灼、切除）	环丙沙星（单次，口服）	术前 1 小时口服
经直肠前列腺活检术	环丙沙星（单次，口服）	术前 1 小时口服
妇科手术	头孢唑林钠、头孢呋辛	涉及阴道时，加用甲硝唑或改用头孢美唑或头孢西丁
剖宫产	头孢唑林钠	手术开始前还是结扎脐带后给药尚无定论，前者可能更有利于预防切口感染
人工流产术	多西环素（100mg p.o.，术前 1 小时，200mg p.o.，术后 30 分钟）	
宫颈扩张 / 刮宫术	头孢唑林钠	仅用于伴有感染高危因素者
一般骨科手术	头孢唑林钠、头孢呋辛	
下肢截肢术	头孢唑林钠、头孢呋辛	因缺血行下肢截肢术可用头孢美唑或头孢西丁
使用人工植入物的骨科手术（骨折开放复位内固定术，脊柱融合术）	头孢唑林钠、头孢呋辛	粉碎性骨折内固定术后继续用药 1~3 天，开放性骨折内固定术后继续用药 5~10 天
髋、膝关节置换术	头孢唑林钠、头孢呋辛	MRSA 高发的医疗机构可用万古霉素或去甲万古霉素

（续表）

手术种类	用药推荐	备注
人工关节置换术后患者接受可能引起一过性菌血症的侵入性操作（如困难的拔牙术）	阿莫西林 / 克拉维酸（625mg）、头孢呋辛酯（0.5g）	1. 术前 1 小时，p.o. 2. 主要针对人工关节置换术后 2 年内的患者

参考文献

［1］《抗菌药物临床应用指导原则》修订工作组 . 抗菌药物临床应用指导原则［M］.2015 年版 . 北京：人民卫生出版社，2015.

［2］ALLEGRANZI B，ZAYED B，BISCHOFF P，et al. New WHO recommendations on preoperative measures for surgical site infection prevention：an evidence-based global perspective［J］. Lancet Infect Dis，2016，16（12）：e288-e303.

［3］BERRIOS-TORRES S I，UMSCHEID C A，BRATZLER D W，et al. Centers for Disease Control and Prevention Guideline for the prevention of surgical site infection，2017［J］. JAMA Surg，2017，152（8）：784-791.

［4］BAN K A，MINEI J P，LARONGA C，et al. American College of Surgeons and Surgical Infection Society：surgical site infection guidelines，2016 update［J］. J Am Coll Surg，2017，224（1）：59-74.

［5］中华医学会外科学分会外科感染与重症医学学组，中国医师协会外科医师分会肠瘘外科医师专业委员会 . 中国手术部位感染预防指南［J］. 中华胃肠外科杂志，2019，22（4）：301-314.

1-12 抗感染药在预防非手术相关感染时的应用

预防对象或目的	预防方案	备注
风湿热复发	苄星青霉素：体重≤27kg 60 万 U i.m. 每月一次；体重 >27kg 120 万 U i.m. 每月一次 或青霉素 V 0.25g p.o. b.i.d. 青霉素过敏者：磺胺异噁唑 1g/d p.o. b.i.d.，或红霉素 250mg b.i.d.	1. 可能病原菌为 A 群链球菌 2. 不能坚持长疗程者，可定期做咽拭子培养，发现 A 群链球菌时按急性链球菌咽炎给予青霉素或红霉素类治疗 10~14 天，为一个疗程 3. 风湿热伴心肌炎和瓣膜病变者预防用药自末次风湿热发作起至少 10 年或至少至 40 岁；风湿热伴心肌炎，无瓣膜病变者用药 10 年或至 21 岁；风湿热无心脏病者用药 5 年或至 21 岁
脾切除者、镰状细胞病	5 岁以下：阿莫西林 20mg/（kg · d）p.o. b.i.d.；或青霉素 V 125mg p.o. b.i.d. 5 岁以上：青霉素 V 250mg p.o. b.i.d. 青霉素过敏者：头孢呋辛酯、SMZ/TMP	1. 主要预防肺炎链球菌、脑膜炎球菌、流感嗜血杆菌感染 2. 建议接种上述细菌感染预防疫苗 3. 脾切除者预防用药疗程至少术后 1 年；镰状细胞病两月龄开始，至少到 5 岁 4. 未预防用药者，发热后立即口服阿莫西林 / 克拉维酸治疗
流行性脑脊髓膜炎	SMZ/TMP 成人 960mg p.o. b.i.d.，儿童 0.25~0.5g p.o. b.i.d.，3 天。或利福平成人 450mg p.o. q.12h.，2 天；1 月龄以上儿童 10mg/kg p.o. q.12h.，2 天；1 月龄以下儿童 5mg/kg p.o. q.12h.，2 天。或环丙沙星成人单剂口服 750mg；或头孢曲松钠成人单剂肌内注射 250mg，15 岁以下儿童单剂肌内注射 125mg	1. 病原菌为脑膜炎球菌 2. 在与患者发病前一周密切接触≥4 小时者，感染危险性增高 3. 用药对象主要为集体机构（军营、托儿所、学校）和家庭中与患者密切接触者。流行期间或地区应在确定菌群的基础上紧急接种相应 A、C 等群流脑疫苗 4. 环丙沙星仅限用于成人
结核病密切接触者	异烟肼成人 300mg p.o. q.d.，儿童 10mg/kg（最大剂量 300mg/次）q.d. 6~9 个月；或成人异烟肼 300mg+ 利福平 450mg，儿童异烟肼 10mg/kg（最大剂量 300mg/ 次）+ 利福平 10mg/kg（最大剂量 500mg/ 次）q.d.，3 个月	用药对象为结核病患者密切接触者，结核菌素皮肤试验（TST）强阳性，或两年内 TST 硬结平均直径净增值≥10mm
肺孢子菌感染	成人：SMZ/TMP（每片 400/80mg）960mg p.o. b.i.d. 3d/ 周，或 480mg p.o. q.d.；或克林霉素 0.45g p.o. q.d.	用药对象为获得性免疫缺陷综合征患者 CD4<200/mm^3，以及骨髓移植及某些实体器官移植者

（续表）

预防对象或目的	预防方案	备注
百日咳接触者	红霉素 50mg/（kg · d）p.o. q.i.d.，2 周	病原菌为百日咳鲍特菌。主要用于与患儿密切接触的幼儿、孕妇和年老体弱者，并可接种 DTaP 无细胞百日咳疫苗，婴儿为出生后 3、4、5、18 月龄，各 1 剂
白喉接触者	红霉素 500mg p.o. q.i.d.，7 天。2 岁以下儿童 125mg p.o. q.i.d.，7 天，2~8 岁儿童 250mg p.o. q.i.d.，7 天；或 <6 岁青霉素 60 万 U，≥6 岁 120 万 U i.m. 1 次	实施白喉疫苗计划免疫
霍乱接触者	多西环素 200mg p.o. q.d.，2 天	霍乱疫苗口服有短期保护效果
猩红热接触者	青霉素 V 0.5g p.o. t.i.d.，5~10 天	可能病原菌为 A 群链球菌
不洁性接触后	头孢曲松钠 250mg i.m.+ 甲硝唑 2g p.o. 1 次 +（阿奇霉素 1g p.o. 1 次，或多西环素 100mg p.o. b.i.d.，7 天）	1. 可能病原菌为淋病奈瑟球菌、沙眼衣原体、梅毒螺旋体 2. 性暴露后可行淋病奈瑟球菌培养，血清梅毒、乙型肝炎、HIV 检测
新生儿 B 群链球菌（GBS）病	分娩期预防用药：青霉素首剂 500 万 U，继以 250 万 U i.v. q.4h.；或氨苄西林 2g i.v.，继以 1g i.v. q.4h.，至分娩；非青霉素速发型过敏高危者：头孢唑林钠首剂 2g i.v.，继以 1g i.v. q.8h.；青霉素速发型过敏高危者：克林霉素 600~900mg i.v. q.8h.，或红霉素 500mg i.v. q.6h.，或万古霉素（保留用于高危过敏者）1g i.v. q.12h.，至分娩	伴有以下情况妊娠期妇女须用药： ①妊娠 35~37 周阴道和肛拭子培养筛查有 GBS 寄殖；②本次妊娠期 GBS 菌尿；③既往分娩的婴儿有 GBS 感染史；④ GBS 情况不明，但有以下情况之一者：<37 周早产；羊膜早破≥18 小时；分娩时体温≥38℃
新生儿眼炎	四环素或红霉素眼液局部外用	妊娠期妇女有淋病或沙眼衣原体尿道炎时，新生儿出生时立即应用，并密切随访
新生儿淋病	头孢噻肟钠 100mg/kg i.v. 1 次	产妇有淋病时应用

（续表）

预防对象或目的	预防方案	备注
疟疾（进入疫区者）	磺胺多辛/乙胺嘧啶复方片剂（复方磺胺多辛片，每片500mg/25mg）：成人1片，每周1次；或2片，隔周1次，连服疗程不宜>3个月。小儿1月以上~4岁，每周服1/4片或隔周服1/2片；>4~8岁每周服1/2片或隔周服1片，>8~14岁每周服3/4片，>14岁以上同成人量 或氯喹：成人500mg p.o. q.w.，儿童8.3mg/kg p.o. q.w. 或甲氟喹：成人250mg p.o. q.w.，儿童4mg/kg p o. q.w.。预防用药疗程从进入前1周开始至离开后4周	1. 妊娠者甲氟喹和氯喹均可选择，但避免使用乙胺嘧啶 2. 有心脏传导异常、癫痫或精神异常者不推荐甲氟喹
流感预防	参考“流行性感冒”部分（2-4 病毒感染目标治疗）	
乙型病毒性肝炎暴露预防	未接种疫苗者：乙肝免疫球蛋白0.06ml/kg i.m.+接种乙肝疫苗 已经接种乙肝疫苗者，检查抗HBs滴度，滴度>1 000万U/ml者，无须处理。否则，注射乙肝免疫球蛋白+强化接种一次乙肝疫苗	
肝移植者预防乙型肝炎	自移植前开始用恩替卡韦、替诺福韦酯、丙酚替诺福韦预防。移植后根据情况，加用乙肝免疫球蛋白	参考《慢性乙型肝炎防治指南（2019年版）》
丙型病毒性肝炎暴露预防	评估感染风险，检查丙型病毒性肝炎病毒（HCV）抗体和RNA，随访半年，如果确认感染，启动抗病毒治疗（2-4 病毒感染目标治疗）	

（续表）

预防对象或目的		预防方案		备注
HIV-1 感染预防	母婴传播的预防	自妊娠 36 周开始口服 ZDV 300mg+3TC 150mg b.i.d. 至分娩，在分娩过程中 ZDV 300mg q.3h.+3TC 150mg b.i.d. 至分娩结束。产后产妇 ZDV 300mg+3TC 150mg b.i.d.，疗程 7 天。新生儿 ZDV 4mg/kg+3TC 2mg/kg b.i.d.，疗程 1 周		
	职业接触者的预防	暴露程度分级：依据破损伤面、针刺接触血液、血性液体、精液、阴道分泌液或无菌部位组织或体液，对暴露程度进行分级	暴露源危险度分级：依据 HIV 阳性的滴度、临床表现、CD4 计数及 HIV 载量分为低传染性、高传染性、情况不明	用药方案（每天一次，口服 4 周）
		Ⅰ级	低传染性	不须用药或根据情况用 ZDV+3TC 或 d4T+3TC
		Ⅰ级	高传染性	ZDV+3TC 或 d4T+3TC
		Ⅱ级	低传染性	ZDV+3TC 或 d4T+3TC
		Ⅱ级	高传染性	同上 +NFV 或 LPV/RTV 或 IDV/RTV 或 /ATV
		Ⅲ级	低传染性	同上 +NFV 或 LPV/RTV 或 IDV/RTV 或 /ATV
		Ⅲ级	高传染性	同上 +NFV 或 LPV/RTV 或 IDV/RTV 或 /ATV
		Ⅰ、Ⅱ、Ⅲ级	暴露源情况不明	ZDV+3TC 或 d4T+3TC
	HIV 暴露前预防用药	性接触或毒品注射者接触 HIV 患者血液、生殖道分泌物或乳汁等		每天方案：TDF/FTC（300mg/200mg），q.24h. 按需方案：TDF/FTC（300mg/200mg），发生前 2~24 小时 2 片；发生后距前次服药 24 小时 1 片；48 小时 1 片

注：1. 药物名称缩写：ZDV，齐多夫定；3TC，拉米夫定；d4T，司他夫定；NFV，奈非那韦；LPV，洛匹那韦；RTV，利托那韦；ATV，阿扎那韦；IDV，茚地那韦；FTC，恩曲他滨；TDF，替诺福韦

2. 暴露程度分级如下：Ⅰ级，皮炎或开放性伤口，但污染量少；Ⅱ级，皮炎或开放性伤口，但污染量大；针刺，污染量小；Ⅲ级，针刺，严重污染

（续表）

预防对象或目的	预防方案		备注
牙科操作时感染性心内膜炎预防	首选方案	阿莫西林 成人 2g p.o. 1 次，儿童 50mg/kg p.o. 1 次	1. 操作前 30~60 分钟给药 2. 儿童总剂量不超过成人 3. 头孢菌素不应用于对青霉素或其同类药物有速发性过敏反应的患者 4. 其他第一代或二代头孢菌素作为头孢氨苄的备选，如头孢拉定、头孢克洛、头孢呋辛酯等
	不能口服者	氨苄西林 成人 2g i.v. 1 次，儿童 50mg/kg i.v. 1 次 或头孢唑林钠成人 1g i.v. 1 次；儿童 25mg/kg i.v. 1 次 或头孢曲松钠成人 1g i.v. 1 次；儿童 50mg/kg i.v. 1 次	
	对青霉素过敏	头孢氨苄 成人 2g p.o. 1 次，儿童 50mg/kg p.o. 1 次 或克林霉素 成人 600mg p.o. 1 次，儿童 20mg/kg p.o. 1 次	
	对青霉素过敏且不能口服	头孢唑林钠 成人 1g i.v. 1 次，儿童 25mg/kg i.v. 1 次 或克林霉素 成人 600mg i.v 1 次，儿童 20mg/kg i.v. 1 次 或头孢曲松钠成人 1g i.v. 1 次，儿童 50mg/kg i.v. 1 次	

参考文献

［1］大卫 · 吉尔伯特，亨利 · 钱伯斯，迈克尔 · 萨格，等 . 热病：桑福德指南抗微生物治疗［M］. 范洪伟，译 . 50 版 . 北京：中国协和医科大学出

版社，2020.

［2］国家卫生健康委办公厅，教育部办公厅 . 中国学校结核病防控指南（2020 年版）［EB/OL］.［2022-03-20］.http：//www.nhc.gov.cn/jkj/s7923/202012/5f40b53827ae41c5ab7827507d584cab.shtml.

［3］World Health Organization. Technical brief：what’s the 2+1+1? Event-driven oral pre-exposure prophylaxis to prevent HIV for men who have sex with men：update to WHO’s recommendation on oral PrEP.［EB/OL］.［2022-03-20］.https//apps.who.int/iris/handle/10665/325955.

第 2 章　感染性疾病的病原治疗

2-1　细菌感染目标治疗

菌种	首选治疗	备选治疗	备注
甲氧西林敏感金黄色葡萄球菌 Methicillin-susceptible *Staphylococcus aureus*（MSSA） 甲氧西林敏感凝固酶阴性葡萄球菌 Methicillin- susceptible coagulase negative *Staphylococci*（MSCNS）	苯唑西林、氯唑西林、头孢唑林钠、头孢呋辛（酯）	万古霉素或去甲万古霉素、替考拉宁、克林霉素（多用于对 β- 内酰胺过敏者，注意敏感率较低）、磺胺甲噁唑 / 甲氧苄啶	阿莫西林 / 克拉维酸、氟喹诺酮类、利奈唑胺、达托霉素也可以备选
耐甲氧西林金黄色葡萄球菌 Methicillin-resistant *Staphylococcus aureus*（MRSA） 耐甲氧西林凝固酶阴性葡萄球菌 Methicillin-resistant coagulase-negative *Staphylococci*（MRCNS）	万古霉素、去甲万古霉素	利奈唑胺、替考拉宁、达托霉素、磺胺甲噁唑 / 甲氧苄啶、头孢比罗酯	替加环素对 MRSA 具有抗菌活性，特殊情况下（如多种细菌混合感染）可以使用替加环素，但缺乏临床研究依据
腐生葡萄球菌 *Staphylococcus saprophyticus*	口服头孢菌素或阿莫西林 / 克拉维酸	氟喹诺酮类	对甲氧西林耐药率低
溶血葡萄球菌 *Staphylococcus haemolyticus*	甲氧西林敏感：苯唑西林、头孢唑林钠 甲氧西林耐药：万古霉素	达托霉素、利奈唑胺	尿路感染：磺胺甲噁唑 / 甲氧苄啶，呋喃妥因、口服头孢菌素或氟喹诺酮类可能有效
红球菌属 *Rhodococcus* spp.	阿奇霉素、左氧氟沙星、环丙沙星、利福平等两种药物联合治疗	（万古霉素、亚胺培南 / 西司他丁）+（阿奇霉素、左氧氟沙星、利福平）	避免使用青霉素、头孢菌素、克林霉素、四环素、磺胺甲噁唑 / 甲氧苄啶

（续表）

菌种	首选治疗	备选治疗	备注
青霉素敏感肺炎链球菌 Penicillin-susceptible *Streptococcus pneumoniae*（PSSP）	青霉素、阿莫西林	头孢克洛、头孢丙烯、头孢呋辛（酯）、头孢地尼、头孢泊肟、头孢曲松钠、头孢噻肟钠	左氧氟沙星、莫西沙星也可备选
青霉素耐药或中介的肺炎链球菌 Penicillin-resistant *Streptococcus pneumoniae*/Penicillin-intermediate *Streptococcus pneumoniae*（PRSP/PISP）	左氧氟沙星、莫西沙星、万古霉素、去甲万古霉素、利奈唑胺		头孢曲松钠（若敏感）
猪链球菌 *Streptococcus suis*	青霉素	万古霉素或头孢曲松钠	避免氟喹诺酮类；大环内酯类耐药率升高
化脓性链球菌 A、B、C、G 族	第二、三代头孢菌素	青霉素、万古霉素、达托霉素、利奈唑胺	大环内酯类耐药率升高，避免使用氟喹诺酮类、磺胺甲噁唑 / 甲氧苄啶或四环素。治疗中毒性休克综合征、坏死性筋膜炎选择青霉素 + 克林霉素
万古霉素敏感的粪肠球菌 Vancomycin-susceptible *Enterococcus faecalis*	青霉素或氨苄西林（如体外试验敏感）；呋喃妥因、磷霉素（仅限于尿路感染）	万古霉素、去甲万古霉素、达托霉素、替考拉宁、利奈唑胺	
万古霉素敏感的屎肠球菌 Vancomycin-susceptible *Enterococcus faecium*	万古霉素、去甲万古霉素、替考拉宁；呋喃妥因、磷霉素（仅限于尿路感染）	达托霉素、利奈唑胺	我国菌株对青霉素类耐药率高
万古霉素耐药的粪肠球菌（VREfa）Vancomycin- resistant *Enterococcus faecalis*	利奈唑胺、达托霉素、青霉素或氨苄西林（仅体外试验敏感时）；呋喃妥因、磷霉素（仅限于尿路感染）		替加环素体外试验敏感，但缺乏临床证据
万古霉素耐药的屎肠球菌（VREfe）Vancomycin-resistant *Enterococcus faecium*	达托霉素、利奈唑胺；呋喃妥因、磷霉素（仅限于尿路感染）		替加环素体外试验敏感，替考拉宁对 VanB 表型耐药菌株可能有效（需要证据），氯霉素对某些菌血症病例有效

（续表）

菌种	首选治疗	备选治疗	备注
淋病奈瑟球菌 *Neisseria gonorrhoeae*	头孢曲松钠、头孢噻肟钠	阿奇霉素（大剂量）	氟喹诺酮类和口服头孢菌素类药物耐药率较高，不建议使用
脑膜炎奈瑟菌 *Neisseria meningitidis*	青霉素（注意有个别耐药菌株）	头孢曲松钠、头孢噻肟钠、头孢呋辛	阿奇霉素、磺胺甲噁唑/甲氧苄啶、氯霉素、米诺环素可能有效
伤寒沙门菌 *Salmonella typhi*	环丙沙星	头孢曲松钠、氨苄西林、氯霉素、磺胺甲噁唑/甲氧苄啶、阿奇霉素	此为伤寒患者治疗方案 环丙沙星敏感性已经下降，该菌可以产ESBLs
	环丙沙星、阿莫西林、磺胺甲噁唑/甲氧苄啶	诺氟沙星	伤寒沙门菌携带者除菌方案
其他沙门菌属 *Salmonella* spp.	环丙沙星、头孢曲松钠、磺胺甲噁唑/甲氧苄啶	左氧氟沙星、氧氟沙星、诺氟沙星	胃肠炎患者
	头孢曲松钠	氟喹诺酮类	脓毒症患者
	环丙沙星、阿莫西林、磺胺甲噁唑/甲氧苄啶		沙门菌携带者除菌方案
志贺菌属 *Shigella* spp.	氟喹诺酮类、阿奇霉素	头孢曲松钠、磺胺甲噁唑/甲氧苄啶（依据药物敏感试验结果）	细菌性痢疾治疗方案
霍乱弧菌 *Vibrio cholerae*	氟喹诺酮类、多西环素	阿奇霉素、红霉素	霍乱
创伤弧菌 *Vibrio vulnificus*	成人：（多西环素、米诺环素）+（头孢曲松钠、头孢他啶） 儿童：多西环素	左氧氟沙星、环丙沙星	可致腹泻、伤口感染、脓毒症等

（续表）

菌种	首选治疗	备选治疗	备注
鼠疫耶尔森菌 *Yersinia pestis*	链霉素、庆大霉素（见“2-7 法定传染病抗微生物药物治疗”）	多西环素、环丙沙星、左氧氟沙星、莫西沙星	推荐氯霉素用于鼠疫（脑膜炎型）的治疗 预防性用药可选用四环素、多西环素、环丙沙星、左氧氟沙星等
小肠结肠炎耶尔森菌 *Yersinia enterocolitica*	环丙沙星（成人）、磺胺甲噁唑 / 甲氧苄啶（儿童）	多西环素	肠炎治疗方案（多数小肠结肠炎耶尔森菌胃肠炎不需要抗菌药物治疗）。环丙沙星有耐药株；对青霉素、氨苄西林、红霉素耐药
	头孢曲松钠	环丙沙星（成人）	菌血症
弗劳地柠檬酸杆菌 *Citrobacter freundii* 异形柠檬酸杆菌 *Citrobacter diversus*	厄他培南	严重感染：亚胺培南 / 西司他丁、美罗培南 轻症感染：环丙沙星、庆大霉素	天然耐氨苄西林、头孢西丁、阿莫西林 / 克拉维酸等
产气肠杆菌 *Enterobacter aerogenes* 阴沟肠杆菌 *Enterobacter cloacae*	厄他培南、头孢吡肟	环丙沙星、哌拉西林 / 他唑巴坦、美罗培南、亚胺培南 / 西司他丁、磺胺甲噁唑 / 甲氧苄啶（尿路感染）	
黏质沙雷菌 *Serratia marcescens*	如体外敏感：氟喹诺酮类、哌拉西林 / 他唑巴坦、庆大霉素	产 ESBLs 菌株：亚胺培南 / 西司他丁、美罗培南、厄他培南	尽可能避免使用广谱头孢菌素，天然耐多黏菌素、氨苄西林、阿莫西林 / 克拉维酸、头孢唑林钠、头孢西丁等
蜂房哈夫尼亚菌 *Hafnia alvei*	头孢吡肟、厄他培南	环丙沙星、哌拉西林 / 他唑巴坦、美罗培南、亚胺培南 / 西司他丁	

肠杆菌目 Enterobacterales（埃希菌属 *Escherichia* spp.、克雷伯菌属 *Klebsiella* spp.、肠杆菌属 *Enterobacter* spp.、变形杆菌属 *Proteus* spp.、普鲁威登菌属 *Providencia* spp.、摩氏摩根菌 *Morganella morganii*），临床表现、耐药程度和耐药机制不同，推荐的药物不同

（续表）

菌种	首选治疗	备选治疗	备注
产 ESBLs 肠杆菌目细菌 ESBLs Producing Enterobacterales	严重感染：厄他培南、亚胺培南 / 西司他丁、美罗培南 轻、中度感染：哌拉西林 / 他唑巴坦、哌拉西林 / 舒巴坦、头孢哌酮 / 舒巴坦		头霉素类、氧头孢烯类对产 ESBLs 菌有一定抗菌作用，可用于产 ESBLs 敏感菌株所致的轻、中度感染患者的治疗，但临床使用不多
产 AmpC 酶肠杆菌目细菌 AmpC β-Lactamases Producing Enterobacterales	厄他培南、亚胺培南 / 西司他丁、美罗培南	头孢吡肟、环丙沙星、左氧氟沙星、阿米卡星	
产碳青霉烯酶肠杆菌目细菌 Carbapenemase producing Enterobacterales	产 KPC 型碳青霉烯酶（丝氨酸碳青霉烯酶）：首选头孢他啶 / 阿维巴坦；备选黏菌素甲磺酸盐、硫酸多黏菌素 B、替加环素、碳青霉烯类、氨基糖苷类、磷霉素等联合用药 产金属碳青霉烯酶：首选头孢他啶 / 阿维巴坦 + 氨曲南，备选美罗培南 + 多黏菌素类（治疗尿路感染使用黏菌素甲磺酸盐）		大多数情况下需要联合治疗；可选择相对敏感或 MIC 较低的低耐药的药物联合用药 此类菌可能对所有青霉素类、头孢菌素类、碳青霉烯类、氟喹诺酮类、氨基糖苷类耐药 肺炎克雷伯菌对多黏菌素类、替加环素已有耐药菌株 肺部感染时可以考虑同时使用多黏菌素静脉滴注和吸入治疗
耐多黏菌素肠杆菌目细菌 Polymyxin-resistant Enterobacteralesalesales，包括产 MCR-1 酶的细菌	缺乏临床系统研究，根据体外药物敏感试验结果选择治疗药物，如碳青霉烯类、喹诺酮类、头孢菌素等		这类细菌耐药机制独特，与其他药物无交叉耐药，有限临床研究并没发现这类细菌感染会增加患者病死率
嗜水气单胞菌 *Aeromonas hydrophila*	左氧氟沙星、环丙沙星	磺胺甲噁唑 / 甲氧苄啶、亚胺培南 / 西司他丁、美罗培南	阿米卡星、头孢噻肟钠、头孢他啶、头孢吡肟也可备用

（续表）

菌种	首选治疗	备选治疗	备注
铜绿假单胞菌 *Pseudomonas aeruginosa*	哌拉西林 / 他唑巴坦、头孢哌酮 / 舒巴坦、头孢他啶、亚胺培南 / 西司他丁、美罗培南、环丙沙星、左氧氟沙星、氨曲南	对泛耐药的菌株，可选多黏菌素 E 甲磺酸盐（硫酸多黏菌素 B）、抗铜绿假单胞 β - 内酰胺类、环丙沙星等联合用药	β - 内酰胺类抗生素治疗期间可能出现耐药 联合用药治疗，但联合治疗的价值有争议 尿路感染时，单一药物通常有效 肺部感染时可以考虑多黏菌素 E 甲磺酸盐静脉滴注和吸入治疗
嗜麦芽窄食单胞菌 *Stenotrophomonas maltophilia*	磺胺甲噁唑 / 甲氧苄啶	米诺环素	左氧氟沙星、环丙沙星、替卡西林 / 克拉维酸（若体外敏感）备用
碳青霉烯类敏感的鲍曼不动杆菌 Carbapenem-susceptible *Acinetobacter baumannii*	亚胺培南 / 西司他丁、美罗培南	头孢哌酮 / 舒巴坦、氨苄西林 / 舒巴坦	米诺环素、多西环素
碳青霉烯类耐药的鲍曼不动杆菌 Carbapenem-resistant *Acinetobacter baumannii*	多黏菌素 E 甲磺酸钠、硫酸多黏菌素 B、替加环素、头孢哌酮 / 舒巴坦、碳青霉烯类等药物联合用药		替加环素体外有抗菌活性，MIC_{90} 2μg/ml；在 19 例应用头孢哌酮 / 舒巴坦联合米诺环素治疗的病例中，临床总有效率 68.4%，细菌清除率 42.1% 尿路感染时，优先选择多黏菌素 E 甲磺酸钠治疗 呼吸道分泌物分离株多为定植菌
木糖氧化无色杆菌 *Achromobacter xylosoxidans*	亚胺培南 / 西司他丁、美罗培南	磺胺甲噁唑 / 甲氧苄啶，有些菌株对头孢他啶、头孢吡肟、环丙沙星敏感	对氨基糖苷类耐药，对大部分头孢菌素类及氟喹诺酮类耐药
脑膜败血伊丽莎白菌 *Elizabethkingia meningoseptica*	哌拉西林 / 他唑巴坦、环丙沙星、磺胺甲噁唑 / 甲氧苄啶	左氧氟沙星、利福平、利奈唑胺、米诺环素	对青霉素、头孢菌素、碳青霉烯类、氨基糖苷类、多黏菌素耐药 使用万古霉素治疗效果存在争议，须慎用

（续表）

菌种	首选治疗	备选治疗	备注
啮蚀艾肯菌 *Eikenella corrodens*	阿莫西林 / 克拉维酸、头孢曲松钠	环丙沙星、左氧氟沙星、磺胺甲噁唑 / 甲氧苄啶、氨苄西林 / 舒巴坦	
类鼻疽伯克霍尔德菌 *Burkholderia pseudomallei*	头孢他啶、美罗培南、亚胺培南 / 西司他丁静脉治疗 10~14 天，随后口服磺胺甲噁唑 / 甲氧苄啶 3~6 个月		对多种抗生素天然耐药，如青霉素，一、二代头孢菌素，大环内酯类，多黏菌素类或氨基糖苷类
洋葱伯克霍尔德菌 *Burkholderia cepacia*	磺胺甲噁唑 / 甲氧苄啶、美罗培南、环丙沙星、左氧氟沙星	米诺环素、氯霉素、头孢他啶	某些多重耐药菌株可能需要联合治疗
军团菌属 *Legionella* spp.	左氧氟沙星、莫西沙星	阿奇霉素	多西环素治疗有效
嗜沫嗜血杆菌 *Hemophilus aphrophilus*	（青霉素、氨苄西林）± 庆大霉素；或氨苄西林 / 舒巴坦 ± 庆大霉素	（头孢曲松钠 + 庆大霉素）、环丙沙星、左氧氟沙星	对万古霉素、克林霉素、甲氧西林耐药
杜克雷嗜血杆菌 *Hemophilus ducreyi*	阿奇霉素、头孢曲松钠	红霉素、环丙沙星	多数菌株对四环素、阿莫西林、磺胺甲噁唑 / 甲氧苄啶耐药
流感嗜血杆菌 *Hemophilus influenzae*	轻中度感染选择阿莫西林 / 克拉维酸、氨苄西林 / 舒巴坦、口服二、三代头孢菌素；重症感染选择头孢噻肟钠、头孢曲松钠	氟喹诺酮类，如 β - 内酰胺酶阴性可选择氨苄西林	阿奇霉素体外敏感，也可备选
卡他莫拉菌 *Moraxella catarrhalis*	阿莫西林 / 克拉维酸、头孢呋辛（酯）、头孢丙烯、头孢克洛、磺胺甲噁唑 / 甲氧苄啶	阿奇霉素、红霉素、头孢曲松钠	环丙沙星、左氧氟沙星、莫西沙星、多西环素也可备选

（续表）

菌种	首选治疗	备选治疗	备注
犬咬二氧化碳嗜纤维菌 *Capnocytophaga canimorsus*	犬咬后无脾患者预防用药：阿莫西林 / 克拉维酸、克林霉素 感染治疗：哌拉西林 / 他唑巴坦、亚胺培南 / 西司他丁、美罗培南；也可选用头孢曲松钠、克林霉素		多数菌株对氨基糖苷类、磺胺甲噁唑 / 甲氧苄啶、多黏菌素类和甲硝唑表现出耐药性
布鲁氏菌属 *Brucella* spp.	多西环素 + 庆大霉素	多西环素 + 利福平、磺胺甲噁唑 / 甲氧苄啶 + 庆大霉素或利福平	氟喹诺酮类 + 利福平、米诺环素 + 利福平、四环素 + 阿米卡星可备选
多杀巴斯德菌 *Pasteurella multocida*	青霉素、氨苄西林、阿莫西林、头孢呋辛（酯）、头孢泊肟	多西环素、左氧氟沙星、莫西沙星、磺胺甲噁唑 / 甲氧苄啶	对头孢氨苄、苯唑西林、克林霉素、红霉素、万古霉素耐药
类志贺邻单胞菌 *Plesiomonas shigelloides*	环丙沙星	阿莫西林 / 克拉维酸、头孢曲松钠、磺胺甲噁唑 / 甲氧苄啶	氯霉素有效，对氨苄西林、四环素、氨基糖苷类耐药
胎儿弯曲菌 *Campylobacter fetus*	亚胺培南 / 西司他丁、美罗培南	厄他培南、庆大霉素、氨苄西林	氯霉素有效
空肠弯曲菌 *Campylobacter jejuni*	阿奇霉素	红霉素、环丙沙星	对磺胺甲噁唑 / 甲氧苄啶、青霉素和头孢菌素类耐药，但亚胺培南具备较好的抗弯曲菌活性
幽门螺杆菌 *Helicobacter pylori*	见“1-5 腹腔与消化道感染抗菌药物经验治疗”		
炭疽芽孢杆菌 *Bacillus anthracis*	环丙沙星、左氧氟沙星	四环素、多西环素、青霉素	对头孢菌素类药物敏感性低（见“2-7 法定传染病抗微生物药物治疗”）
单核细胞增生李斯特菌 *Listeria monocytogenes*	氨苄西林 + 庆大霉素（协同作用）	磺胺甲噁唑 / 甲氧苄啶	红霉素、阿奇霉素、莫西沙星可选。在其他治疗方案不可用时，可选择美罗培南或万古霉素，但也有失败的报道

（续表）

菌种	首选治疗	备选治疗	备注
猪红斑丹毒丝菌 *Erysipelothrix rhusiopathiae*	青霉素、氨苄西林	阿莫西林、注射用第三代头孢菌素、氟喹诺酮类	体外药物敏感试验提示对亚胺培南敏感，对万古霉素天然耐药，通常也对氨基糖苷类和磺胺类耐药
土拉热弗朗西丝菌 *Francisella tularensis*	链霉素、庆大霉素、妥布霉素	环丙沙星、多西环素、四环素	兔热病治疗
	多西环素	环丙沙星	暴露后须预防
阴道加德纳菌 *Gardnerella vaginalis*	甲硝唑、替硝唑	克林霉素	
白喉棒状杆菌 *Corynebacterium diphtheriae*	红霉素 + 抗毒素	青霉素 + 抗毒素	利福平、克林霉素有效
百日咳鲍特菌 *Bordetella pertussis*	阿奇霉素、克拉霉素	红霉素、磺胺甲噁唑 / 甲氧苄啶	
JK 棒状杆菌 *Corynebacterium jeikeium*	万古霉素、去甲万古霉素、替考拉宁	达托霉素	对利奈唑胺敏感
溶血隐秘杆菌 *Arcanobacterium haemolyticum*	阿奇霉素	青霉素、头孢曲松钠，万古霉素	对多数抗菌药物敏感，但对磺胺甲噁唑 / 甲氧苄啶耐药
纹带棒状杆菌 *Corynebacterium striatum*	体外药物敏感试验显示一般对万古霉素、利奈唑胺、替考拉宁较敏感		对氟喹诺酮类、大多数 β- 内酰胺类、氨基糖苷类、大环内酯类、林可酰胺类药物耐药
消化链球菌 *Peptostreptococcus*	青霉素、氨苄西林、阿莫西林、阿莫西林 / 克拉维酸、氨苄西林 / 舒巴坦、克林霉素		
脆弱拟杆菌 *Bacteroides fragilis*	甲硝唑、奥硝唑、阿莫西林 / 克拉维酸、哌拉西林 / 他唑巴坦、氨苄西林 / 舒巴坦、替卡西林 / 克拉维酸	左奥硝唑、克林霉素、厄他培南、莫西沙星	严重感染：亚胺培南 / 西司他丁、美罗培南

（续表）

菌种	首选治疗	备选治疗	备注
普雷沃菌属 *Prevotella* spp.	体外药物敏感试验显示大多数菌株对甲硝唑、氨苄西林 / 舒巴坦、哌拉西林 / 他唑巴坦、头孢西丁、碳青霉烯类、替加环素敏感性较高		对氨苄西林、克林霉素、四环素耐药率偏高
艰难梭菌 *Clostridium difficile*	甲硝唑（口服）	万古霉素（口服）、去甲万古霉素（口服）	杆菌肽（口服）
产气荚膜梭菌 *Clostridium perfringens*	青霉素 ± 克林霉素	多西环素	红霉素、氯霉素、头孢唑林钠、头孢西丁、哌拉西林 / 他唑巴坦、碳青霉烯类也有效
破伤风梭菌 *Clostridium tetani*	甲硝唑、青霉素	多西环素	其他抗菌药物疗效不明确

参考文献

［1］全国细菌耐药监测网 . 全国细菌耐药监测网 2014—2019 年细菌耐药性监测报告［J］. 中国感染控制杂志，2021，20（1）：15-31.

［2］全国细菌耐药监测网 . 全国细菌耐药监测网 2014—2019 年支气管肺泡灌洗液细菌耐药监测报告［J］. 中国感染控制杂志，2021，20（1）：61-69.

［3］JORGENSEN J H，PFALLER M A. 临床微生物学手册［M］. 王辉，马筱玲，钱渊，等译 .11 版 . 北京：中华医学电子音像出版社，2017.

［4］GILBERT D N，CHAMBERS H F，SAAG M S，et al. The Sanford guide to antimicrobial therapy［M］. 50th ed. Sperryville：Antimicrobial Therapy，Inc，2020.

［5］《抗菌药物临床应用指导原则》修订工作组 . 抗菌药物临床应用指导原则［M］. 2015 年版 . 北京：人民卫生出版社，2015.

［6］《临床路径治疗药物释义》专家组 . 临床路径治疗药物释义之感染性疾病分册［M］. 北京：中国协和医科大学出版社，2019.

［7］国家卫生计生委合理用药专家委员会 . 耐药革兰氏阴性菌感染诊疗手册［M］. 北京：人民卫生出版社，2015.

［8］王爱霞．感染内科临床病例分析［M］．北京：中国协和医科大学出版社，2011.
［9］Clinical and Laboratory Standards Institute. Performance standards for antimicrobial susceptibility testing. M100-S30［M］.Wayne，PA：Clinical and Laboratory Standards Institute，2020.
［10］国家卫生健康委员会．鼠疫治疗方［EB/OL］.［2022-03-20］.http：//www.nhc.gov.cn/yjb/s3581/201102/ebf3c16d79b545148ba7ff02ea2e0cb4.shtml.
［11］俞云松．我国革兰氏阴性菌耐药态势及其机制［J］．中国结核和呼吸杂志，2017，40（8）：573-577.
［12］Chinese XDR Consensus Working Group. A Chinese strategy to beat XDR Gram-negative bacilli［J］. Clin Microbiol Infec，2016，22（Suppl 1）：s15-s25.
［13］LORBER B. Listeria monocytogenes［M］// Mandell G L，Bennett J E，Dolin R（Eds）. Principles and Practice of Infectious Diseases.7th ed. Philadelphia：Churchill Livingstone，2010：2707.
［14］中国医药教育协会感染疾病专业委员会，中华医学会呼吸病学分会，中华医学会重症医学分会，等．中国多黏菌素类抗菌药物临床合理应用多学科专家共识［J］．中华结核和呼吸杂志，2021，44（4）：292-310.
［15］Jean S S，Hsieh T C，Ning Y Z，et al. Role of vancomycin in the treatment of bacteraemia and meningitis caused by *Elizabethkingia meningoseptica*［J］. Int J Antimicrob Ag，2017，50（4）：507-511.
［16］ZHOU M，CHENG J，LIU Y，et al. In vitro activities of ceftaroline/avibactam，ceftazidime/avibactam，and other comparators against pathogens from various complicated infections in China［J］. Clin Infect Dis，2018，67（suppl_2）：s206-s216.
［17］MCMULLEN A R，ANDERSON N，WALLACE M A，et al. When good bugs go bad：epidemiology and antimicrobial resistance profiles of corynebacterium striatum，an emerging multidrug-resistant，opportunistic pathogen［J］. Antimicrob Agents Chemother，2017，61（11）：e01111-e01117.
［18］MADER N，LÜHRS F，LANGENBECK M，et al. *Capnocytophaga canimorsus* - a potent pathogen in immunocompetent humans - systematic review and retrospective observational study of case reports［J］. Infect Dis（Lond），2020，52（2）：65-74.
［19］BUTLER T. Capnocytophaga canimorsus：an emerging cause of sepsis，meningitis，and post-splenectomy infection after dog bites［J］. Eur J Clin

Microbiol Infect Dis，2015，34（7）：1271-1280.
[20] HEMARAJATA P，BAGHDADI J D，HOFFMAN R，et al. Burkholderia pseudomallei：Challenges for the Clinical Microbiology Laboratory [J]. J Clin Microbiol，2016，54（12）：2866-2873.
[21] BROOK I，WEXLER H M，GOLDSTEIN E J C. Antianaerobic antimicrobials：spectrum and susceptibility testing [J]. Clin Microbiol Rev，2013，26（3）：526-546.
[22] LEGARIA M C，NASTRO M，CAMPORRO J，et al. Peptostreptococcus anaerobius：pathogenicity，identification，and antimicrobial susceptibility. Review of monobacterial infections and addition of a case of urinary tract infection directly identified from a urine sample by MALDI-TOF MS [J]. Anaerobe，2021，72：102461.

2-2 真菌感染目标治疗

病原体		首选治疗	备选治疗	备注
念珠菌感染： 念珠菌是常见条件致病菌，主要菌种包括白念珠菌（*Candida albicans*）、近平滑念珠菌（*Candida parapsilosis*）和热带念珠菌（*Candida tropicalis*），通常对氟康唑敏感；克柔念珠菌（*Candida krusei*）对氟康唑天然耐药；光滑念珠菌（*Candida glabrata*）对氟康唑为剂量依赖性敏感，通常需要增加剂量；葡萄牙念珠菌（*Candida lusitaniae*）通常对两性霉素 B 耐药；近年报道，耳念珠菌（*Candida auris*）广泛耐药，并呈现医院感染暴发，但国内分离株敏感性尚好。凡临床怀疑耳念珠菌感染时（高龄、免疫受损、糖尿病、侵袭性操作或留置装置、抗细菌 / 真菌药物应用、医院感染流行趋向等）应当与实验室沟通，进行菌种鉴定和药物敏感性试验；治疗应参考药物敏感性试验，目前仍以棘白菌素类药物为主，替代 / 联合用药为多烯类和三唑类，局部感染可用制霉菌素；明确耳念珠菌定植或感染时，应对患者进行标准接触隔离措施和切实执行各种防控措施				
念珠菌血流感染	非中性粒细胞减少患者	1. 棘白菌素类：卡泊芬净（首剂 70mg，维持剂量 50mg/d i.v. q.d.）；米卡芬净（100mg/d i.v. q.d.）；用于初始治疗 2. 非重症和无氟康唑暴露史以及其他耐药危险因素患者可选择氟康唑（首剂 800mg，维持 400mg/d i.v. 或 p.o. q.d.） 3. 唑类药物敏感的光滑念珠菌感染应采用更高剂量氟康唑（800mg/d），或伏立康唑 200~300mg/d i.v. 或 p.o. q.d.	对首选药物不能耐受或耐药患者选用： 1. 两性霉素 B 脂质体［3~5mg/（kg · d）i.v. q.d.］ 2. 氟康唑耐药可选伏立康唑	1. 应每天或隔天进行血培养。所有血流感染和其他临床相关的念珠菌分离株均应做唑类药物敏感性试验。先期接受过棘白菌素类治疗 >4 周和光滑念珠菌或近平滑念珠菌感染应考虑作棘白菌素类药物敏感性试验 2. 尽可能拔除所有血管内导管，在新的穿刺部位更换导管（不经导丝更换） 3. 对氟康唑敏感菌株感染患者在初始静脉给药者 5~7 天，病情改善或血培养转阴后，改为氟康唑口服治疗 4. 肝功能重度受损者卡泊芬净减量至 35mg i.v. q.d.；米卡芬净无须调整剂量 5. 除口服序贯治疗克柔念珠菌或敏感的光滑念珠菌感染外，伏立康唑并不优于氟康唑（药物相互作用更多） 6. 推荐疗程：没有播散性并发症患者发热缓解且最后 1 次血培养阴性后持续用药 2 周 7. 眼部受累时全身用药可延长至 4~6 周（治疗第 1 周行眼底镜检查以除外眼内炎等眼部受累）

（续表）

病原体		首选治疗	备选治疗	备注
念珠菌血流感染	中性粒细胞减少患者	1. 棘白菌素类（剂量同上） 2. 伏立康唑第 1 天 400mg b.i.d.，继以 200mg i.v. b.i.d.，用于需要同时覆盖曲霉菌感染者 3. 克柔念珠菌选择棘白菌素、两性霉素 B 脂质体或伏立康唑	同上	1. 血培养和药物敏感试验同上要求 2. 粒细胞减少患者念珠菌感染并非主要源于中心静脉导管（如消化道），是否拔除导管应个体化处理 3. 静脉给药治疗病情已稳定或血培养转阴，且分离株对氟康唑、伏立康唑敏感，可转换为口服治疗 4. 粒细胞减少患者在粒细胞恢复前脉络膜和玻璃体感染少见，扩瞳眼底检查可在粒细胞恢复 1 周内进行 5. 预计粒细胞减少持续患者应用粒细胞集落细胞刺激因子（G-CSF）
念珠菌食管炎		1. 氟康唑 200~400mg p.o. q.d. 2. 口服给药困难者氟康唑 400mg i.v. q.d.，或棘白菌素类（米卡芬净 150mg i.v. q.d.；卡泊芬净首剂 70mg，维持剂量 50mg/d i.v. q.d.，至患者可以口服药物，改为氟康唑口服）	1. 氟康唑难治性患者选择伊曲康唑 200mg/d p.o./i.v. q.d.，伏立康唑 200mg p.o. b.i.d.，或泊沙康唑混悬液 400mg p.o. b.i.d. 2. 氟康唑难治性患者备选治疗两性霉素 B 0.3~0.7mg/kg i.v. q.d.	1. 主要见于 HIV 阳性患者，常规疗程 2~3 周，同时推荐抗 HIV 治疗，以减少复发 2. 对于复发病例，推荐长期治疗，氟康唑 100~200mg p.o. 3 次 / 周
外阴阴道炎	非复杂性	局部用药：唑类（克霉唑阴道片 100mg q.n. 7 天；或 200mg q.n. 3 天，或 500mg q.n. 1 天；咪康唑阴道栓 100mg q.n. 7 天，或 400mg q.n. 3 天，或 1 200mg q.n. 1 天；特康唑阴道片 80mg 3 天）	1. 氟康唑 150mg p.o.，1 剂 2. 光滑念珠菌：硼酸 600mg 置于胶囊内经阴道局部用药，q.n. 14 天；或制霉菌素阴道栓剂 10 万 U 局部给药，1 剂；或 17% 氟胞嘧啶软膏阴道局部用药，单用，或联合 3% 两性霉素 B 软膏阴道局部用药	1. 各种局部用抗真菌药物疗效相近；口服和阴道内给药同样有效；口服药物可减少复发 2. 全身治疗往往不能立即缓解症状，尤其在治疗的前 48 小时，需局部辅助治疗 3. 采用抑制性抗真菌维持疗法可有效控制临床症状的发作，但停止治疗后有 30%~40% 的患者可复发。要考虑宿主和病原体两方面的原因。宿主方面要考虑是否有阴道局部的菌群失调，

（续表）

病原体		首选治疗	备选治疗	备注
外阴阴道炎			3. 复发性病例：先局部或口服吡咯类（如克霉唑、咪康唑和益康唑）治疗 10~14 天，继以氟康唑 150mg p.o. q.w.，6 个月	或菌体致敏，或有其他未能纠正的易感因素如糖尿病、长期口服广谱抗生素或长效避孕药，甚或要考虑性伴侣因素；病原体方面首先要排查是否是白念珠菌的耐药株或不敏感株，或者是对氟康唑天然不敏感的克柔念珠菌或光滑念珠菌。对于这些菌株引起的感染，建议使用伊曲康唑（如有条件应先做药物敏感试验，以排除交叉耐药） 4. 参见“1-6 妇产科感染抗菌药物经验治疗”
	严重病例	全身用药：氟康唑 150mg p.o. q.72h.，共 2~3 剂		
泌尿系统感染	无症状念珠菌尿	如可能，拔除尿管；除播散性感染高危患者或拟行泌尿科操作外，无须治疗		1. 高危患者包括新生儿和中性粒细胞缺乏患者；这些患者应当按照血流感染进行治疗 2. 拟行泌尿科操作者可在操作前后数天使用氟康唑 400mg p.o. q.d. 或两性霉素 B 0.3~0.6mg/kg i.v. q.d.（用于氟康唑耐药者）
	有症状念珠菌膀胱炎	1. 氟康唑敏感菌株：氟康唑 200mg i.v./p.o. q.d.，14 天 2. 氟康唑耐药光滑念珠菌：两性霉素 B 0.3~0.6mg/kg i.v. q.d. 1~7 天，或氟胞嘧啶 25mg/kg p.o. q.i.d.，7~10 天 3. 克柔念珠菌：两性霉素 B 0.3~0.6mg/kg i.v. q.d.，1~7 天	对于氟康唑耐药光滑念珠菌膀胱炎或克柔念珠菌膀胱炎，以两性霉素 B 去氧胆酸盐（无菌注射用水配制浓度 50mg/L 溶液）膀胱冲洗治疗 5 天可能有效	1. 如可能，拔除尿管 2. 棘白菌素的尿液浓度较低，不推荐使用 3. 免疫抑制患者持续念珠菌尿需要肾脏超声或 CT 检查以排除真菌球；若证实存在真菌球，强烈建议手术干预，同时全身应用抗真菌治疗；如有肾盂造瘘管，推荐两性霉素 B 去氧胆酸盐 25~50mg 溶于 200~500ml 无菌注射用水经造瘘管冲洗
	念珠菌上行引起的肾盂肾炎	同上。 氟康唑可提高至 400mg i.v./p.o. q.d.，14 天；对于耐药光滑念珠菌，两性霉素 B 可与氟胞嘧啶联用，2 周		应解决尿路梗阻因素；对于留置肾盂造瘘管或输尿管支架的患者，若条件允许，应考虑拔除或更换

（续表）

病原体	首选治疗	备选治疗	备注
眼内炎	不伴玻璃体炎的脉络膜视网膜炎： 1. 氟康唑、伏立康唑敏感菌株：氟康唑首剂 800mg，继以 400~800mg p.o./i.v. q.d.；或伏立康唑首剂 400mg b.i.d.，继以 300mg p.o./i.v. b.i.d. 2. 氟康唑、伏立康唑耐药菌株：两性霉素 B 脂质体 3~5mg/kg i.v. q.d. 单用，或联合氟胞嘧啶 25mg/kg p.o. q.i.d. 3. 如果侵及黄斑则在上述治疗基础上，再加玻璃体内注射两性霉素 B 去氧胆酸盐（5~10μg 溶于 0.1ml 无菌注射用水），或伏立康唑（100μg 溶于 0.1ml 无菌注射用水），疗程至少 4~6 周 伴玻璃体炎的脉络膜视网膜炎： 1. 同上述氟康唑、伏立康唑全身用药 + 两性霉素 B 去氧胆酸盐或伏立康唑玻璃体内注射。疗程至少 4~6 周 2. 若形成真菌脓肿应考虑玻璃体切除		念珠菌血症患者中约 15% 可合并眼部受累，所有念珠菌血症患者均须眼科会诊检查视网膜。粒细胞缺乏患者还应在粒细胞计数恢复后再行视网膜检查。由眼科和感染科医师共同制订抗真菌药物治疗和外科干预决策
心内膜炎	1. 卡泊芬净 150mg，或米卡芬净 300mg i.v. q.d. 2. 经上述初始治疗临床病情稳定和血念珠菌培养已转阴者可转换为口服治疗：氟康唑敏感菌株改用氟康唑 400~800mg p.o. q.d.；氟康唑耐药而伏立康唑敏感则改用伏立康唑 200~300mg p.o. b.i.d.	两性霉素 B 去氧胆酸盐 0.6~1mg/kg i.v. q.d. ± 氟胞嘧啶 25mg/kg p.o. q.i.d.	1. 推荐瓣膜置换术。术后继续药物治疗至少 6 周，若有瓣膜周围脓肿或其他并发症疗程应更长。不能行瓣膜置换术患者，如果分离株对氟康唑敏感，应长期口服氟康唑 400~800mg p.o. q.d. 2. 人工瓣膜心内膜炎药物治疗同自身瓣膜心内膜炎，可长期口服氟康唑预防复发

（续表）

病原体	首选治疗	备选治疗	备注
心脏植入装置念珠菌感染	1. 移除植入装置（起搏器、植入式心脏除颤仪） 2. 药物治疗同自身瓣膜念珠菌心内膜炎 3. 局限于器囊袋的感染在移除装置后抗真菌治疗至少 6 周 4. 侵及导线的感染在移除导线后继续抗真菌治疗至少 6 周 5. 对于心室辅助装置无法移除者抗真菌治疗同自身瓣膜心内膜炎，只要装置未移除，如果氟康唑敏感，则长期服用氟康唑		
腹腔念珠菌感染	1. 抗真菌治疗同念珠菌血流感染 2. 疗程取决于临床疗效和感染源控制状况，通常目标治疗疗程至少 10~14 天，经验性治疗的初步疗效判定也需要用药后至少 3~5 天		1. 腹膜炎或腹腔脓肿具有念珠菌感染高危因素（如腹部手术、吻合口瘘、急性坏死性胰腺炎、多部位念珠菌定植等）而充分抗细菌治疗效果不佳应及时采样送检，并及早经验性抗念珠菌治疗 2. 控制感染源，处理局部病灶（引流 / 清创）
中枢神经系统念珠菌感染	1. 两性霉素 B 去氧胆酸盐［0.5~0.7mg/（kg · d）］或两性霉素 B 脂质体 3~5mg/（kg · d）单用（i.v.）；或联合氟胞嘧啶（p.o.）治疗。病情改善后，可转换为氟康唑每天 400~800mg 单药（p.o./i.v.），或联合氟胞嘧啶维持治疗 2. 光滑念珠菌或克柔念珠菌所致中枢神经系统感染，初始治疗应用两性霉素 B 联合氟胞嘧啶，病情稳定后改用伏立康唑维持治疗	氟康唑每天 400~800mg（6~12mg/kg）单用或联合氟胞嘧啶作为次选方案，适用于两性霉素 B 不能耐受，或病情相对较轻的患者	1. 疗程用至症状、体征消失，脑脊液常规、生物化学指标恢复正常，以及颅脑炎性病灶均消失 2. 尽可能移除中枢神经系统装置。实在无法移除者可以经装置脑室内注射两性霉素 B（0.01~0.5mg 溶于 5% 葡萄糖注射液 2ml 中 q.d.） 3. 除积极抗真菌治疗外，部分患者还须外科手术治疗，其指征包括：①诊断不明患者，须做脑实质或脑膜活组织检查；②急性或慢性颅内压升高者，须行脑室引流（或分流）术；③脑脓肿或肉芽肿者也可考虑手术切除

（续表）

病原体	首选治疗	备选治疗	备注
呼吸系统念珠菌感染	1. 念珠菌性气管 - 支气管炎（支气管镜检查显示气道黏膜白斑、充血、水肿，严重者糜烂、溃疡、出血，组织病理学证实念珠菌黏膜炎）建议抗真菌药物治疗（氟康唑，耐药菌株应用棘白菌素 / 两性霉素 B） 2. 念珠菌性肺炎：原发性很少见，诊断需要组织病理学证据，治疗同上；继发（血源）性常见（占念珠菌血症的 40%~80%），治疗参见念珠菌血症		1. 念珠菌是人体正常菌群，下呼吸道标本直接镜检和分离培养出的念珠菌难以区分定植与感染，临床意义不大 2. 呼吸系统念珠菌感染十分罕见，需要严格控制用药指征，避免过度使用抗真菌药物 3. 重症和机械通气患者呼吸道念珠菌定植会增加医院获得性细菌性肺炎的发生率，延长 ICU 住院时间，显著增加耐药细菌感染发生率和铜绿假单胞菌、鲍曼不动杆菌所致呼吸机相关性肺炎的发生风险。有研究显示，抗真菌治疗可以减少铜绿假单胞菌相关 VAP 的发生或气道定植，缩短抗菌治疗疗程，但尚缺少高级别循证医学证据
皮肤念珠菌感染	1. 局部用药为主：克霉唑、咪康唑、酮康唑、制霉菌素软膏，t.i.d. 至 q.i.d. 7~14 天 2. 难治性患者：伊曲康唑 200~400mg p.o. q.d.		根据治疗反应决定疗程；尽量消除各种诱发因素；皮皱部位保持清洁干燥
曲霉菌（*Aspergillus* spp.）感染 烟曲霉（*Aspergillus fumigatus*）最常见，黄曲霉（*Aspergillus flavus*）和其他曲霉也可以见到			
变应性支气管肺曲霉病（APBA）	APBA 相关的哮喘加重用糖皮质激素和支气管舒张剂治疗。可联合伊曲康唑 200mg p.o. b.i.d.，治疗 16 周或更长；亦可使用伏立康唑		伊曲康唑能减少需要激素治疗的急性加重，改善免疫学指标、肺功能和运动耐量
过敏性曲霉性鼻窦炎	全身用糖皮质激素加外科清创术。治疗无效或复发时可试用伊曲康唑 200mg p.o. b.i.d.，12 个月		

（续表）

病原体	首选治疗	备选治疗	备注
慢性肺曲霉病，包括：单发/单纯性曲霉球、慢性空洞性肺曲霉病、慢性致纤维性肺曲霉病、亚急性（半）侵袭性肺曲霉病/慢性坏死性肺曲霉病和曲霉结节	1. 口服唑类药物治疗：伊曲康唑 200mg b.i.d.，按治疗药物监测调整；伏立康唑 150~200mg b.i.d.，按治疗药物监测调整；泊沙康唑（混悬液）200mg t.i.d./（肠溶片）300mg p.o. b.i.d.，1 天，之后 300mg p.o. q.d. 2. 静脉药物治疗：适用于疾病进展和唑类药物不能耐受或耐药患者，亦可作为口服治疗的诱导期给药。药物包括：米卡芬净、卡泊芬净、两性霉素 B 去氧胆酸盐、两性霉素 B 脂质体、伏立康唑、泊沙康唑 3. 疗程：慢性空洞性肺曲霉病初始治疗最低疗程 4~6 个月；替换治疗 9 个月；长期治疗取决于病情和药物耐受性。亚急性（半）侵袭性肺曲霉病疗程 6 个月。在免疫抑制患者可能需要更长疗程 4. 局限性空洞：系统性抗真菌药物治疗无效或因不良事件而无法应用、又无外科指征时，为控制反复咯血，应当考虑在无出血时于曲霉球空洞内注射抗真菌药物，可用两性霉素 B（糊剂或溶液）、唑类（咪康唑、伊曲康唑）、碘化钠和制霉菌素（与两性霉素 B 制成糊剂）		1. 单发/单纯性曲霉球：随访（建议每 3 个月进行 X 线复查，如无变化，则不需要治疗）；反复中至大咯血应手术治疗。 2. 慢性空洞性肺曲霉病：药物治疗无效（含唑类多重耐药）和/或致命性咯血建议肺叶或肺切除术，根据病情亦可行胸廓成形术时空洞造口 + 肌皮瓣转移术 3. 激素：某些基础疾病需要免疫抑制剂包括激素治疗，可在足够抗真菌药物治疗下谨慎使用泼尼松龙 5~30mg/d 或其他免疫抑制剂
侵袭性肺曲霉病或肺外曲霉病	伏立康唑：第 1 天 6mg/kg q.12h.，第 2 天起 4mg/kg i.v. q.12h.；或 200~300mg p.o. q.12h. 泊沙康唑：第 1 天 300mg i.v. b.i.d.，第 2 天起 300mg i.v. q.d.；或（肠溶片）第 1 天 300mg p.o. q.12h.，第 2 天起 300mg p.o. q.d.	初始治疗：两性霉素 B 脂质体（3~5mg/kg i.v. q.d.）或两性霉素 B 0.6~0.7mg/kg i.v. q.d.（从小剂量 0.02~0.1mg/kg 起逐日增量） 挽救治疗：两性霉素 B 脂质体 5mg/kg i.v. q.d.；卡泊芬净第 1 天 70mg，第 2 天起 50mg i.v.q.d.；米卡芬净 100~150mg i.v. q.d.；伊曲康唑 200mg i.v./p.o.（口服液）q.12h.	初始联合治疗不常规推荐；挽救治疗时个体患者可以考虑不同类型抗真菌药物联合。通常推荐侵袭性肺曲霉病的疗程最短为 6~12 周；免疫缺陷患者，应在免疫缺陷时期持续治疗直至病灶吸收

（续表）

病原体	首选治疗	备选治疗	备注
孢子丝菌 *Sporothrix* spp.			
皮肤 / 皮肤淋巴管	伊曲康唑口服液 200mg p.o. q.d.，至全部皮损消退后 2~4 周，通常需要 3~6 个月	初始治疗无效，增加伊曲康唑剂量 200mg p.o. b.i.d.；或特比萘芬 500mg p.o. b.i.d.	1. 妊娠或哺乳期患者当首选治疗或替代治疗，无反应时选用氟康唑 400~800mg/d p.o. 2. 局部高温治疗可能有效
骨关节	伊曲康唑口服液 200mg p.o. b.i.d.，12 个月	两性霉素 B 去氧胆酸盐 0.7~1mg/kg i.v. q.d.，或两性霉素 B 脂质体 3~5mg/kg i.v. q.d.，12 个月	1. 总疗程不短于 12 个月 2. 有条件时应监测伊曲康唑血药浓度
肺、脑膜炎或播散性	两性霉素 B 去氧胆酸盐 0.7~1mg/kg i.v. q.d.，或两性霉素 B 脂质体 3~5mg/kg i.v. q.d.，直至有效，然后伊曲康唑口服液 200mg p.o. b.i.d.，序贯治疗	1. 轻症患者：伊曲康唑口服液 200mg p.o. b.i.d.，12 个月 2. AIDS 或其他免疫受损患者：慢性维持治疗选用伊曲康唑口服液 200mg p.o. q.d.	
芽生菌 *Blastomycete* spp.			
皮肤、肺或肺外	两性霉素 B 去氧胆酸盐 0.7~1mg/kg i.v. q.d.，或两性霉素 B 脂质体 3~5mg/kg i.v. q.d.，1~2 周，然后伊曲康唑口服液 200mg p.o. b.i.d.，6~12 个月	1. 轻中度患者：伊曲康唑口服液 200mg p.o. b.i.d.，6~12 个月 2. 不能耐受伊曲康唑者可用氟康唑 400~800mg p.o. q.d.	1. 口服伊曲康唑 2 周后监测血药浓度以保证药物暴露，溶液剂型生物利用度优于片剂和胶囊 2. 氟康唑疗效不及伊曲康唑，伏立康唑和泊沙康唑体外有活性，临床疗效尚不清楚
中枢神经系统	两性霉素 B 脂质体 5mg/kg i.v. q.d.，4~6 周，然后氟康唑 800mg p.o. q.d.，序贯治疗	伊曲康唑胶囊 200mg，b.i.d.~t.i.d.；伏立康唑 200~400mg i.v./p.o. q.12h.	免疫抑制患者疗程至少 12 个月。尽管氟康唑和伏立康唑抗芽生菌活性稍逊于伊曲康唑，但中枢神经系统穿透力高，或可抵消其不足。已有研究提示，应用伏立康唑治疗预后更好

（续表）

病原体	首选治疗	备选治疗	备注
球孢子菌（粗球孢子菌）*Coccidioides* spp.（*Coccidioides immitis*）			
原发性肺球孢子菌病	多数不需要治疗。如果发热、体重减轻和 / 或乏力在数周不缓解则需要治疗		在流行区肺部感染很常见，症状类似流感，持续 1~2 周，可自愈
并发症或播散性感染风险高的原发肺部感染患者（免疫抑制、妊娠中晚期、糖尿病、补体结合抗体≥1∶16、肺部浸润、全身播散）	1. 轻至中度：伊曲康唑 200mg p.o./i.v. b.i.d.，或氟康唑 400mg p.o. q.d.，3~12 个月 2. 局部严重感染或播散性感染：两性霉素 B i.v.，临床情况稳定后改用伊曲康唑或伏立康唑口服，对于呼吸功能损伤患者，通常给予三唑类药物至少 12~24 周；可以考虑两性霉素 B+ 氟康唑联合治疗 3. 局限性病灶：手术。 4. HIV 阳性：氟康唑或伊曲康唑，终身治疗或直至 CD4>0.25×10^9/L，且感染已被控制		1. 据报道，难治性非脑膜炎患者泊沙康唑治疗成功率 73%，但不是一线治疗 2. 儿童患者补救治疗可用伏立康唑 + 卡泊芬净
脑膜炎（播散性患者中 1/3~1/2 发生脑膜炎）	成人：氟康唑 400~1 000mg p.o. q.d. 长期治疗 儿童：氟康唑 p.o. 剂量未确定（曾有报道为 6mg/kg q.d.）	两性霉素 B i.v.+ 脑室内注射，或伊曲康唑 400~800mg q.d.，或伏立康唑	氟康唑长期治疗的情况下，复发率 80%。高剂量伏立康唑静脉给药（6mg/kg q.12h.）与口服（200mg q.12h.）治疗可能有效
荚膜组织胞浆菌 *Histoplasma capsulatum*			
急性肺组织胞浆菌病	1. 轻度：<4 周密切观察临床症状；若 >4 周仍有症状选择伊曲康唑负荷剂量 200mg，p.o. t.i.d.，3 天。然后 q.d.~b.i.d.，6~12 周 2. 中或重度：两性霉素 B 脂质体 3~5mg/kg i.v. q.d. 或两性霉素 B 0.7~1mg/kg i.v. q.d. ± 泼尼松 0.5~1mg/（kg · d），1~2 周，然后伊曲康唑 200mg t.i.d.，3 天后 b.i.d.，12 周		两性霉素 B 用于肾毒性风险低的患者

（续表）

病原体	首选治疗	备选治疗	备注
慢性空洞型肺组织胞浆菌病	伊曲康唑 200mg t.i.d. 3 天，然后 q.d.~b.i.d.，12 个月（或 18~24 个月），直至影像学稳定不再改善	肾功能不全者优选两性霉素 B 脂质体 3~5mg/kg i.v. q.d.	伊曲康唑治疗 2 周时应考虑监测血药浓度
纵隔淋巴结炎、纵隔肉芽肿、心包炎和类风湿样综合征	1. 轻症：无抗真菌治疗指征。心包炎和类风湿样综合征使用非甾体抗炎药，若无效，且有心包炎影响血流动力学、淋巴结肿大伴阻塞或压迫症状或严重类风湿样综合征等时使用泼尼松 0.5~1mg/kg p.o.，1~2 周后逐渐减量 2. 中重症（或已用激素者）：伊曲康唑胶囊口服 200mg，q.d.~b.i.d.，6~12 周		监测伊曲康唑血药浓度
中枢神经系统组织胞浆菌病	1. 轻症：伊曲康唑胶囊 200mg t.i.d.，3 天后 b.i.d.，12 个月（至少） 2. 中或重症：两性霉素 B i.v.，4~6 周，然后伊曲康唑胶囊继续治疗，至少 12 个月。伏立康唑对伊曲康唑治疗失败者可能有效		
隐球菌 *Cryptococcus* spp.			
免疫功能健全			
肺或其他部位感染（除外脑膜炎）	1. 无症状、局限性病灶：观察，或氟康唑 200~400mg p.o. q.d.，6 个月 2. 轻中症：氟康唑 400mg/d p.o.，6~12 个月 3. 重症： 诱导期：两性霉素 B 0.5~1.0mg/(kg · d) i.v.+ 联合氟胞嘧啶 100mg/(kg · d) p.o.，疗程≥4 周；巩固期：氟康唑 400mg/d p.o.，8 周；维持期：氟康唑 200mg/d p.o.，6~12 个月	轻中症：伊曲康唑胶囊 200mg p.o. b.i.d.，6 个月 伏立康唑 200mg p.o. b.i.d.；或泊沙康唑（注射液 / 肠溶片）第 1 天 300mg i.v./p.o. b.i.d.，第 2 天起 300mg i.v./p.o. q.d./（混悬液）200mg t.i.d.	1. 中重症、有播散和有中枢神经系统症状体征者应作腰穿检查，以明确有无隐球菌脑膜炎 2. 完成规定疗程后血清学隐球菌抗原效价持续阳性并非继续治疗的标准 3. 手术治疗适用于须明确诊断或影像学持续异常且抗真菌治疗无效的患者

（续表）

病原体	首选治疗	备选治疗	备注
脑膜炎	诱导期：两性霉素 B 0.7~1.0mg/（kg·d）i.v.+ 氟胞嘧啶 100mg/（kg·d）p.o. ≥4 周 巩固期：氟康唑 600~800mg/d i.v./p.o.+ 氟胞嘧啶 100mg/（kg·d）p.o. 或两性霉素 B 0.5~0.7mg/（kg·d）i.v.+ 氟胞嘧啶 100mg/（kg·d）p.o.，≥6 周	1. 两性霉素 B 0.5~0.7mg/（kg·d）i.v. ± 氟康唑 400mg/d i.v./p.o. 2. 氟康唑 600~800mg i.v./p.o. ± 氟胞嘧啶 100mg/（kg·d）p.o. 3. 伏立康唑：负荷剂量 6mg/kg i.v. q.12h.，1 天之后，维持剂量 4mg/kg i.v. q.12h. ± 氟胞嘧啶 100mg/（kg·d）p.o.	1. 颅内高压的处理 （1）药物降压：20% 甘露醇、甘油果糖、呋塞米、高渗生理盐水 （2）脑脊液引流降压：反复腰穿，置管持续外引流，Ommaya 囊植入引流，脑室 - 腹腔分流术 2. 国内有研究表明，伊曲康唑联合氟胞嘧啶也可能有效
器官移植受者			
肺或其他部位感染（除脑膜炎外）	轻中度：氟康唑 400mg q.d.，6~12 个月 中重度或播散性感染：同脑膜炎		1. 播散至病灶涉及 >1 个非相邻部位（除外脑膜） 2. 逐步减少免疫抑制剂的剂量，首先是皮质类固醇剂量，以改善免疫状态
脑膜炎	诱导期：两性霉素 B 脂质体 3~4mg/（kg·d），或两性霉素 B 0.5~1.0mg/（kg·d）i.v.+ 氟胞嘧啶 100mg/（kg·d）p.o.，2 周 巩固治疗：氟康唑 400~800mg/d p.o.，8 周 维持治疗：氟康唑 400mg/d p.o.，6~12 个月		
HIV/AIDS 患者			
菌血症和 / 或脑膜炎	诱导期：同非获得性免疫缺陷综合征	同非获得性免疫缺陷综合征	1. 抗逆转录病毒可能有助于改善预后，但同时可能并发免疫重建炎症反应综合征；开始抗逆转录病毒治疗（ARV）治疗时间有很大争议，多数主张在诊断后 2~6 周内开始 2. 获得性免疫缺陷综合征患者还需要维持期治疗。接受抗逆转录酶治疗患者如果 CD4 细胞计数 >100 个 /μl 且 HIV-RNA 低于检测下限、已经抗真菌治疗≥12 个月，则可停止维持治疗。一旦 CD4 细胞低于 100 个 /μl，须重新开始维持治疗
	巩固期：同非获得性免疫缺陷综合征	同非获得性免疫缺陷综合征	
	维持期：氟康唑 200mg/d，≥12 个月		

（续表）

病原体	首选治疗	备选治疗	备注
其他真菌感染			
毛霉（*Mucor*）和其他的接合菌（*Zygomycetes*）（根霉属 *Rhizopus*、根毛霉属 *Rhizomucor*、犁头霉属 *Absidia*）	两性霉素B去氧胆酸盐 1~1.5mg/kg i.v. q.d.，或两性霉素B脂质体 5~10mg/（kg · d）i.v.	泊沙康唑注射液：第1天 300mg i.v. b.i.d.，其后 300mg i.v. q.d. 或泊沙康唑肠溶片：第1天 300mg p.o. b.i.d.，维持剂量 300mg p.o. q.d.	1. 该菌对伏立康唑耐药，长期使用伏立康唑预防治疗患者易罹患此感染 2. 总疗程取决于疗效，应持续至感染症状和体征消失；影像学异常消失或稳定；基础免疫抑制状态好转
马尔尼菲篮状菌（*Talaromyces marneffei*）	两性霉素B去氧胆酸盐 0.7~1mg/kg i.v. q.d.；或两性霉素B脂质体 3~5mg/kg i.v. q.d.，2周，后续伊曲康唑胶囊 200mg p.o. b.i.d.，序贯治疗	轻症患者可单用伊曲康唑口服液 200mg p.o. b.i.d.	1. 马尔尼菲篮状菌是在东南亚 AIDS 患者中第3种最常见的机会感染，仅次于结核和隐球菌脑膜炎，多数患者 CD4+ 细胞低于 0.2×10^9/L 2. 患者多表现为长期发热、淋巴结肿大和肝大，典型皮疹是因中央坏死而形成的脐凹样皮肤结节 3. GM 试验可阳性，血及骨髓培养阳性率较高 4. HIV 感染患者建议长期伊曲康唑二级预防 5. 初步的临床数据显示伏立康唑有效
暗色丝孢霉（*Dematiaceous hyphomycetes*）	外科手术＋伊曲康唑胶囊 200mg p.o. b.i.d.，至少6个月	伏立康唑＋特比萘芬	1. 皮肤、鼻窦、肺部是最常见的感染部位，造血干细胞移植（HSCT）患者易合并播散性感染 2. 对抗真菌药物不敏感，包括两性霉素 B 3. 缺乏联合治疗的大规模临床资料 4. 药物治疗联合外科手术非常重要

（续表）

病原体	首选治疗	备选治疗	备注
尖端赛多孢子菌（*Scedosporium apiospermum*）	伏立康唑第 1 天 6mg/kg i.v. q.12h.，第 2 天起 4mg/kg i.v. q.12h.	外科手术 + 泊沙康唑注射液或肠溶片第 1 天 300mg i.v/p.o. b.i.d.，其后 300mg i.v. q.d/p.o.	1. 本菌对许多抗真菌药物耐药，包括两性霉素 B、伊曲康唑和氟康唑 2. 药物治疗联合外科手术非常重要

参考文献

［1］中国成人念珠菌病诊断与治疗专家共识组 . 中国成人念珠菌病诊断与治疗专家共识［J］. 中华传染病杂志，2020，38（1）：29-43.

［2］宁永忠 . 成人耳念珠菌感染诊治防控专家共识［J］. 临床检验杂志，2020，38（8）：564-570.

［3］中华医学会热带病与寄生虫学分会艾滋病学组 . 艾滋病合并侵袭性真菌病诊治专家共识［J］. 中华传染病杂志，2019，37（10）：581-593.

［4］刘正印，王贵强，朱利平，等 . 隐球菌性脑膜炎诊治专家共识［J］. 中华内科杂志，2018，57（5）：317-32.

［5］贺莉雅，覃静林，符淑莹，等 . 马尔尼菲蓝状菌病研究现状［J］. 皮肤科学通报，2017，34（5）：581-588.

［6］PATTERSON T F，THOMPSON G R，DENNING D W，et al. Practice guidelines for the diagnosis and management of aspergillosis：2016 update by the Infectious Diseases Society of America［J］. Clin Infect Dis，2016，63（4）：e1-e60.

［7］ULLMANN A J，AGUADO J M，ARIKAN-AKDAGLI S，et al. Diagnosis and management of Aspergillus diseases：executive summary of the 2017 ESCMID-ECMM ERS guideline［J］. Clin Microbiol Infect，2018，24（supply 1）：e1-e38.

2-3 分枝杆菌感染目标治疗

病原体		首选治疗	备选治疗	备注
结核分枝杆菌 *Mycobacterium tuberculosis* 耐药结核病：①单耐药结核病（MR-TB），药物敏感试验（DST）证实对 1 种一线药物耐药；②多耐药结核病（PR-TB），DST 证实对 1 种以上一线抗结核药物耐药（但不包括同时对 H 和 R 耐药）；③利福平耐药结核病（RRTB），DST 证实对利福平耐药；④耐多药结核病（MDR-TB），DST 证实至少同时对 H 和 R 耐药；⑤广泛耐药结核病（XDRTB），DST 证实在耐多药的基础上至少同时对一种氟喹诺酮类和一种二线注射类抗结核药物耐药				
肺结核病		中国推荐方案	WHO 推荐方案	1. 若强化期第 2 个月末痰涂片仍阳性，强化方案可延长 1 个月，总疗程 6 个月不变。对血行播散型肺结核或结核性胸膜炎患者，上述疗程可适当延长，强化期为 3 个月，巩固期 6~9 个月，总疗程 9~12 个月 2. 抗结核治疗药物剂量参见“4-2 抗微生物药物药动学特点和常用剂量” 3. 妊娠期和哺乳期妇女结核病治疗：妊娠初期 3 个月不应使用 R；全程避免使用氨基糖苷类和硫胺类，禁止使用氟喹诺酮类
	初治	1. 2HRZE/4HR 2. 2HRZE/4HRE（H 高耐药地区）	2HRZE/4HR 不推荐含氟喹诺酮类（FQs）的 4 个月方案 不推荐强化期或巩固期间隙治疗	
	复治	1. 2HRZSE/6HRE 2. 3HRZE/6HR 3. 2HRZSE/1HRZE/5HRE	根据药物敏感试验结果选择治疗方案。不建议应用Ⅱ类化疗方案（复治化疗方案），在 H 和 R 耐药不确定的情况下，经验性应用Ⅱ类化疗方案会导致治疗成功率低和诱导耐药	
	耐多药结核病（MDR-TB）	1. 长程方案： （1）6Lfx（Mfx）Bdq（Lzd）Cfz（Cs）/12Lfx（Mfx）LzdCfz（Cs） （2）6Lfx（Mfx）Bdq（Lzd）Cfz（Cs）PtoZ（E）Am（Cm）/12Lfx（Mfx）Cfz（Cs）PtoZ（E） 2. 短程方案： （1）4~6Am（Cm）Mfx（Lfx）PtoCfzZHhigh-doseE/5 Mfx（Lfx）CfzZE （2）6Am（Cm）Lfx（Mfx）PtoZLzd（Cfz/Cs）/6Lfx（Mfx）PtoZLzd（Cfz/Cs）	3 个 A 组药物联合一个 B 组药物，组成至少 4 个药物治疗方案。 如果只用 1~2 个 A 组药物，则 B 组药物必须全部包括 药物分组： A 组（首选药物），包括 Lfx 或 Mfx、Bdq、Lzd B 组（次选药物），包括 Cfz、Cs 或 Trd C 组（备选药物），依次为 Z、E、Dlm、Pto、Am 或 Cm、PAS、Ipm/Cln 或 Mpm	

（续表）

病原体	首选治疗	备选治疗	备注
肺外结核	同肺结核，疗程适当延长。淋巴结结核、结核性脓胸、支气管结核必要时加局部用药	同肺结核。骨关节结核推荐 9 个月疗程	
结核性脑膜炎	同肺结核，疗程不短于 12 个月	同肺结核。有专家推荐 9~12 个月疗程；除非怀疑有耐药，推荐辅助激素治疗，E 应当以 S 代替	
妊娠期和哺乳期妇女结核	1. 妊娠初 3 个月不应使用 R 2. 避免使用氨基糖苷类和硫胺类 3. 禁止使用喹诺酮类	妊娠期抗结核治疗除 S 外，一线药物均是安全的，应予标准化疗；哺乳期应予全程治疗。都推荐加用维生素 B_6	
缩写：H 异烟肼；R 利福平；Z 吡嗪酰胺；E 乙胺丁醇；TH 硫胺类；Pto 丙硫异烟胺；Eto 乙硫异烟胺；S（Sm）链霉素；Am 阿米卡星；Cm 卷曲霉素；Lfx 左氧氟沙星；Mfx 莫西沙星；Cs 环丝氨酸；P（PAS）对氨基水杨酸；Cfz 氯法齐明；Lzd 利奈唑胺；Amox/Clv 阿莫西林 / 克拉维酸；Imp/Cln 亚胺培南 / 西司他丁；Mpm 美罗培南；Bdq 贝达喹啉（bedaquilin，抑制结核菌腺苷三磷酸合成酶）；Trd 特立齐酮；Dlm 德拉马尼（delamanid，抑制分枝菌酸合成）；DOTs 督导下短程化疗；High-dose 高剂量。 方案说明：2HRZ/4HR 代表 2 个月异烟肼 + 利福平 + 吡嗪酰胺强化期 /4 个月异烟肼 + 利福平继续期；$2H_3R_3Z_3E_3/4H_3R_3$ 代表 2 个月异烟肼 + 利福平 + 吡嗪酰胺强化期 /4 个月异烟肼 + 利福平继续期，药物缩写右下标数字表示间歇治疗每周服药次数，3 即代表在督导下每周服药 3 次，余类推			
鸟 - 胞内分枝杆菌复合体 *Mycobacterium* avium-intracellulare complex			
免疫功能正常，结节性 / 支气管扩张性病变	克拉霉素 1 000mg p.o. t.i.w. 或阿奇霉素 500mg p.o. t.i.w.+ 乙胺丁醇 25mg/kg p.o. t.i.w.+ 利福平 600mg 或利福布汀 300mg p.o. t.i.w.（首选阿奇霉素）		首要治疗目标是 12 个月内痰菌转阴，对于经治患者和有空洞的患者，建议采用每天治疗的方案，治疗 6 个月后如痰菌仍阳性，可加用阿米卡星脂质体雾化吸入 对于患颈部淋巴结炎的免疫正常儿童，手术切除和药物同样有效
肺部空洞性病变或严重的结节性 / 支气管扩张性病变	克拉霉素 500~1 000mg/d（体重低于 50kg 者可以降低剂量）或阿奇霉素 250mg/d p.o.+ 乙胺丁醇 15mg/（kg · d）p.o.+ 利福平 450~600mg/d 或利福布汀 150~300mg/d p.o. ± 链霉素或阿米卡星		

（续表）

病原体	首选治疗	备选治疗	备注
免疫功能受损（获得性免疫缺陷综合征患者与接受化疗治疗的肿瘤患者）	克拉霉素 500mg p.o. b.i.d.+ 乙胺丁醇 15mg/（kg · d）p.o. q.d. ± 利福布汀 300mg p.o. q.d.	阿奇霉素 500mg p.o. q.d.+ 乙胺丁醇 15mg/(kg · d) p.o. q.d. ± 利福布汀 300~450mg p.o. q.d.	AIDS 一级预防：CD4<（0.05~0.1）× 10^9/L 应用阿奇霉素 1 200mg p.o. q.w.，或克拉霉素 500mg p.o. b.i.d.，在高效抗逆转录病毒治疗（HAART）后 CD4>0.1 × 10^9/L 超过 6 个月时可考虑停药 联合治疗比单药治疗更有效，但不良反应增加
龟（脓肿）分枝杆菌属 *Mycobacterium chelonei* spp.			
脓肿分枝杆菌 *Mycobacterium abscessus*	皮肤：手术清创 + 克拉霉素 500mg p.o. b.i.d.，疗程 4~6 个月，或克拉霉素 500mg p.o. b.i.d.+ 莫西沙星 400mg p.o. q.d.，4~6 月 肺 / 播散性：无论大环内酯类敏感性如何，治疗方案中都应包含大环内酯类，根据药物敏感试验，至少选择 3 种有效的药物联合应用，早期选择静脉抗菌药物治疗（阿米卡星和亚胺培南 / 西司他丁、头孢西丁、替加环素），疗程不确切，但大部分患者至少需要治疗 12 个月		脓肿分枝杆菌对阿米卡星、克拉霉素、头孢西丁、氯法齐明、头孢美唑、氟喹诺酮类、亚胺培南 / 西司他丁、阿奇霉素、环丙沙星、多西环素、米诺霉素以及替加环素敏感；已有对克拉霉素耐药报道
龟分枝杆菌 *Mycobacterium chelonei*			龟分枝杆菌对阿米卡星、克拉霉素、阿奇霉素、妥布霉素、亚胺培南 / 西司他丁、莫西沙星、环丙沙星、多西环素、米诺环素以及利奈唑胺敏感；对头孢西丁和其他喹诺酮类耐药

（续表）

病原体	首选治疗	备选治疗	备注
偶发分枝杆菌 *Mycobacterium fortuitum*	阿米卡星 + 头孢西丁 + 左氧氟沙星，2~6 周，然后 SMZ/TMP+ 多西环素或左氧氟沙星 6~12 个月		尚无理想治疗方案，可外科切除感染部位。对所有标准抗结核药耐药。体外对多西环素、米诺环素、头孢西丁、亚胺培南 / 西司他丁、阿米卡星、SMZ/TMP、环丙沙星、氧氟沙星、莫西沙星、阿奇霉素、克拉霉素以及利奈唑胺和替加环素敏感。至少应该选用 2 种药物敏感性高的药物治疗至痰菌转阴 12 个月
蟾蜍分枝杆菌 *Mycobacterium xenopi*	1. 轻中度（涂片阴性，无空洞，病灶范围局限，临床症状轻） 克拉霉素或阿奇霉素 + 利福布汀或利福平 + 莫西沙星或利奈唑胺 + 乙胺丁醇 2. 重度（涂片阳性，有空洞，病灶范围广泛，临床症状重） 克拉霉素或阿奇霉素 + 利福布汀或利福平 + 莫西沙星或利奈唑胺 + 乙胺丁醇，开始治疗前 3 个月加用阿米卡星，治疗在培养转阴后至少持续 12 个月		与其他 NTM 相比，蟾蜍分枝杆菌感染病死率显著升高，应至少选择 3 种有效药物联合应用
堪萨斯分枝杆菌 *Mycobacterium kansasii*	利福平敏感：利福平 + 乙胺丁醇 + 异烟肼或大环内酯类	利福平耐药或者一线药物不耐受，可考虑加用一种氟喹诺酮类	对吡嗪酰胺耐药。利奈唑胺体外高度敏感，也有对克拉霉素和莫西沙星高度敏感者。非空洞患者每天疗法或者间隔疗法都可以，空洞患者应采用每天疗法，至少治疗 12 个月
海分枝杆菌 *Mycobacterium marinum*	手术切除后，敏感药物治疗 1~2 月。克拉霉素 500mg p.o. b.i.d.+ 乙胺丁醇［25mg/（kg · d）］或利福平 600mg/d p.o. q.d.+ 乙胺丁醇 25mg/（kg · d）p.o. q.d.		三药联合合用适用于深部组织受累。利福平 600mg/d+（米诺环素 100~200mg/d 或多西环素 100~200mg/d）+ 克拉霉素 500mg b.i.d.。病变范围小可选用单药治疗米诺环素 100~200mg q.d. 或多西环素 100~200mg q.d. 或 SMZ/TMP800/160mg b.i.d.

（续表）

病原体	首选治疗	备选治疗	备注
溃疡分枝杆菌 *Mycobacterium ulcerans*	利福平 + 克拉霉素 8~12 周	克拉霉素或利福平 + 环丙沙星或莫西沙星 8~12 周	体外实验对利福平、链霉素、氯法齐明、克拉霉素、环丙沙星、氧氟沙星、阿米卡星、莫西沙星、利奈唑胺敏感
麻风分枝杆菌 *Mycobacterium leprae*	见“2-7 法定传染病抗微生物药物治疗”		

参考文献

［1］中华医学会，中华医学会临床药学分会，中华医学会杂志社，等．肺结核基层合理用药指南［J］．中华全科医师杂志，2020，19（10）：891-899.

［2］中华医学会结核病学分会．中国耐多药和利福平耐药结核病治疗专家共识（2019 年版）［J］．中华结核和呼吸杂志，2019，42（10）：733-749.

［3］大卫·吉尔伯特，亨利·钱伯斯，迈克尔·萨格，等．热病：桑福德指南抗微生物治疗［M］．范洪伟，译．50 版．北京：中国协和医科大学出版社，2020.

［4］World Health Organization.Guidelines for the treatment of drug susceptible tuberculosis and patient care. 2017 Update［EB/OL］.［2022-03-21］. http：//www.who.int/tb/publications/2017/dstb_guidance_2017/en/.

［5］World Health Organization. WHO consolidated guidelines on drug-resistant tuberculosis treatment.［EB/OL］.［2022-03-21］. https：//www.who.int/publications-detail-redirect/9789241550529.

［6］DALEY C L，IACCARINO J M，LANGE C G，et al. Clinical practice guideline：treatment of nontuberculous mycobacterial pulmonary disease：an official ATS/ERS/ESCMID/IDSA clinical practice guideline［J］. European Respiratory Journal，2020，56（1）：2000535.

2–4 病毒感染目标治疗

病原体与感染	首选治疗	备选治疗	备注
流行性感冒病毒（可简称为流感病毒）Influenza virus 1. 抗病毒药物使用指征 （1）推荐使用：①凡实验室病原学确认或高度怀疑流感且有发生并发症高危因素的成人和儿童患者，都应当在发病 48 小时内给予治疗。②实验室确认或高度怀疑流感以及需要住院的成人和儿童患者，发病 48 小时后标本流感病毒检测阳性，亦推荐应用抗病毒药物治疗 （2）考虑使用：①临床怀疑流感存在并发症高危因素、发病 >48 小时病情没有改善和 48 小时后标本检测阳性的成人和儿童流感门诊患者。②临床高度怀疑或实验室确认流感、没有并发症危险因素、发病≤48 小时就诊，但希望缩短病程并进而减低可能出现并发症的危险性，或者与流感高危并发症患者有密切接触史的门诊患者，可以考虑使用抗病毒药物治疗。其中症状显著且持续 >48 小时的患者也可以从抗病毒治疗获益 2. M_2 离子通道阻滞剂仅作用于甲型流感病毒，目前流行的病毒株耐药率高，不建议使用。我国阿比多尔临床应用数据有限，须密切观察			
流行性感冒	神经氨酸酶抑制剂 1. 奥司他韦：成人 75mg p.o. b.i.d.，5 天；儿童≥1 岁 体重≤15kg 60mg/d p.o. b.i.d 体重 15~23kg 90mg/d p.o. b.i.d.；体重 24~40kg 120mg/d p.o. b.i.d.；月龄 9~11 个月，每次 3.5mg/kg p.o. b.i.d.；月龄 <8 个月，每次 3.0mg/kg p.o. b.i.d.。5 天 2. 扎那米韦：成人 10mg（5mg/ 粒）i.h. b.i.d.；儿童（>7 岁）10mg（5mg/ 粒）b.i.d.，5 天 3. 帕拉米韦注射液：用于重症患者或无法口服者，成人 300~600mg i.v. q.d.，1~5 天，重症患者疗程延长至 10 天；<30 天新生儿 6mg/kg，31~90 天婴儿 8mg/kg，91 天 ~17 岁儿童 10mg/kg i.v. q.d.，1~5 天	血细胞凝聚素抑制剂 阿比多尔：每次 200mg p.o. t.i.d.，5 天。 聚合酶酸性蛋白内切酶抑制剂 玛巴洛沙韦：≥12 岁，40kg< 体重 <80kg 者，40mg p.o.，单剂；体重 >80kg 者，80mg p.o.，单剂	1. 药物预防 （1）奥司他韦：成人 75mg/d，7 天；儿童治疗剂量减半（<3 个月无推荐剂量） （2）扎那米韦：成人 10mg（5mg/ 粒，i.h. q.d.；儿童（>5 岁）10mg（5mg/ 粒）i.h. q.d. 7 天 2. 重症患者奥司他韦治疗剂量可以加倍，疗程延长至 10 天 3. 肾功能不全者要根据肾功能调整奥司他韦剂量。肌酐清除率为 10~30ml/min 者：预防，一次 75mg p.o. q.o.d.，也可一次 30mg p.o. q.d.；治疗，一次 75mg q.d.，5 天。不推荐本品用于肌酐清除率低于 10ml/min 者 4. 扎那米韦不用于 <7 岁的儿童或有高反应性气道病变患者 5. 玛巴洛沙韦：≥12 岁，40kg< 体重 <80kg 者，40mg p.o. 单剂；体重 >80kg 者，80mg p.o. 单剂

（续表）

病原体与感染		首选治疗	备选治疗	备注
狂犬病毒 Rabies virus		迄今无特效抗病毒药物		狂犬病（乙类），对症综合治疗；犬咬伤后全程接种疫苗
乙型脑炎病毒 Encephalitis B virus		迄今无特效抗病毒药物		流行性乙型脑炎（乙类），对症综合治疗
脊髓灰质炎病毒 Poliovirus		迄今无特效抗病毒药物		脊髓灰质炎（乙类），对症综合治疗；实施儿童计划免疫
麻疹病毒 Measles virus	儿童麻疹（乙类）	儿童无须抗病毒治疗，或予维生素 A 20 万 U p.o. q.d.，2 天，以减轻病情		对症治疗，合并细菌感染，酌情抗菌治疗
	成人麻疹（乙类）	利巴韦林 20~35mg/（kg · d）i.v. q.d.，7 天，以减轻症状		合并细菌感染，酌情抗菌治疗
肠道病毒 70 型 Enterovirus type 70 柯萨奇病毒 A 组 24 型 Coxsackie virus A24		干扰素滴眼液或 0.5% 利巴韦林滴眼液，或 5% 吗啉胍滴眼液，晚间涂更昔洛韦眼膏		急性出血性结膜炎（丙类），须报疫情 合并细菌感染者，局部给予抗菌药物眼膏
肠道病毒 71 型 Enterovirus type 71		迄今无特效抗病毒药物		手足口病和病毒性脑膜炎病原
腮腺炎病毒 Mumps virus		迄今无特效抗病毒药物		流行性腮腺炎（丙类），对症治疗为主
汉坦病毒 Hanta-virus	流行性出血热（肾综合征出血热）（乙类）	利巴韦林首剂 30mg/kg，然后 15mg/kg i.v. q.6h.，4 天，随后 7.5mg/kg q.6h. p.o.，6 天（WHO 推荐）		早期使用利巴韦林有效
	汉坦病毒肺综合征	迄今无特效抗病毒药物		对症综合治疗
新布尼亚病毒 SFTS bunyavirus		迄今无特效抗病毒药物		对症综合治疗

（续表）

病原体与感染	首选治疗	备选治疗	备注
登革病毒 Dengue virus	迄今无特效抗病毒药物		登革热和/或登革出血热（乙类），对症综合治疗
西尼罗病毒 West Nile virus	迄今无特效抗病毒药物		出血热，对症综合治疗
黄热病毒 Yellow fever virus	迄今无特效抗病毒药物		黄热病，对症综合治疗
人类轮状病毒 Human rotavirus	迄今无特效抗病毒药物		非细菌性腹泻，对症综合治疗
诺沃克病毒 Norwalk virus	无须抗病毒治疗		非细菌性胃肠炎，对症综合治疗
风疹病毒 Rubella virus	迄今无特效抗病毒药物		风疹，对症综合治疗
鼻病毒 Rhinovirus	迄今无特效抗病毒药物		普通感冒，对症治疗
呼吸道合胞病毒 Respiratory syncytial virus	迄今无特效抗病毒药物		呼吸道感染，对症治疗
人偏肺病毒 Human metapneumovirus	迄今无特效抗病毒药物		支气管炎、支气管痉挛、肺炎；对症治疗
SARS 病毒 SARS virus	迄今无特效抗病毒药物		支气管炎、支气管痉挛、肺炎（SARS）；对症治疗
新型冠状病毒 SARS-CoV-2，2019-nCoV	可以试用：恢复期血清 在研药物：抗新冠病毒单克隆抗体，我国安巴韦单抗/罗米司韦单抗已批准使用 小分子药物：奈玛特韦/利托那韦、莫奴匹韦、瑞德西韦（在美国应急使用）		参见“1-3 呼吸系统感染抗菌药物经验治疗”
微小病毒 B19（红细胞病毒）Parvovirus B19	迄今无特效抗病毒药物	无	感染性红斑、关节炎、一过性再生障碍性贫血危象、慢性感染和/或贫血，对症治疗

（续表）

病原体与感染			首选治疗	备选治疗	备注
猴痘病毒 Monkeypox virus			迄今无特效抗病毒药物	无	猴痘，对症治疗
单纯疱疹病毒 1、2 型 Herpes simplex virus，HSV-1，HSV-2	口周疱疹	正常宿主	局部：5% 阿昔洛韦霜 q.4h.，7 天	阿昔洛韦 400mg p.o. q.i.d.，5~7 天；伐昔洛韦 2g p.o. b.i.d.，1 天；泛昔洛韦 500mg p.o. b.i.d.，7 天	
		免疫缺陷者	阿昔洛韦 5mg/kg i.v. q.8h.，7 天，或 400mg p.o. 每天 5 次，14~21 天 泛昔洛韦 500mg p.o. b.i.d.，7 天，治疗生殖器疱疹复发（尤 HIV 感染者）	伐昔洛韦 500mg p.o. b.i.d.，5~10 天，治疗生殖器疱疹复发，或 500mg p.o. b.i.d. 慢性维持治疗（尤 HIV 感染者）	耐阿昔洛韦者：膦甲酸钠 90mg/kg i.v. q.12h.，7 天，然后维持治疗用阿昔洛韦 400~800mg p.o. b.i.d.，或泛昔洛韦 500mg p.o. b.i.d. 或 400~800mg p.o. b.i.d.，或伐昔洛韦 500mg p.o. b.i.d.
	贝尔面瘫		伐昔洛韦 500mg p.o. b.i.d.，5 天 + 泼尼松 0.5mg/kg p.o. b.i.d.，5 天后 5mg b.i.d.，5 天		
	HSV-1 脑炎		阿昔洛韦 10mg/kg i.v. q.8h.，14~21 天；<12 岁者 20mg/kg i.v. q.8h.，14~21 天；每次输注 >1 小时		诊断依赖脑脊液中 HSV 核酸阳性
	HSV-2 复发性无菌性脑膜炎		阿昔洛韦 10mg/kg i.v. q.8h.，14~21 天；<12 岁者 20mg/kg i.v. q.8h.，14~21 天；每次输注 >1 小时	伐昔洛韦 1~2g p.o. q.i.d.	诊断依赖脑脊液中 HSV 核酸阳性
	角膜结膜炎与复发上皮结膜炎		1% 三氟尿苷溶液滴眼 1 滴 / 次，每 2 小时 1 次，每天不超过 9 次，21 天	碘苷（疱疹净）	
	疱疹性指头炎		阿昔洛韦 400mg p.o. t.i.d.，10 天		

（续表）

病原体与感染			首选治疗	备选治疗	备注
单纯疱疹病毒 1、2 型 Herpes simplex virus，HSV-1，HSV-2	生殖器疱疹		阿昔洛韦 15mg/kg p.o. 5 次 /d，7 天	伐昔洛韦 1g p.o. b.i.d.，7~10 天 泛昔洛韦 250mg p.o.t.i.d.，7~10 天	
	生殖器疱疹复发		阿昔洛韦 800mg p.o. t.i.d.，2 天或 400mg p.o. t.i.d.，5 天	伐昔洛韦 1g p.o. b.i.d.，7~10 天或泛昔洛韦 250mg p.o. t.i.d.，7~10 天	
	儿童原发性龈口炎		阿昔洛韦 15mg/kg p.o. 5 次 /d，7 天		
水痘 - 带状疱疹病毒 Varicella-zoster virus，VZV	水痘	儿童2~12 岁	无须抗病毒治疗	中重度，口服阿昔洛韦 10mg/kg p.o. q.i.d.，5 天；儿童每天总量不超过 3 200mg	发热后 24 小时内开始出疹
		青少年，成人	阿昔洛韦 800mg p.o. q.i.d.，5~7 天	伐昔洛韦 1g p.o. t.i.d.，5~7 天	在出现皮疹 24 小时内开始治疗，效果更好
		肺炎或妊娠后期水痘	阿昔洛韦 800mg p.o. q.i.d. 或 10mg/kg i.v. q.8h.，5 天		妊娠妇女暴露，并有呼吸道症状，应在暴露 10 天内用阿昔洛韦预防
		免疫缺陷者	阿昔洛韦 10~12mg/kg i.v. q.8h.，7 天		
	带状疱疹	正常宿主	阿昔洛韦 800mg p.o. q.i.d. 或 10mg/kg i.v. q.8h.，5 天	伐昔洛韦 1g p.o. t.i.d.，7 天或阿糖腺苷 10mg/（kg · d）i.v. q.d.，5 天	1. 老年人、肾功能不全者酌情调整剂量，血液透析后补给一次剂量，腹膜透析不调整剂量 2. 老年人、器官移植者可采用接种疫苗预防

（续表）

病原体与感染			首选治疗	备选治疗	备注
	带状疱疹	免疫缺陷者	阿昔洛韦 800mg p.o. q.i.d.，5 天 病情重者：阿昔洛韦 10~12mg/kg i.v. q.8h.，7~14 天；肾损者 5mg/kg i.v. q.8h.，7~14 天	伐昔洛韦 1g p.o. t.i.d.，7 天或阿糖腺苷 10mg/（kg · d）i.v. q.d.，5 天	同上
	重症生殖器疱疹		阿昔洛韦 5~10mg/kg i.v. q.8h.，5 天	伐昔洛韦 1g p.o. t.i.d.，10 天或阿糖腺苷 10mg/（kg · d）i.v. q.d.，5 天	
水痘 - 带状疱疹病毒 Varicella-zoster virus，VZV	脑炎		阿昔洛韦 10mg/kg i.v. q.8h.，10 天	阿糖腺苷 15mg/（kg · d）i.v.，连续滴注，10 天	
	角膜炎		阿昔洛韦 5mg/kg i.v. q.8h.，7~10 天，改口服 800mg 每天 5 次，6~14 周	3% 阿糖腺苷眼膏 1cm 涂于下结膜囊内，q.4h.，10~14 天；严重者适当延长，角膜上皮形成后再 b.i.d.，7 天	
	急性视网膜坏死综合征		阿昔洛韦 5~10mg/kg i.v. q.8h.，7~10 天，改口服 800mg 每天 5 次，6~14 周	阿昔洛韦结膜下注射，一次（0.5~1.0）mg/0.5ml，每 1~2 天一次；滴眼液一次 1~2 滴，每 2 小时一次，眼膏一天 4~6 次	
EB 病毒 Epstein-Barr virus，EBV	传染性单核细胞增多症		为自限性疾病，无须抗病毒治疗		对症综合治疗，注意有无合并细菌感染；有扁桃体肿大引起的上呼吸道梗阻、中枢神经系统或脾破裂等并发症可用激素
	慢性活动性 EBV 感染（CAEBV）		更昔洛韦 5~10mg/kg i.v. q.12h.，14~21 天，维持治疗伐昔洛韦 1g p.o. q.d.	干扰素，也可用膦甲酸钠或阿昔洛韦	应积极治疗，CAEBV 易转化为血液系统恶性肿瘤，可尝试干细胞移植

（续表）

病原体与感染		首选治疗	备选治疗	备注
巨细胞病毒 Cytomegalovirus，CMV	视网膜炎、玻璃体炎或/和肺炎、肝炎、食管炎、结肠炎、脑炎、脑室炎等	更昔洛韦 5mg/kg i.v. q.12h.，14~21 天，维持治疗伐昔洛韦 1g p.o. q.d.；或膦甲酸钠 60mg/kg i.v. q.12h.~q.8h. 或 90mg/kg i.v. q.12h.，14~21 天，然后 90~120mg/kg i.v. q.d.	周围病损：伐昔洛韦 1g p.o. b.i.d.，21 天，维持治疗 1g p.o. q.d. 短期危及视力的病损：更昔洛韦眼内植入 联合使用伐昔洛韦 1g p.o. q.d.	1. 透析患者更昔洛韦不超过 1.25mg/kg i.v. q.d. 2. 莱特莫韦（letermovir）对预防和治疗造血干细胞移植者感染有效
	器官移植或 HIV 晚期感染预防巨细胞病毒感染	更昔洛韦 5mg/kg i.v. q.12h.，14~21 天，维持治疗伐昔洛韦 1g p.o. q.d.	伐昔洛韦 1g p.o. b.i.d.，21 天，维持治疗 1g p.o. q.d.	
腺病毒 Adenovirus	上呼吸道感染、肺炎、移植患者肺炎	西多福韦 1mg/kg i.v. q.d.，2 周，每次输注前口服丙磺舒 2g，然后分别在输注后 2 小时、8 小时各服 1g，监测肾功能		
	严重肺炎或 HSCT 后	西多福韦 5mg/（kg · 周），2 周后每 2 周 1 次 + 丙磺舒 1.25g/m^2 体表面积（西多福韦给药前 3 小时、每次输注后 3 小时、9 小时给药）或者西多福韦 1mg/kg，t.i.w.，2 周，后每 2 周 1 次		1. 推荐利巴韦林 2. 更昔洛韦与阿糖腺苷体外有活性，无临床疗效证据
	出血性膀胱炎	西多福韦 5mg/kg + 生理盐水 100ml 滴注入膀胱内		
人类疱疹病毒 6 型 Human herpes virus 6，HHV-6	幼儿急疹	更昔洛韦 5mg/kg i.v. q.12h.，14~21 天，或膦甲酸钠 60mg/kg i.v. q.8h. 或 90mg/kg i.v. q.12h.，14~21 天；二线用药可选用西多福韦		

（续表）

病原体与感染		首选治疗	备选治疗	备注
人类疱疹病毒 8 型 Human herpes virus 8，HHV-8	卡波西肉瘤	无特效抗病毒药物		
埃博拉病毒 Ebola virus	埃博拉出血热	无特效抗病毒药物		
BK 病毒 BK virus	免疫低下者，肾病或出血性膀胱炎	西多福韦（可能有效 + 免疫球蛋白，减少免疫抑制剂使用）		经检测尿或 / 和血中 BK 病毒核酸诊断
JC 病毒 JC virus	进行性多灶性白质脑病（PML）	无特效抗病毒治疗，建议适当调整免疫抑制剂用量；HIV 感染者启动 ART 治疗		西多福韦可能有效
乙型肝炎病毒 Hepatitis B virus，HBV				
慢性 HBV 携带者和非活动性 HBsAg 携带者		血清 HBV DNA 阳性的慢性 HBV 感染者，若其 GPT 持续异常（> 正常值上限，ULN）且排除其他原因导致的 GPT 升高，建议抗病毒治疗，治疗方案同下		对于 HBsAg 阳性携带者，须检测以下指标，若达到以下情况需要予以抗病毒治疗： 1. HBeAg 阳性者，HBV DNA≥10^5 拷贝 /ml（相当于 20 000IU/ml）；HBeAg 阴性者，HBV DNA≥10^4 拷贝 /ml（相当于 2 000IU/ml） 2. GPT≥2ULN；如用 IFN 治疗，GPT 应≤10ULN，血清总胆红素应 <2ULN；如 GPT<2ULN，但肝组织学显示 Knodell HAI≥4，或炎症坏死≥G2，或纤维化≥S2，仍需要抗病毒治疗

（续表）

病原体与感染	首选治疗	备选治疗	备注
慢性乙型肝炎（CHB）患者	1. 干扰素治疗 （1）普通 IFN-α：3~5MU，每周 3 次或隔天 1 次，s.c.，一般疗程为 6 个月。如有应答，为提高疗效亦可延长疗程至 1 年或更长 （2）Peg 干扰素：选用 Peg-IFN-α2a，剂量为 180μg q.w. s.c.，疗程 1 年；选用 Peg-IFN-α2b，剂量为 1.0~1.5μg/kg q.w. s.c.，疗程 1 年。具体剂量和疗程可根据患者的应答及耐受性等因素进行调整 2. 核苷（酸）类似物（NAs）治疗 初治患者首选恩替卡韦或替诺福韦酯。①恩替卡韦（ENT）：0.5mg p.o. q.d.。②替诺福韦酯（TDF）：300mg p.o. q.d.。③富马酸丙酚替诺福韦（TAF）：25mg p.o. q.d. 已经选用拉米夫定、替比夫定、阿德福韦酯的患者要定期检查 HBV DNA，避免耐药的发生。推荐剂量如下：①拉米夫定 100mg p.o. q.d.。②替比夫定 600mg p.o. q.d.。③阿德福韦酯 10mg p.o. q.d.。有条件者，建议换用恩替卡韦或者替诺福韦酯		疗程： 1. 干扰素治疗：HBeAg 阳性 CHB 患者采用 Peg-IFN-α 抗病毒治疗。治疗 24 周时，若 HBV DNA 下降 <2lg IU/ml，且 HBsAg定量>2 × 10^4IU/ml，建议停用 Peg-IFN-α 治疗，改为 NAs 治疗。Peg-IFN-α 有效患者治疗疗程为 48 周，可以根据病情需要延长疗程，但不宜超过 96 周。HBeAg 阴性 CHB 患者采用 Peg-IFN-α 抗病毒治疗。治疗 12 周时，若 HBV DNA 下降 <2lg IU/ml，或 HBsAg 定量下降 <1lg IU/ml，建议停用 Peg-IFN-α 治疗，改为 NAs 治疗。有效患者治疗疗程为 48 周，可以根据病情需要延长疗程，但不宜超过 96 周 2. NAs 治疗：HBeAg 阳性 CHB 患者采用 ETV、TDF 或 TAF 治疗。治疗 1 年若 HBV DNA 低于检测下限、GPT 复常和 HBeAg 血清学转换后，再巩固治疗至少 3 年（每隔 6 个月复查 1 次）仍保持不变，可考虑停药，延长疗程可减少复发 HBeAg 阴性 CHB 患者采用 ETV、TDF 或 TAF 治疗，建议 HBsAg 消失且 HBV DNA 检测不到后停药随访

（续表）

病原体与感染	首选治疗	备选治疗	备注
注：血清 HBV DNA 阳性、GPT 正常患者，如有以下情形之一，则疾病进展风险较大，建议抗病毒治疗 （1）肝组织学存在明显的肝脏炎症（≥G2）或纤维化（≥S2） （2）GPT 持续正常（每 3 个月检查 1 次，持续 12 个月），但有肝硬化 / 肝癌家族史且年龄 >30 岁 （3）GPT 持续正常（每 3 个月检查 1 次，持续 12 个月），无肝硬化 / 肝癌家族史但年龄 >30 岁，建议肝纤维化无创诊断技术检查或肝组织学检查，存在明显肝脏炎症或纤维化 （4）有 HBV 相关的肝外表现（肾小球肾炎、血管炎、结节性多动脉炎、周围神经病变等） （5）存在肝硬化的客观依据时，无论 GPT 和 HBeAg 情况，均建议积极抗病毒治疗			
丙型肝炎病毒 Hepatitis C virus，HCV			
急性丙型肝炎	急性丙型肝炎患者的慢性化率高达 55%~85%，因此对于这类患者应积极处理。但针对急性 HCV 患者何时开始抗 HCV 治疗，目前观点不一。部分学者认为，若伴有 GPT 升高，无论有无其他临床症状，均建议抗 HCV 治疗；而其他学者建议每 4 周复查 1 次 HCV RNA，对持续 12 周 HCV RNA 阳性患者才考虑抗病毒治疗。急性丙型肝炎患者可以给予索磷布韦 / 维帕他韦（泛基因型）、格卡瑞韦 / 哌仑他韦（泛基因型）、格拉瑞韦 / 艾尔巴韦（基因 1b 或 4 型）、来迪派韦 / 索磷布韦（基因 1、4、5、6 型）或者奥比帕利联合达塞布韦（基因 1b 型）治疗 8 周		IFNα 治疗能显著降低急性丙型肝炎的慢性化率，因此，如检测到 HCV RNA 阳性，应考虑抗病毒治疗

（续表）

病原体与感染	首选治疗	备选治疗	备注
慢性丙型肝炎	1. 直接作用抗病毒药物（DAAs） （1）索磷布韦 / 维帕他韦：治疗基因 1~6 型初治或者聚乙二醇干扰素 α 联合利巴韦林或联合索磷布韦经治患者，无肝硬化或代偿期肝硬化疗程 12 周，针对基因 3 型代偿期肝硬化或者 3b 型患者可以考虑增加利巴韦林（RBV），失代偿期肝硬化患者联合 RBV 疗程 12 周。含 NS5A 抑制剂的 DAAs 经治患者如果选择该方案，需要联合 RBV 疗程 24 周 （2）格拉瑞韦 / 艾尔巴韦：基因 1 型初治以及聚乙二醇干扰素 α 联合 RBV 经治患者，疗程 12 周。但是针对基因 1a 型，在既往抗病毒治疗过程中就失败的患者需要联合 RBV，并且疗程延长至 16 周 （3）来迪派韦 / 索磷布韦：治疗基因 1 型的患者，无肝硬化患者疗程 12 周，初治的无肝硬化患者也可以 8 周疗程。代偿期或失代偿期肝硬化患者，应联合 RBV 疗程 12 周；或者，如有 RBV 禁忌或不耐受，则不使用 RBV，但疗程延长至 24 周。也可以治疗基因 2、4、5、6 型的患者 2. Peg- 干扰素 α 联合 RBV 治疗方案 Peg- 干扰素 α，q.w. s.c.，联合口服 RBV，至 12 周时检测 HCV RNA：①如 HCV RNA 下降幅度 <2 个对数级，则考虑停药；②如 HCV RNA 定性检测为阴转，或低于定量法的最低检测限，继续治疗至 48 周；③如 HCV RNA 未转阴，但下降≥2 个对数级，则建议延长疗程至 72 周。但要注意患者的不良反应、治疗意愿以及生活质量 不能耐受 RBV 不良反应者的治疗方案：可单用普通 IFNα 或 Peg- 干扰素 α，方法同上。或在医生指导下使用 DAAs 治疗		1. 基因 1 型：若基线 HCV RNA<400 000IU/ml，并且 4 周时检测 HCV RNA 转为阴性者可以考虑治疗 24 周时停药，但是患者必须依从性良好，并且不合并 HBV 与 HIV 感染，以及无胰岛素抵抗或者代谢综合征以及重度肝脏纤维化或者肝硬化存在 2. 非基因 1 型 （1）基因 2 型患者若基线 HCV RNA<400 000IU/ml，并且 4 周时检测 HCV RNA 转为阴性者可以考虑治疗 12~16 周时停药，但是患者必须依从性良好，并且不合并 HBV 与 HIV 感染，以及无胰岛素抵抗或者代谢综合征以及重度肝脏纤维化或者肝硬化存在 （2）基因 3 型患者若基线 HCV RNA<400 000IU/ml，并且 4 周时检测 HCV RNA 转为阴性者可以考虑治疗 12~16 周时停药，但是患者必须依从性良好，并且不合并 HBV 与 HIV 感染，以及无胰岛素抵抗或者代谢综合征以及重度肝脏纤维化或者肝硬化存在

注：（1）Peg- 干扰素 α-2b（1.0~1.5μg/kg）或 Peg- 干扰素 α-2a（180μg）q.w. s.c.，联合 RBV 口服 48 周，两法治疗丙型肝炎的 SVR 率相似
（2）RBV 用量参考：体重 >85kg 者，1 200mg/d；65~85kg 者，1 000mg/d；<65kg 者，800mg/d。有文献报道，RBV 的有效剂量为 >10.6mg/kg

（续表）

病原体与感染		首选治疗	备选治疗	备注
人类免疫缺陷病毒 Human immunodeficiency virus，HIV 中国免费 HIV 感染治疗方案				
成人		一线治疗推荐方案： TDF（ABC）+3TC 或 FTC+ 基于 NNRTI：EFV 或基于 PI：LPV/r 或 ATV 或其他：RAL	AZT+3TC+EFV 或 NVP 或 RPV	成人及青少年开始抗病毒治疗时机： （1）急性期 / 有症状：建议治疗 （2）无症状：$CD4^+T$ 淋巴细胞≤500 个 /μl，建议治疗；$CD4^+T$ 淋巴细胞 >500 个 /μl，存在以下情况建议治疗：高病毒载量（>10^5 拷贝 /ml）、$CD4^+T$ 淋巴细胞下降较快（每年降低 >100 个 /μl）、心血管疾病高风险、合并活动性 HBV/HCV 感染、HIV 相关肾脏疾病、妊娠
婴儿及儿童	<3 岁	ABC 或 AZT+3TC+LPV/r	ABC+3TC+NVP；AZT+3TC+NVP	
	3~10 岁	ABC+3TC+EFV	AZT/TDF+3TC+NVP/EFV/LPV/r（美国已批准 TDF 适用于 3 岁以上的儿童，但《中国艾滋病诊疗指南》暂未推荐）	
	>10 岁	ABC+3TC+EFV	AZT/TDF+3TC+NVP/EFV/LPV/r（美国已批准 TDF 适用于 3 岁以上的儿童，但《中国艾滋病诊疗指南》暂未推荐）	

注：
TDF，替诺福韦，成人：300mg/ 次 q.d.
ABC，阿巴卡韦，成人：300mg/ 次 b.i.d.；新生儿 / 婴幼儿：不建议用本药；儿童：8mg/kg，b.i.d.，最大剂量 300mg b.i.d.

（续表）

病原体与感染	首选治疗	备选治疗	备注
3TC，拉米夫定，成人：150mg/ 次 b.i.d. 或 300mg/ 次，q.d.；新生儿 / 婴幼儿：2mg/kg，b.i.d.；儿童：4mg/kg b.i.d.			
FTC，恩曲他滨，成人：200mg/ 次 q.d.			
AZT，齐多夫定，成人：300mg/ 次 b.i.d.；新生儿 / 婴幼儿：2mg/kg 4 次 /d；儿童：160mg/m^2 t.i.d.			
EFV，依非韦伦，成人：600mg q.d. q.n.			
LPV/r，洛匹那韦 / 利托那韦，成人：400mg/100mg p.o. b.i.d.			
ATV，阿扎那韦，成人：300mg p.o. q.d.			
RAL，拉替拉韦，成人：1 200mg p.o. q.d.			
NVP，奈韦拉平，成人：200mg/ 次 b.i.d.；新生儿 / 婴幼儿：5mg/kg b.i.d.；儿童：<8 岁，4mg/kg b.i.d.；>8 岁，7mg/kg b.i.d.			
RPV，利匹韦林，成人：25mg p.o. q.d.			
PI：蛋白酶抑制剂			
NNRTI：非核苷类逆转录酶抑制剂。			

参考文献

［1］国家卫生健康委员会，国家中医药管理局 . 流行性感冒诊疗方案（2020 年版）［J］. 传染病信息，2020，33（5）：385-390.

［2］王贵强，王福生，庄辉，等 . 慢性乙型肝炎防治指南（2019 年版）［J］. 临床肝胆病杂志，2019，35（12）：2648-2669.

［3］中华医学会肝病学分会，中华医学会感染病学分会 . 丙型肝炎防治指南（2019 年版）［J］. 临床肝胆病杂志，2019，35（12）：2670-2686.

［4］中华医学会感染病学分会艾滋病丙型肝炎学组，中国疾病预防控制中心 . 中国艾滋病诊疗指南（2018 年版）［J］. 中华内科杂志，2018，57（12）：867-884.

［5］国家卫生健康委办公厅，国家中医药管理局办公室 . 关于印发新型冠状病毒肺炎诊疗方案（试行第八版 修订版）的通知（国卫办医函〔2021〕191 号）［EB/OL］.［2022-03-21］.http：//www.gov.cn/zhengce/zhengceku/2021-04/15/content_5599795.htm.

2-5 寄生虫感染目标治疗

病原体	伴随状况	首选方案	备选药物	备注
溶组织内阿米巴 *Entamoeba histolytica*	见“2-7 法定传染病抗微生物药物治疗”			
疟原虫 *Plasmodium* spp.	见“2-7 法定传染病抗微生物药物治疗”			
蓝氏贾第鞭毛虫 *Giardia lamblia*	贾第虫病	替硝唑 2g p.o. 一次用药	甲硝唑 250mg p.o. t.i.d.，5~7 天 阿苯达唑 400mg p.o. q.d.，5 天 硝唑尼特 500mg p.o. b.i.d.，3 天 妊娠期：巴龙霉素 500mg p.o. q.i.d.，7 天	难治性患者：甲硝唑 750mg p.o. t.i.d.+ 喹纳克林 100mg p.o. t.i.d.，3 周 阿苯达唑 400mg p.o. q.d.+ 甲硝唑 250mg p.o. t.i.d.，5 天
隐孢子虫 *Cryptosporidium parvum*	隐孢子虫病	非 HIV 感染着：硝唑尼特 500mg p.o. b.i.d.，3 天 HIV 感染者：硝唑尼特 500~1 000mg p.o. b.i.d.，14 天（必须抗 HIV 治疗）		多发生在 AIDS 患者 免疫正常者常常病情轻，自限过程，多不需要治疗
环孢子虫 *Cyclospora cayetanensis*	环孢子虫病	免疫功能正常者：SMZ/TMP 480mg，p.o. b.i.d.，7~10 天 免疫功能缺损者：SMZ/TMP 480mg p.o. q.i.d.，3~4 周（部分免疫严重不全者需长期 480mg p.o. q.d，每周 3 次预防）		
贝氏等孢子虫 *Isospora belli*	等孢子虫病	免疫功能正常者：SMZ/TMP 480mg p.o. b.i.d.，7~14 天 免疫功能缺损者：SMZ/TMP 480mg p.o. b.i.d.~q.i.d.，3~4 周	乙胺嘧啶 50~75mg/d p.o. q.d~b.i.d. 7~10 天 + 亚叶酸 10~25mg/天，p.o. q.d. 或环丙沙星 500mg p.o. b.i.d. 7 天	

（续表）

病原体	伴随状况	首选方案	备选药物	备注
巴贝虫 *Babesia* spp.	（人）巴贝虫病	轻中度：阿托伐醌 750mg p.o. q.12h.+ 阿奇霉素 第 1 天 500mg，后续 250mg p.o. q.d. 重度：克林霉素 400~600mg i.v. q.6h. 或 600mg p.o. q.8h.+ 奎宁 650mg p.o. q.8h.~q.6h. ± 血浆置换。奎宁疗效较佳，但不良反应大；其他可考虑联合药物有多西环素和青蒿琥酯		疗程未定。血液涂片虫体检测阴转后继续治疗数周。本病易复发，需注意随访
利什曼原虫 *Leishmania* spp.	皮肤利什曼病	1. 轻症病例治疗：病灶内锑剂注射，每次 20mg/kg q.w.，8~10 周 2. 中度至严重病例治疗 （1）巴西利什曼原虫：葡萄糖酸锑钠或葡甲胺锑酸盐 20mg/（kg · d）i.v. 或 i.m.，20 天；两性霉素 B 脂质体 3mg/kg i.v. q.d.，1~5 天后，第 14、21 天再用 （2）墨西哥利什曼原虫：可用氟康唑 200mg p.o. q.d.，6 周		1. 锑剂静脉滴注时，应溶于 5% 葡萄糖 120ml 中，滴注大于 2 小时，同时监测心电图。锑剂 + 己酮可可碱 400mg p.o. t.i.d.，30 天；好于单用锑剂 2. 局部治疗仅适用于黏膜播散可能性很小的患者。巴西利什曼原虫和圭亚那利什曼原虫皮肤病变禁用局部治疗 3. 旅行者感染的利什曼原虫常经观察和局部治疗即可好转
	黏膜利什曼病，通常由巴西利什曼原虫引起	五价锑剂 20mg/（kg · d）i.v. 或 i.m.，28 天 两性霉素 B 0.5~1mg/kg i.v. q.d. 或 q.o.d.，至总剂量 20~40mg/kg	两性霉素 B 脂质体 3mg/kg i.v. q.d.，第 1~5 天，14 和 21 天；或两性霉素 B 脂质体 3mg/kg i.v. q.d.，第 1~5 天和第 10 天；或两性霉素 B 脂质体 10mg/kg i.v. 冲击治疗，2 天	

（续表）

病原体	伴随状况	首选方案	备选药物	备注
利什曼原虫 *Leishmania* spp.	内脏利什曼病（黑热病）	两性霉素 B 1mg/（kg · d）i.v. q.d.，至总剂量 1.5~2g	五价锑剂 20mg/（kg · d）i.v. q.d.，28 天 其他药物：氟康唑、米替福新	锑剂是传统治疗黑热病的首选药物，具有疗效迅速显著、疗程短、不良反应少等优点。目前两性霉素 B 逐渐成为内脏利什曼病的首选药物。HIV 阳性患者可能需要终生抑制治疗
刚地弓形虫 *Toxoplasma gondii*	免疫功能正常者			
	伴淋巴结病变的急性患者	绝大多数免疫功能正常者的弓形虫感染是无症状的隐性感染或自限性疾病，无须治疗。当全身症状重、持续时间久或累及重要脏器时需要治疗。实验室和输血引起的急性感染，因病情严重也需要治疗（同下）		
	活动性脉络膜视网膜炎	乙胺嘧啶 200mg 第 1 天口服 1 次，然后 50~70mg p.o. q.d.+ 磺胺嘧啶 1~1.5g p.o. q.i.d.+ 亚叶酸 5~20mg 3 次 / 周。症状、体征消失后继续用药 1~2 周；乙胺嘧啶停药后继续用亚叶酸 1 周		先天性弓形虫病、成人弓形虫脑膜炎以及脉络膜视网膜炎，加泼尼松 1mg/（kg · d），分两次给药，直到脑脊液蛋白浓度下降，或危及视力的炎症消退。根据全血细胞计数的结果调整亚叶酸剂量
	实验室和输血引起的急性感染	同活动性脉络膜视网膜炎		
	妊娠期妇女急性感染	1. 妊娠 <18 周 螺旋霉素 1g p.o. q.8h.（空腹），用药 16~18 周后，若羊水聚合酶链式反应（PCR）阴性可停药。若 PCR 结果仍阳性，按照妊娠 >18 周治疗 2. 妊娠≥18 周 乙胺嘧啶 50mg p.o. q.12h.，2 天，然后 50mg/d p.o. q.d.+［磺胺嘧啶 75mg/kg p.o. 1 次，然后 50mg/kg q.12h.（最大剂量 4g/d）］+ 亚叶酸 10~20mg p.o. q.d. 至临产（至少 4 周） 3. 胎儿或先天性感染（经羊水 PCR 阳性证实）治疗方案同妊娠≥18 周		1. 难治性患者或磺胺过敏者可加用以下药物之一：克林霉素、阿托伐醌、阿奇霉素 2. 先天性感染者具体药物用量咨询专科医师

（续表）

病原体	伴随状况	首选方案	备选药物	备注
刚地弓形虫 *Toxoplasma gondii*	AIDS 患者感染			
	脑弓形虫病	乙胺嘧啶 200mg p.o. 1 次，然后 75mg/d p.o.+ 磺胺嘧啶 1~1.5g p.o. q.6h.（体重 <60kg 者 1g，体重≥60kg 者 1.5g）+ 亚叶酸 10~20mg/d p.o.，至症状、体征消失后继续用药 4~6 周；然后抑制治疗（见初期预防）或 SMZ/TMP 50mg/（kg · d）p.o/i.v. q.12h.，30 天	乙胺嘧啶 + 亚叶酸（剂量同左）+ 以下药物之一：克林霉素 600mg p.o./i.v. q.6h.；SMZ/TMP 25/5kg.d p.o./i.v. b.i.d.；阿托伐醌 750mg p.o. q.6h.。症状、体征消失后治疗 4~6 周，然后抑制治疗	磺胺药严重过敏者用备选药物治疗方案。若脑部有多发环形增强病变（CT 或 MRI），>85% 的患者对 7~10 天的经验性治疗有效；若无效，建议脑活检，即使无炎症，乙胺嘧啶也能穿透脑组织。亚叶酸预防乙胺嘧啶的血液学毒性
	初期预防	SMZ/TMP 480mg p.o. q.d. 或 3 次 / 周	氨苯砜 50mg p.o. q.d.+ 乙胺嘧啶 50mg p.o. q.w.+ 亚叶酸 25mg p.o. q.w. 阿托伐醌 1 500mg p.o. q.d.	预防肺孢子菌的药物对弓形虫同样有效
	脑弓形虫治疗后维持用药	乙胺嘧啶 25~50mg p.o. q.d.+ 磺胺嘧啶 2~4g p.o. q.d.+ 亚叶酸 10~25mg p.o. q.d.。如 CD4 计数 >200/μl，治疗 3 个月后停药	克林霉素 600mg p.o. q.8h.+ 乙胺嘧啶 25~50mg p.o. q.d.+ 亚叶酸 10~25mg p.o. q.d. 阿托伐醌 750mg p.o. q.6h.~q.12h.	乙胺嘧啶 + 磺胺嘧啶预防肺孢子菌肺炎及弓形虫；克林霉素 + 乙胺嘧啶仅预防弓形虫，预防肺孢子菌肺炎需加其他药物
棘阿米巴原虫 *Acanthamoeba*	阿米巴脑膜脑炎	尚无确切治疗方案，可用戊烷脒 + 氟康唑 + 米替福新。还可加用以下药物之一：SMZ/TMP、甲硝唑、阿奇霉素		多发生在免疫功能不全者 角膜炎治疗见“1-1 眼、耳鼻喉、口腔感染抗菌药物经验治疗”

（续表）

病原体	伴随状况	首选方案	备选药物	备注
狒狒巴拉姆希阿米巴 *Balamuthia mandrillaris*	阿米巴脑膜脑炎	阿苯达唑＋氟康唑（伊曲康唑）＋米替福新，可联合戊烷脒		免疫功能不全者和正常者均有发生
福氏耐格里阿米巴 *Naegleria fowleri*	阿米巴脑膜脑炎	两性霉素 B（i.v.+ 鞘内注射）＋利福平＋氟康唑＋米替福新＋阿奇霉素		水源性感染多见，还可导致角膜炎
钩虫 *Ancylostome*	钩虫病	阿苯达唑 400mg p.o. q.d.，3 天	甲苯咪唑 100mg p.o. b.i.d.，3 天 双羟萘酸噻嘧啶 11mg/（kg · d）（最大剂量 1.0g）p.o. q.d.，3 天	嗜酸粒细胞增多可能不出现，但粪便可查见虫卵
蛔虫 *Ascaris lumbricoides*	蛔虫病	阿苯达唑 400mg p.o.，1 次	甲苯咪唑 100mg p.o. b.i.d.，3 天	
鞭虫 *Trichuris trichiura*	鞭虫病	甲苯咪唑 100mg p.o. b.i.d.，3 天	阿苯达唑 400mg p.o. q.d.，3 天	
蛲虫 *Enterobius vermicularis*	蛲虫病	甲苯咪唑 100mg p.o.，1 次，2 周后再服一次	阿苯达唑 400mg p.o.，1 次，两周后再服一次	
粪类圆线虫 *Strongyloides stercoralis*	粪类圆线虫病	伊维菌素 200μg/（kg · d）p.o.，2 天	阿苯达唑 400mg p.o. b.i.d.，7 天，效果较差	对严重感染，15 天后重复。严重感染：有予畜牧用伊维菌素皮下或直肠给药的报道
旋毛虫 *Trichinella spiralis*	旋毛虫病	阿苯达唑 400mg p.o. b.i.d.，8~14 天＋泼尼松 40~60mg p.o. q.d.	（甲苯咪唑 200~400mg p.o. t.i.d.，3 天后，400~500mg p.o. t.i.d.，10 天）+ 泼尼松 40~60mg p.o. q.d.	
绦虫 *Tapeworm*	肠道绦虫、阔节裂头绦虫、犬复孔绦虫、牛带绦虫以及猪带绦虫	吡喹酮 5~10mg/kg p.o.，顿服（儿童及成人） 甲苯咪唑 200mg t.i.d.，3 天 阿苯达唑 400~800mg/d，分服 3 天		

（续表）

病原体	伴随状况	首选方案	备选药物	备注
华支睾吸虫 *Clonorchis sinensis*	华支睾吸虫病（肝吸虫病）	吡喹酮 25mg/kg p.o. t.i.d.，2 天 阿苯达唑 10mg/（kg · d）p.o.，7 天		儿童剂量相同
卫氏并殖吸虫 *Paragonimus westermani*	肺吸虫病	吡喹酮 25mg/kg p.o. t.i.d.，2 天 三氯苯达唑 10mg/kg p.o. q.12h. 或 q.d.，3 天		儿童剂量相同
肝片吸虫 *Fasciola hepatica*	肝片吸虫病	三氯苯达唑 10mg/kg p.o.q.12h.，1 天		
布氏姜片吸虫 *Fasciolopsis buski*	姜片吸虫病	吡喹酮 25mg/kg p.o. t.i.d.，1 天		
日本血吸虫 *Schistosoma japonicum*	见“2-7 法定传染病抗微生物药物治疗”			
棘球蚴 *Echinococcus*	细粒棘球绦虫（棘球蚴病）*Echinococcus granulosus*	经皮吸引 - 注射 - 再吸引（PAIR）+ 阿苯达唑。引流前及引流后：阿苯达唑≥60kg 400mg p.o. b.i.d. 或 <60kg 15mg/（kg · d）b.i.d.，进餐时服用。然后：穿刺（P）和针吸（A）囊内容物。注入（Ⅰ）高渗盐水（15%~30%）或无水乙醇，等待 20~30 分钟，然后再吸出（R），并进行终末灌洗。阿苯达唑持续给药 30 天		国内外有学者主张对无并发症肝包虫囊肝棘球蚴病肿患者首先采用阿苯达唑治疗，如果无效，再考虑手术摘除。手术前与手术后服用阿苯达唑各 1 个月，以防止扩散与复发；术后治疗或者无法手术的病例：使用阿苯达唑数年
	多房棘球绦虫（泡球蚴病）*E. multilocularis*	阿苯达唑疗效尚未明确证实，可使用治疗棘球蚴病的剂量，唯一可靠的治疗是广泛手术切除		手术治疗后或者无法手术的病例：使用阿苯达唑数年

（续表）

病原体	伴随状况	首选方案	备选药物	备注
囊虫 *Cysticercus*	囊虫病	如果神经影像学检查发现脑实质存在活动性和/或变性囊肿，应采用抗寄生虫治疗。若脑积水未经治疗、存在囊尾蚴性脑炎或只有钙化病变，则不应给予抗寄生虫治疗 阿苯达唑：［体重≥60kg者，400mg p.o. b.i.d.，进餐时服。体重<60kg者，15mg/（kg·d）p.o. b.i.d，最大剂量800mg/d］+地塞米松0.1mg/（kg·d），10~14天，抗癫痫药物可能需要1年		开始治疗囊虫病之前，所有患者都应先接受眼科检查，以排除眼部囊虫病。完成抗寄生虫治疗后，应每6个月开展1次神经影像学随访检查。如果随访影像学检查显示持续存在病变，建议再给予一次抗寄生虫疗程
丝虫 *Filaria*	丝虫病	见“2-7 法定传染病抗微生物药物治疗”		

参考文献

［1］大卫·吉尔伯特，亨利·钱伯斯，迈克尔·萨格，等.热病：桑福德指南抗微生物治疗［M］.范洪伟，译.50版.北京：中国协和医科大学出版社，2020.

［2］丹尼斯·L·卡斯珀，安东尼·S·福西.哈里森感染病学［M］.胡必杰，潘珏，高晓东，译.3版.上海：上海科学技术出版社，2019.

［3］周霞，王慧，薛靖波，等.国内外巴贝虫病流行现状与研究进展［J］.中国血吸虫病防治杂志，2019，31（1）：63-70.

［4］CLINTON W A，COYLE C M，VEDANTAM R，et al. Diagnosis and treatment of neurocysticercosis：2017 clinical practice guidelines by the nfectious Diseases Society of America（IDSA）and the American Society of Tropical Medicine and Hygiene（ASTMH）［J］. Clin Infect Dis，2018，66：e49.

2-6 其他病原体感染目标治疗

病原体	首选治疗	备选治疗	备注
肺炎支原体 *Mycoplasma pneumoniae*	左氧氟沙星 500mg p.o. q.d.，或莫西沙星 400mg p.o. q.d.，7~10 天；多西环素 100mg p.o. b.i.d.，10~14 天	红霉素 250mg p.o. q.i.d.，7~10 天；克拉霉素 250~500mg p.o. b.i.d.，7~10 天；阿奇霉素第 1 天 0.5g p.o. q.d.，此后 0.25g p.o. q.d.，4 天	常见疾病：呼吸道感染 对大环内酯类耐药比较严重，需注意
肺炎衣原体 *Chlamydia pneumoniae*	莫西沙星 400mg i.v./p.o.，或左氧氟沙星 500mg i.v./p.o.	红霉素 250mg p.o. q.i.d.，7~10 天；或多西环素 100mg p.o. b.i.d.，或克拉霉素 250~500mg p.o. b.i.d. 10~14 天；或阿奇霉素第 1 天 0.5g p.o. q.d.，此后 0.25g p.o. q.d.，4 天	常见疾病：呼吸道感染
沙眼衣原体 *Chlamydia trachomatis*	阿奇霉素 成人 1g p.o. 单剂，儿童 20mg/kg 单剂	成人：多西环素 100mg p.o. b.i.d.，3 周；四环素 250mg p.o. q.i.d.，14 天	包涵体结膜炎
	多西环素 100mg p.o. b.i.d.，7 天 妊娠期妇女：阿奇霉素 1g p.o. 单剂	红霉素 500mg p.o. q.i.d.，7 天；或左氧氟沙星 500mg p.o. q.d.，7 天	非淋病奈瑟球菌性尿道炎、子宫颈炎 同时对其性伴侣进行检查并治疗 妊娠期妇女禁用多西环素和喹诺酮类
	多西环素 100mg p.o. b.i.d.，21 天	阿奇霉素 1g p.o. q.w.，3 周 红霉素 500mg p.o. q.i.d.，21 天	性病淋巴肉芽肿
鹦鹉热衣原体 *Chlamydia psittaci*	多西环素 100mg b.i.d. i.v./p.o.，7~10 天 阿奇霉素第 1 天 0.5g p.o. q.d.，此后 0.25g p.o. q.d.，4 天	克拉霉素 500mg p.o. b.i.d.，7~10 天 左氧氟沙星 500mg p.o. q.d.，7 天	肺炎

（续表）

病原体	首选治疗	备选治疗	备注
贝纳柯克斯体 *Coxiella burnetii*	多西环素 100mg p.o. b.i.d.，14~21 天	SMZ/TMP 960mg p.o. b.i.d.，14~21 天	Q 热
	多西环素 100mg p.o. b.i.d.+ 羟氯喹 200mg p.o. t.i.d.，18~36 个月	多西环素 100mg p.o. b.i.d.+ 利福平 450mg/d 或氧氟沙星 3 年	Q 热心内膜炎
普氏立克次体 *Rickettsia prowazekii*	多西环素 100mg i.v./p.o. b.i.d.，7 天 四环素 50mg/（kg · d），p.o. q.i.d.，7 天	氯霉素 50mg/（kg · d）i.v./p.o. q.i.d.，5 天 环丙沙星 400~500mg i.v./p.o. b.i.d.，或左氧氟沙星 500mg i.v./p.o. q.d.，5~7 天	流行性斑疹伤寒
地方性斑疹伤寒立克次体 *Rickettsia typhi*	多西环素 100mg i.v./p.o. b.i.d.，7 天 四环素 50mg/（kg · d）p.o. q.i.d.，7 天	氯霉素 50mg/（kg · d）i.v./p.o. q.i.d.，5 天 环丙沙星 400~500mg i.v./p.o. b.i.d.，或左氧氟沙星 500mg i.v./p.o. q.d.，7 天	地方性斑疹伤寒
恙虫病立克次体 *Rickettsia tsutsugamushi*	多西环素 100mg i.v./p.o. b.i.d.，7 天 妊娠期妇女或多西环素耐药：阿奇霉素 500mg p.o. 单剂	利福平 600mg p.o.，6 天	恙虫病 注意询问流行病学史及体格检查有无焦痂
查菲埃立克体 *Ehrlichia chaffeensis*	多西环素 100mg p.o./i.v. b.i.d.，7~14 天	四环素 500mg p.o. q.i.d.，7~14 天	人单核细胞埃里克体病，媒介为美洲花蜱 尚无儿童与妊娠期妇女剂量推荐
汉赛巴尔通体 *Bartonella henselae*	淋巴结感染：阿奇霉素首剂 500mg p.o.，第 2 天 250mg p.o. q.d.，4 天 肝脾和播散性感染：利福平 300mg p.o. b.i.d.+ 阿奇霉素 500mg p.o. 一次后 250mg p.o. q.d.，10~14 天 神经系统和眼部感染：多西环素 100mg p.o. b.i.d.+ 利福平 300mg p.o. b.i.d.，4~6 周		猫抓病 避免手术切开引流

（续表）

病原体	首选治疗	备选治疗	备注
五日热巴尔通体 *Bartonella quintana*	多西环素 100mg p.o. b.i.d.，4 周 + 庆大霉素 3mg/kg i.v. q.d.，2 周	多西环素 100mg p.o. b.i.d.+ 利福平 300mg p.o. b.i.d.，4 周	战壕热 灭虱是重要预防措施
汉赛巴尔通体、五日热巴尔通体	阿奇霉素首剂 500mg p.o.，第 2 天 250mg p.o. q.d.，或克拉霉素 500mg p.o. b.i.d.，或环丙沙星 500~750mg p.o. b.i.d.，8 周	红霉素 500mg p.o. q.i.d.，或多西环素 100mg p.o.b.i.d.，8 周	杆菌性血管瘤病、紫癜性肝炎
土拉热弗朗西丝菌 *Francisella tularensis*	链霉素 15mg/kg i.v. q.12h.，或庆大霉素 5mg/kg i.v. q.d.，10 天	多西环素 100mg p.o./i.v. b.i.d.，14~21 天 环丙沙星 400mg i.v. q.12h.，14~21 天	兔热病（野兔热）
		环丙沙星 500mg p.o. b.i.d.，14 天	暴露后预防
诺卡菌 *Nocardia*	SMZ/TMP［（25~50mg）/（5~10mg）］/（kg · d）p.o.，分为 2~4 次	米诺环素 100~200mg p.o. b.i.d.	原发性皮肤诺卡菌病 疗程：免疫正常者 3 个月，免疫抑制者 6 个月
	SMZ/TMP（75mg/15mg）/（kg · d）p.o.，分 2~4 次，3~4 周。然后（50mg/10mg）/（kg · d）p.o.，分为 2~4 次，3~4 个月	亚胺培南 / 西司他丁 500mg i.v. q.6h.+ 阿米卡星 6mg/kg i.v. q.12h.，3~4 周，然后改为 SMZ/TMP（50mg/10mg）/（kg · d）p.o.	原发性肺诺卡菌病，疗程 3~4 个月
	SMZ/TMP（75mg/15mg）/（kg · d）p.o.，分 2~4 次 + 头孢曲松钠 2g i.v. q.12h.；多器官受累时加用阿米卡星 6mg/kg i.v. q.12h.，3~6 周后，改为口服药物	利奈唑胺 600mg i.v./p.o. q.12h.+ 美罗培南 2g i.v. q.8h. 若磺胺耐药或过敏，阿米卡星联合下列之一：亚胺培南、美罗培南、头孢曲松钠、头孢噻肟钠	血行播散性脓肿，包括脑、肾、胸壁 / 胸膜、肝等器官星形诺卡菌可选米诺环素，巴西诺卡菌可选氨苄西林 免疫正常者疗程 3 个月以上，免疫抑制者两种药物联用，疗程 1 年

（续表）

病原体	首选治疗	备选治疗	备注
衣氏放线菌 *Actinomyces israelii*	氨苄西林 2g i.v. q.8h.，4~6 周；或青霉素 1 000 万 ~2 000 万 U/d i.v. q.6h.，4~6 周，随后青霉素 V 钾 2~4g/d p.o.，3~6 周	多西环素、头孢曲松钠、克林霉素、红霉素	放线菌病
回归热疏螺旋体 *Borrelia recurrentis*	多西环素 100mg p.o. b.i.d.，7~10 天	红霉素 500mg p.o. q.i.d.，7~10 天	回归热 部分患者治疗后可出现赫氏反应（2 小时以内发生），激素不能预防，暴露后多西环素预防有效
伯氏疏螺旋体 *Borrelia burgdorferi*（莱姆病病原体）	多西环素 100mg p.o. b.i.d.，或阿莫西林 500mg p.o. t.i.d.，或头孢呋辛酯 500mg p.o. b.i.d.，或红霉素 250mg p.o. q.i.d.，疗程均为 14~21 天		慢性游走性红斑期
	头孢曲松钠 2g i.v. q.d.，或头孢噻肟钠 2g i.v. q.8h.，14~21 天	多西环素 100mg p.o. b.i.d.，或阿莫西林 500mg p.o. t.i.d.，14~21 天	慢性游走性红斑期伴心脏传导阻滞
	多西环素 100mg p.o. b.i.d.，或阿莫西林 500mg p.o. t.i.d.，或头孢呋辛酯 500mg p.o. b.i.d.，14~21 天	头孢曲松钠 2g i.v. q.d.，14~21 天	慢性游走性红斑期伴面神经麻痹
	头孢曲松钠 2g i.v. q.d.，或头孢噻肟钠 2g i.v. q.8h.，14~28 天	青霉素 2 000 万 U/d i.v. 分 3~4 次，14~28 天	慢性游走性红斑期伴脑膜炎
	多西环素 100mg p.o. b.i.d.，或阿莫西林 500mg p.o. q.i.d.，30~60 天	头孢曲松钠 2g i.v. q.d.，或青霉素 2 000 万 ~2 400 万 U/d i.v.，分 4~6 次，14~28 天	关节炎
	阿莫西林 500mg p.o. t.i.d.，21 天	青霉素过敏：阿奇霉素 500mg p.o. q.d.，7~10 天；或红霉素 500mg p.o. q.i.d.，14~21 天	妊娠期妇女

（续表）

病原体	首选治疗	备选治疗	备注
钩端螺旋体 *Leptospira*	青霉素首剂 40 万 U，此后每天 120 万 ~160 万 U，分 3~4 次 i.m.；重症者 160 万 ~240 万 U，分 4 次 i.m.，5~7 天 阿莫西林 0.5~1g i.v. q.6h.，5~7 天 青霉素过敏可选用头孢曲松钠 1g i.v. q.d.，7 天	多西环素 100mg i.v./p.o. b.i.d.，5~7 天；或氨苄西林 0.5~ 1g i.v. q.6h.，7 天	钩端螺旋体病 治疗时注意首次剂量不可过大，以防出现赫氏反应。赫氏反应多发生在首剂青霉素注射后 30 分钟 ~4 小时
小螺菌 *Spirillum minus*	青霉素 160 万 U/d，分 2 次 i.m.，7~14 天，或继服阿莫西林 7 天	对青霉素过敏者，多西环素 100mg p.o. b.i.d.，7~14 天	鼠咬热 克林霉素、红霉素、头孢曲松钠可能有效；有心内膜炎并发症者，可联用链霉素，疗程 4~6 周 处理伤口，如炎症可用呋喃西林或新霉素溶液湿敷
梅毒螺旋体 *Treponema pallidum*	见“2-8 性传播疾病抗微生物药物治疗”		

参考文献

［1］林果为，王吉耀，葛均波 . 实用内科学［M］.15 版 . 北京：人民卫生出版社，2017.

［2］大卫 · 吉尔伯特，亨利 · 钱伯斯，迈克尔 · 萨格，等 . 热病：桑福德指南抗微生物治疗［M］. 范洪伟，译 . 50 版 . 北京：中国协和医科大学出版社，2020.

［3］丹尼斯 · L · 卡斯珀，安东尼 · S · 福西 . 哈里森感染病学［M］. 胡必杰，潘珏，高晓东，译 .3 版 . 上海：上海科学技术出版社，2019.

［4］ANGELAKIS E，RAOULT D. Pathogenicity and treatment of Bartonella infections［J］. Intl J Antimicrob Agents，2014，44（1）：16-25.

2-7 法定传染病抗微生物药物治疗

传染病（分类）	伴随状况	病原体	首选治疗	备选治疗	备注
鼠疫（甲类）	肺鼠疫、腺（淋巴结）鼠疫、败血症	鼠疫耶尔森菌	成人：链霉素首剂 1~2g i.m.，然后 0.75g i.m. b.i.d.~q.i.d.，10~20 天；或庆大霉素 5mg/kg i.v. q.d.，10~20 天 儿童：链霉素 20mg/kg i.m. q.d.，7~10 天 新生儿：链霉素 10mg/kg i.m. q.d.，7~10 天	多西环素 200mg i.v./p.o. 首剂，后 100mg i.v./p.o. q.12h.；或四环素 2g p.o.，首剂后，0.5g p.o./i.v.，10~20 天 氟喹诺酮类（左氧氟沙星、环丙沙星）	氨基糖苷类、四环素类、氟喹诺酮类不用于妊娠期妇女及 18 岁以下患者，确需使用应知情同意后给予
霍乱（甲类）		霍乱弧菌（古典生物型，El-tor 生物型）	环丙沙星 500mg p.o. b.i.d.，3 天。或诺氟沙星 200mg i.v./p.o. b.i.d.，或 SMZ/TMP 960mg p.o. b.i.d.，3~5 天	多西环素 200mg p.o. 首剂后 100mg p.o. b.i.d.，3 天	补液是霍乱救治的关键环节
流行性脑脊髓膜炎（乙类）		脑膜炎奈瑟菌	成人：青霉素 240 万 U i.v. q.6h.~q.4h.，5~7 天 儿童：青霉素 20 万 U/kg i.v. q.6h.~q.4h.，5~7 天	成人：头孢曲松钠 2g i.v. q.24h.~q.12h.，5~7 天 儿童：头孢曲松钠 100mg/kg i.v. q.24h.~q.12h. 5~7 天	头孢噻肟钠、头孢呋辛也有效，氯霉素有效，但不良反应严重
白喉（乙类）		白喉棒状杆菌	红霉素 20~25mg/kg i.v. q.12h.，7~14 天	青霉素 160 万 ~240 万 U i.v. q.6h.~q.4h.，7~10 天；或青霉素 5 万 U/kg i.v. q.6h.，5 天后，青霉素 V 钾 50mg/（kg · d）p.o.，5 天	尽可能在病程 3 天内联合使用抗白喉抗毒素：轻症 2 万 ~4 万 U，重症 4 万 ~10 万 U

（续表）

传染病（分类）	伴随状况	病原体	首选治疗	备选治疗	备注
百日咳（乙类）		百日咳鲍特菌、副百日咳鲍特菌	成人：阿奇霉素第1天500mg p.o. q.d.，第2~5天250mg q.d.；或克拉霉素500mg p.o. b.i.d.，14天；或SMZ/TMP 480mg p.o. b.i.d. 儿童：阿奇霉素第1天10mg/（kg·d），然后5mg/（kg·d）p.o. q.d.，4天；或克拉霉素7.5mg/kg p.o. b.i.d.，7天；或SMZ/TMP（年龄>6个月）4mg/kg p.o. b.i.d.，14~21天		预防：严格执行呼吸道隔离，隔离期自起病开始，为期7周。或痉咳开始，为期4周。主动免疫：白百破（DPT，白喉类毒素、百日咳疫苗、破伤风类毒素）三联疫苗，对出生3~6个月的婴儿进行基础免疫，皮下注射3次
	家庭接触者预防		见“1-12 抗感染药在预防非手术相关感染时的应用”		
肺结核（乙类）		结核分枝杆菌	见“2-3 分枝杆菌感染目标治疗”		
猩红热（乙类）		A群乙型溶血性链球菌	成人：青霉素400万U i.v. q.6h.~q.4h.，10~14天 儿童：青霉素10万~20万U/kg i.v. q.6h.~q.4h.，10~14天	成人：头孢曲松钠1g i.v. q.d.，10~14天 儿童：头孢曲松钠50~75mg/kg i.v. q.d.，10~14天	积极推行青霉素皮试规范化，避免青霉素皮试假阳性 头孢菌素使用前，无须常规进行皮试
新生儿破伤风（乙类）、破伤风		破伤风梭菌	成人：青霉素320万U i.v. q.4h.，或甲硝唑1g i.v. q.12h.，或甲硝唑500mg p.o. q.i.d.，7~10天 儿童：青霉素5万~10万U/kg i.v. q.6h.~q.4h.，7~10天	成人：多西环素首剂200mg，后100mg i.v./p.o. q.12h.，7~10天 儿童：多西环素2.2mg/kg p.o./i.v. q.12h.，7~10天（8岁以上使用）	使用抗破伤风抗毒素1万~3万U i.m.一次，加强创口或病灶处理等综合治疗

（续表）

传染病（分类）	伴随状况	病原体	首选治疗	备选治疗	备注
细菌性痢疾（乙类）		志贺菌属	左氧氟沙星 500mg i.v./p.o. q.d.，或环丙沙星 400~500mg i.v./p.o. b.i.d.，或诺氟沙星 200mg p.o. t.i.d.，5~7 天 儿童：头孢曲松钠 50mg/kg i.v. q.d.，或头孢噻肟钠 50mg/kg i.v. q.8h.，5~7 天	成人：头孢噻肟钠 2.0g i.v. q.8h.，或头孢曲松钠 1.0~2.0g i.v. q.d.，或 SMZ/TMP 960mg p.o. b.i.d.，5~7 天 儿童：SMZ/TMP（20~30/4~6）mg/kg p.o. q.12h.，或阿奇霉素 10mg/kg p.o./i.v. q.d.，5~7 天	尤其应注意儿童中毒性菌痢与流行性乙型脑炎的区别，生理盐水灌肠液检查大便常规及培养可鉴别
伤寒和副伤寒（乙类）		伤寒沙门菌、副伤寒沙门菌	成人：左氧氟沙星 500mg i.v./p.o. q.d.，或环丙沙星 500mg i.v./p.o. b.i.d.，或头孢曲松钠 2.0g i.v. q.d.，或头孢噻肟钠 2g i.v. q.8h.，14 天 儿童及青少年：头孢曲松钠 75mg/kg i.v. q.d.，14 天	成人：氨苄西林 500~1 000mg i.v./p.o. q.i.d.，或阿莫西林 500~1 000mg i.v./p.o. q.i.d.，14 天 儿童及青少年：阿奇霉素 20mg/kg i.v. q.d.，14 天	18 岁以下患者、妊娠期妇女、哺乳期妇女首先推荐头孢曲松钠 部分地区氨苄西林、阿莫西林耐药比较突出
淋病（乙类）	见“2-8 性传播疾病抗微生物药物治疗”				
炭疽（乙类）	肺炭疽（乙类，按甲类管理） 胃肠型炭疽、炭疽杆菌性脑膜炎、败血症型炭疽	炭疽杆菌	成人：青霉素 240 万 ~320 万 U i.v. q.6h.~q.4h.，4~6 周 + 氨基糖苷类，10~14 天；或环丙沙星 400mg i.v. q.12h.，或左氧氟沙星 500mg i.v. q.d.，或多西环素 100mg i.v. q.12h.+ 克林霉素 900mg i.v. q.8h. ± 利福平 300mg i.v. q.12h.；病情好转后减量口服：环丙沙星 500mg p.o. b.i.d.，或左氧氟沙星 500mg p.o. q.d.，或克林霉素 450mg p.o. t.i.d. ± 利福平 300mg p.o. b.i.d.，疗程 60 天 儿童：青霉素 20 万 ~40 万 U/kg i.v. q.6h.~q.4h.，4~6 周，或环丙沙星 10mg/kg i.v. q.12h. 或 15mg/kg p.o. b.i.d.，或多西环素（≤8 岁及 >8 岁但体重 <45kg 2.2mg/kg i.v. q.12h.；>8 岁且体重 >45kg：100mg i.v. q.12h.）+ 克林霉素 7.5mg/kg i.v. q.6h. ± 利福平 20mg/kg i.v. q.d.，病情好转后减量口服，疗程 60 天		不用头孢菌素类及 SMZ/TMP；四环素类、氟喹诺酮类不用于妊娠期妇女及 18 岁以下患者，确需使用应知情同意后给予

（续表）

传染病（分类）	伴随状况	病原体	首选治疗	备选治疗	备注
炭疽（乙类）	皮肤炭疽	炭疽杆菌	成人：青霉素 160 万 ~240 万 U i.v. q.6h.~q.4h.，10~14 天 或环丙沙星 500mg p.o. b.i.d.，或左氧氟沙星 500mg p.o. q.d.，7~10 天；多西环素 100mg p.o. b.i.d.，7~10 天 儿童：青霉素 20 万 ~40 万 U/kg i.v. q.6h.~q.4h.，7~10 天，或多西环素≤8 岁及 >8 岁但体重 <45kg 2.2mg/kg p.o. b.i.d；>8 岁且体重 >45kg 100mg p.o. b.i.d.，7~10 天		四环素类、氨基糖苷类、氟喹诺酮类不用于妊娠期妇女及 18 岁以下患者，确需使用应知情同意后给予
布鲁氏菌病（乙类）	成人及 8 岁以上儿童	布鲁氏菌	多西环素 100mg p.o. b.i.d.，2~3 个月 + 庆大霉素 5mg/kg i.v. q.d.，7~14 天 或多西环素 100mg p.o. b.i.d.，2~3 个月 + 链霉素 0.75g i.m. q.d.，2~3 周 或左氧氟沙星等氟喹诺酮类	多西环素 100mg p.o. b.i.d.+ 利福平 600~900mg p.o. q.d.，6 周 或多西环素 + 利福平 + 阿米卡星 或 SMZ/TMP 960mg p.o b.i.d.，6 周 + 庆大霉素，2 周	
	小于 8 岁		SMZ/TMP 5mg/kg b.i.d.，6 周 + 庆大霉素（绝对指征，知情同意后使用）5mg/kg i.v. q.d.，2 周		
	妊娠期妇女		SMZ/TMP（知情同意后使用）960mg p.o b.i.d.+ 利福平 600~900mg p.o. q.d.，6 周		
流行性和地方性斑疹伤寒（丙类）		普氏立克次体 （体虱传播） 地方性斑疹伤寒立克次体 （鼠蚤传播）	多西环素 100mg i.v./p.o. b.i.d.，7 天 四环素 50mg/（kg · d）p.o. q.i.d.，7 天	氯霉素 50mg/（kg · d）i.v./p.o. q.i.d.，5 天。 或环丙沙星 400~500mg i.v./p.o. b.i.d.，或左氧氟沙星 500mg i.v./p.o. q.d.，7 天	严重感染者酌情给予氢化可的松 100~200mg i.v. q.d. 或地塞米松 5~10mg i.v. q.d.，2~3 天
钩端螺旋体病（乙类）		钩端螺旋体	青霉素首剂 40 万 U i.m. 重症 2 小时后 40 万 U i.m.，每天总量 160 万 ~240 万 U i.m. q.6h.，5~7 天；重症者静脉滴注用药，或头孢曲松钠 1g i.v. q.d.，7 天	阿奇霉素首剂 1g p.o.，然后 500mg p.o. q.d.，2 天；或多西环素 100mg i.v./p.o. b.i.d.，7 天；或氨苄西林 0.5~1g i.v. q.6h.，7 天	首剂使用后应加强监测，注意防治赫氏反应

（续表）

传染病（分类）	伴随状况	病原体	首选治疗	备选治疗	备注
梅毒（乙类）	见“2-8 性传播疾病抗微生物药物治疗”				
麻风病（丙类）	多菌型麻风	麻风分枝杆菌	利福平 600mg p.o. 1 次 / 月 监督服用 + 氯法齐明 p.o. 300mg 1 次 / 月 监督服用并 50mg p.o. q.d. 自服 + 氨苯砜 100mg p.o. q.d.，自服≥2 年或皮肤查菌阴转。若氨苯砜过敏，可继续前 2 种药治疗		
	少菌型麻风		利福平 600mg p.o. 1 次 / 月 监督服用 + 氨苯砜 100mg p.o. q.d. 自服≥6 个月或皮肤查菌阴转；若氨苯砜过敏，可用利福平联合氯法齐明治疗		
	单个皮损		利福平 600mg p.o. 1 次 / 月 监督服用 + 氨苯砜 100mg p.o. q.d. 自服≥6 个月或皮肤麻风菌素试验阴转	左氧氟沙星 500mg p.o. q.d.，30 天；或米诺环素 100mg p.o. b.i.d.，30 天；或克拉霉素 500mg p.o. b.i.d.，60 天	
除霍乱、细菌性和阿米巴痢疾、伤寒和副伤寒以外的感染性腹泻病（丙类）	病毒性肠炎	轮状病毒、诺如病毒、腺病毒、星状病毒、小圆病毒、杯状病毒等	无特效抗病毒治疗；抗菌药物治疗无效		以补液、对症治疗为主
	大肠埃希菌肠炎	肠致病性大肠埃希菌（EPEC）、肠产毒性大肠埃希菌（ETEC）、肠侵袭性大肠埃希菌（EIEC）、肠集聚性大肠埃希菌（EAEC）	左氧氟沙星 500mg i.v./p.o. q.d.，5~7 天；或环丙沙星 500mg i.v./p.o. b.i.d.，5~7 天	氨苄西林 500~1 000mg i.v./p.o. q.i.d.，或阿莫西林 500~1 000mg i.v./p.o. q.i.d.，5~7 天	轻度肠炎可自限，以对症治疗为主 肠出血性大肠埃希菌（EHEC）感染不使用抗菌药物

（续表）

传染病（分类）	伴随状况	病原体	首选治疗	备选治疗	备注
除霍乱、细菌性和阿米巴痢疾、伤寒和副伤寒以外的感染性腹泻病（丙类）	空肠弯曲菌肠炎	空肠弯曲菌	阿奇霉素 500mg p.o. q.d.，5~7 天	环丙沙星 500mg p.o. b.i.d.，5~7 天。红霉素 500mg p.o. b.i.d.~t.i.d.，5~7 天 儿童：红霉素 20~25mg/kg p.o. b.i.d.，5~7 天	
	沙门菌肠炎	沙门菌属	成人：左氧氟沙星 500mg i.v./p.o. q.d.，或环丙沙星 500mg p.o. b.i.d.，或头孢曲松钠 2.0g i.v. q.d.，或头孢噻肟钠 2g i.v. q.8h.，5~7 天 儿童及青少年：头孢曲松钠 75mg/kg i.v. q.d.，或阿奇霉素 20mg/kg i.v. q.d.，5~7 天	氨苄西林 500~1 000mg i.v./p.o. q.i.d.，或阿莫西林 500~1 000mg i.v./p.o. q.i.d.，5~7 天 （部分地区耐药率高，须注意）	
	弧菌性肠炎（霍乱弧菌以外）	拟态弧菌、河弧菌、弗尼斯弧菌、副溶血弧菌、霍利斯弧菌和少女鱼弧菌等	多西环素 200mg 首剂，后 100mg p.o. b.i.d.，或环丙沙星 500mg p.o. b.i.d.，3 天	SMZ/TMP 960mg p.o. b.i.d.，或四环素 0.5 p.o. q.i.d.，3 天	
	耶尔森菌肠炎	小肠结肠炎耶尔森菌	左氧氟沙星 0.5 p.o. q.d.，或环丙沙星 0.5g p.o. b.i.d.，2 周	SMZ/TMP 960mg p.o. b.i.d.，2 周	
	贾第虫病	蓝氏贾第鞭毛虫	成人：替硝唑 2g p.o.，顿服 儿童：替硝唑 50~70mg/kg p.o.，顿服 妊娠期妇女：治疗用巴龙霉素 500mg p.o. q.i.d.，7 天	成人：甲硝唑 0.8g p.o. t.i.d.，5 天；或呋喃唑酮 100mg p.o. q.i.d. 难治患者：甲硝唑 750mg p.o. t.i.d.+喹纳克林 100mg p.o. t.i.d.，3 周 儿童：甲硝唑 5mg/kg p.o. t.i.d.，5 天；或呋喃唑酮 6mg/（kg · d）q.i.d.，7~10 天	12 岁以下患者禁用替硝唑，确需使用知情同意后给予

（续表）

传染病（分类）	伴随状况	病原体	首选治疗	备选治疗	备注
病毒性肝炎（乙型、丙型）（乙类）			见“2-4 病毒感染目标治疗”		
获得性免疫缺陷综合征（乙类）			见“2-4 病毒感染目标治疗”		
流行性感冒（丙类）		流感病毒	见“2-4 病毒感染目标治疗”		
人感染高致病性禽流感（乙类）		甲型流感病毒			
严重急性呼吸综合征（SARS）（乙类，按甲类管理）		SARS 相关冠状病毒	尚无肯定的特异性抗病毒药物		
COVID-19（乙类）			见“2-4 病毒感染目标治疗”		
麻疹（乙类）		麻疹病毒	无特效抗病原治疗		
脊髓灰质炎（乙类）		脊髓灰质炎病毒	无特效抗病原治疗		实施儿童计划免疫预防
风疹（丙类）		风疹病毒	无特效抗病原治疗		
急性出血性结膜炎（丙类）		新肠道病毒 70 型	羟苄唑滴眼液 4~6 次 /d		
流行性腮腺炎（丙类）		腮腺炎病毒	无特效抗病原治疗		
流行性乙型脑炎（乙类）		流行性乙型脑炎病毒	无特效抗病原治疗		
狂犬病（乙类）		狂犬病毒	无特效抗病原治疗		
流行性出血热（乙类）		汉坦病毒	利巴韦林首剂 30mg/kg，然后 15mg/kg i.v. q.6h.，4 天。随后 7.5mg/kg i.v. q.6h.，6 天（WHO 推荐）（见“2-4 病毒感染目标治疗”）		早期用药有效

（续表）

传染病（分类）	伴随状况	病原体	首选治疗	备选治疗	备注
登革热（乙类）		登革热病毒	无特效抗病原治疗		
疟疾（乙类）	间日疟、三日疟与卵形疟	各种疟原虫	氯喹第1天300mg p.o. b.i.d.，第2~3天300mg p.o. q.d.+伯氨喹22.5mg p.o. q.d.，8天		
	恶性疟	恶性疟原虫	青蒿琥酯片200mg q.d.，3天+阿莫地喹片600mg q.d.，3天；或双氢青蒿素哌喹片首剂80/640mg（2片），首剂后6~8小时、24小时、32小时各服2片；或复方磷酸萘酚喹片（每片含萘酚喹50mg，青蒿素125mg）8片1次顿服；或复方青蒿素片（每片含青蒿素62.5mg，哌喹375mg）首剂2片，24小时后再服2片		
	重型疟疾	恶性疟原虫为主	蒿甲醚80mg i.m. q.d.，7天，或青蒿琥珀注射液 第1天120mg，第2天起60mg i.v. q.d.，7天，病情缓解且能进食者改为青蒿素类复方制剂（ACT）口服序贯治疗7天	咯萘啶注射剂160mg i.v./i.m. q.d.，3天	
	妊娠期疟疾		间日疟用氯喹，妊娠3个月内恶性疟用哌喹，妊娠3个月以上用ACT疗法，妊娠重型疟疾用蒿甲醚或青蒿琥珀注射剂治疗		
黑热病（又名内脏利什曼病）（丙类）		杜氏利什曼原虫	见“2-5 寄生虫感染目标治疗”		
包虫病（丙类）		棘球蚴	见“2-5 寄生虫感染目标治疗”		

（续表）

传染病（分类）	伴随状况	病原体	首选治疗	备选治疗	备注
血吸虫病（乙类）	急性血吸虫病	日本血吸虫	吡喹酮 10mg/kg p.o. t.i.d.，4 天；或成人总剂量 120mg/kg，分 4~6 天服用 儿童总剂量 140mg/kg，分 4~6 天服完，每天量分 2~3 次服		
	慢性血吸虫病		吡喹酮 10mg/kg p.o. t.i.d.，2 天；或成人总剂量 60mg/kg，分 2 天服完 儿童总剂量：<30kg 者，70mg/kg，分 2 天服完，每天量分 2~3 次服 严重感染者 90mg/kg，分 2 天服完，每天量分 3 次服		
	晚期血吸虫病		吡喹酮 10~15mg/kg p.o. b.i.d.，2 天		
阿米巴痢疾（乙类）	排包囊者	溶组织阿米巴	巴龙霉素 500mg p.o. t.i.d.，7 天；或双碘喹啉 600mg t.i.d.，20 天		
	轻中度阿米巴痢疾		甲硝唑 400~600mg p.o. t.i.d.，10 天，然后改为巴龙霉素 500mg p.o. t.i.d.，7 天；或双碘喹啉 600mg t.i.d.，20 天	替硝唑 1g p.o. b.i.d.，3 天；或奥硝唑 500mg p.o. b.i.d.，5 天。以后改为巴龙霉素 500mg p.o. t.i.d.，7 天	
	重症阿米巴痢疾		甲硝唑 750mg i.v.，继以 600~800mg p.o. t.i.d.，15~20 天，然后改为巴龙霉素 500mg p.o. t.i.d.，7 天	替硝唑 1g p.o.b.i.d.，7~10 天；或奥硝唑 500mg p.o. b.i.d.，10 天。以后改为巴龙霉素 500mg p.o. t.i.d.，7 天	
	肠外阿米巴病（脓肿）		甲硝唑 600~800mg p.o. t.i.d.，10 天；或替硝唑 1g p.o.b.i.d.，7~10 天；或奥硝唑 500mg p.o. b.i.d.，10 天	氯喹 300mg p.o. b.i.d.，2 天。然后 150mg p.o. b.i.d.，≥20 天	

（续表）

传染病（分类）	伴随状况	病原体	首选治疗	备选治疗	备注
丝虫病（丙类）		马来丝虫	短疗程：乙胺嗪 1.5g 晚上顿服；或 750mg p.o. q.d.，2 天；或 300mg p.o. q.w.，6 周	伊维菌素 400mg/kg，顿服	
		斑氏丝虫	中疗程：乙胺嗪 200mg p.o. t.i.d.；或 300mg b.i.d.，7 天；或 500mg p.o. q.w.，7 周	伊维菌素 400mg/kg，顿服	

参考文献

［1］《中国国家处方集》编委会．中国国家处方集［M］.2 版．北京：科学出版社，2021.

［2］BARTLETT J G，AUWAERTER P G，PHAM P A. ABX 指南：感染性疾病的诊断与治疗［M］. 马小军，徐英春，刘正印，译 .2 版．北京：科学技术文献出版社，2012.

［3］陈新谦，金有豫，汤光．陈新谦新编药物学［M］.18 版．北京：人民卫生出版社，2018.

［4］大卫·吉尔伯特，亨利·钱伯斯，迈克尔·萨格，等．热病：桑福德指南抗微生物治疗［M］. 范洪伟，译．50 版．北京：中国协和医科大学出版社，2020.

［5］中华人民共和国卫生部．关于印发《人粒细胞无形体病预防控制技术指南（试行）》的通知［EB/OL］.［2022-03-21］.http：//www.nhc.gov.cn/yjb/s3577/200804/c419dbb1a2a8447d85f63e483719bf98.shtml.

［6］中华人民共和国卫生部．卫生部办公厅关于印发《抗疟药使用原则和用药方案（修订稿）》的通知［EB/OL］.［2022-03-21］.http：//www.nhc.gov.cn/bgt/s9512/200907/7e3faa5faad4483b8305917c1ec9027d.shtml.

2-8 性传播疾病抗微生物药物治疗

疾病	病原体	伴随状况	首选治疗	备选治疗	备注
梅毒	梅毒螺旋体 *Treponema pallidum*	早期梅毒（包括一期、二期及病期在2年以内的潜伏梅毒）	青霉素80万U i.m. q.d.，15天	头孢曲松钠0.5~1g i.m./i.v. q.d.，10天 青霉素过敏者：多西环素100mg p.o. b.i.d.，15天	使用青霉素须注意赫氏反应发生
		晚期梅毒（三期皮肤、黏膜、骨骼梅毒，晚期潜伏梅毒或不能确定病期的潜伏梅毒）及二期复发梅毒	青霉素80万U i.m. q.d.，20天为一疗程，停药2周后也可考虑给第二疗程	青霉素过敏者：多西环素100mg p.o. b.i.d.，30天	
		心血管梅毒	如有心力衰竭，首先治疗心力衰竭，待心功能可代偿时，可注射青霉素，从小剂量开始以免发生赫氏反应，造成病情加剧或死亡。青霉素第一天10万U i.m. 1次；第二天10万U i.m. b.i.d.；第三天20万U i.m. b.i.d.；自第4天起80万U i.m. q.d.，20天为一疗程，共2个疗程（或更多），疗程间停药2周	青霉素过敏者：多西环素100mg p.o. b.i.d.，30天	所有心血管梅毒均须排除神经梅毒，合并神经梅毒的心血管梅毒必须按神经梅毒治疗。心血管梅毒也可以采用神经梅毒治疗方案
		神经梅毒、眼梅毒	青霉素300万~400万U i.v. q.4h.，10~14天；或青霉素240万U i.m. q.d.，同时口服丙磺舒0.5g p.o. q.i.d.，10~14天	头孢曲松钠2g i.m./i.v. q.d.，10~14天 青霉素过敏者：多西环素100mg p.o. b.i.d.，30天	神经梅毒为系统性损害，多数患者临床表现复杂且较为严重，建议多学科协作治疗，为患者制订合理、规范、个性化的诊疗方案

（续表）

疾病	病原体	伴随状况	首选治疗	备选治疗	备注
淋病	淋病奈瑟球菌 *Neisseria gonorrhoeae*	淋菌性尿道炎、宫颈炎、直肠炎	头孢曲松钠 1g i.m./i.v. 单剂或大观霉素 2g（宫颈炎 4g）i.m. 单剂	头孢噻肟钠 1g i.m. 一次；或其他第三代头孢菌素类，如已证明其疗效较好，亦可选作替代药物	如果衣原体感染不能排除，加上抗沙眼衣原体药物 推荐药物治疗失败者尽量获得细菌培养和药物敏感试验结果
		淋菌性附睾炎、精囊炎、前列腺炎	头孢曲松钠 1g i.m./i.v. q.d.，10 天	头孢噻肟钠 1g i.m. q.d.，10 天	如果衣原体感染不能排除，加多西环素 100mg p.o. b.i.d.，10~14 天
		成人播散性淋病	头孢曲松钠 1g i.m./i.v. q.d.，≥10 天	头孢噻肟钠 1g i.v. q.d.，≥10 天	推荐住院治疗 须检查除外心内膜炎或脑膜炎 如果衣原体感染不能排除，应加上抗沙眼衣原体药物
性病淋巴肉芽肿	沙眼衣原体 *Chlamydia trachomatis*	成人沙眼衣原体感染	阿奇霉素第 1 天 1g，后两天 0.5g q.d. p.o.，3 天；或多西环素 100mg p.o. b.i.d.，21 天	红霉素 500mg p.o. q.i.d.，21 天	
尖锐湿疣	人乳头状瘤病毒（HPV）常见的有 30 多型，临床可见的尖锐湿疣 90% 以上由 HPV 6 或 11 型引起		患者居家治疗：0.5% 足叶草毒素酊（或 0.15% 足叶草毒素霜）外用 b.i.d.，3 天，随后停药 4 天，7 天为 1 个疗程。脱落处产生糜烂面，因此，脱落处须立即停药。如有必要，可重复治疗，不超过 3 个疗程 医院内治疗：CO_2 激光治疗，或液氮冷冻治疗，或高频电治疗，或液氮冷冻微波治疗	患者居家治疗：5% 咪喹莫特霜，用手指涂药于疣体上，隔夜 1 次，每周 3 次，用药 10 小时后，以肥皂和水清洗用药部位，最长可用至 16 周 医院内治疗：30%~50% 三氯乙酸溶液，疣损害上涂少量药液，待其干燥，此时见表面形成一层白霜。如有必要，隔 1~2 周重复 1 次，最多 6 次。或外科手术切除；或皮损内注射干扰素	液氮冷冻治疗适用于生殖器、肛门等疣体不大且局限者，禁用于腔道内疣体的治疗，以免发生阴道直肠瘘等 30%~50% 三氯乙酸溶液适宜治疗小的皮损或丘疹样皮损，不能用于角化过度或疣体较大的、多发性的以及面积较大的疣体。在治疗时应注意保护周围正常皮肤和黏膜。不良反应为局部刺激、红肿、糜烂、溃疡等

（续表）

疾病	病原体	伴随状况	首选治疗	备选治疗	备注
生殖器疱疹	HSV-1型和HSV-2型。多数生殖器疱疹是由HSV-2引起	原发（初次发作）	阿昔洛韦200mg p.o.，每天5次，或400mg p.o. t.i.d.，7~10天 或伐昔洛韦500mg p.o. b.i.d.，7~10天 或泛昔洛韦250mg p.o. t.i.d.，7~10天		2天内症状和体征好转，4天内病变愈合，排放病毒事件不超过7天 不需要用药预防复发，仅重症患者用阿昔洛韦5mg/kg i.v. q.8h.，5~7天
		复发性生殖器疱疹	阿昔洛韦200mg p.o.，每天5次，或400mg p.o. t.i.d.，5天 或伐昔洛韦500mg p.o. b.i.d.，5天 或泛昔洛韦250mg p.o. t.i.d.，5天		可减轻病情的严重程度，缩短复发时间，减少病毒排出。间歇疗法最好在患者出现前驱症状时或症状出现24小时内使用
		频繁复发（每年复发≥6次）	采用长期抑制疗法：阿昔洛韦400mg p.o. b.i.d.；或伐昔洛韦500mg p.o. q.d.；或泛昔洛韦250mg p.o. b.i.d.，需长期持续给药，疗程一般为4~12个月		对HIV患者的维持抑制治疗：阿昔洛韦400mg p.o. b.i.d.~t.i.d.；或泛昔洛韦500mg p.o. b.i.d.；或伐昔洛韦500mg p.o. b.i.d.，疗程4~12个月
生殖器念珠菌病	85%~90%由白念珠菌引起	女性外阴阴道念珠菌病见“1-6 妇产科感染抗菌药物经验治疗” 男性包皮龟头炎可外用咪康唑霜或益康唑霜，每天2次外搽2~3周			

参考文献

［1］王千秋，刘全忠，徐金华，等．性传播疾病临床诊疗与防治指南［M］.2版．上海：上海科学技术出版社，2020.

［2］中国疾病预防控制中心性病控制中心，中华医学会皮肤性病学分会性病学组，中国医师协会皮肤科医师分会性病亚专业委员会．梅毒、淋病和生殖道沙眼衣原体感染诊疗指南（2020）［J］．中华皮肤科杂志，2020，53（3）：168-179.

［3］刘全忠．尖锐湿疣诊疗指南（2014）［J］．中华皮肤科杂志，2014，47（8）：598-599.

［4］大卫·吉尔伯特，亨利·钱伯斯，迈克尔·萨格，等．热病：桑福德指南抗微生物治疗［M］．范洪伟，译．50版．北京：中国协和医科大学出版社，2021.

［5］中国成人念珠菌病诊断与治疗专家共识组．中国成人念珠菌病诊断与治疗专家共识［J］．中华传染病志，2020，38（1）：29-43.

3–1　儿童抗菌药物临床应用注意事项

药物	毒副作用	警示
氯霉素类	对造血系统有毒副作用，尤其口服剂型可能导致再生障碍性贫血，虽发生率仅 1/40 800~1/24 500，但曾用过氯霉素者发生率是未用者的 13 倍，主要见于 12 岁以下儿童。氯霉素在新生儿尤其早产儿大剂量使用时可能引起灰婴综合征	尽量避免使用，使用前须权衡利弊
四环素类	选择性沉积在牙和骨骼中，与钙结合引起牙釉质和骨质发育不全，牙齿变黄并影响婴幼儿骨骼正常发育	不推荐用于 8 岁以下患儿
多肽类	包括多黏菌素、万古霉素、去甲万古霉素、替考拉宁、达托霉素、杆菌肽等，其抗菌谱窄、选择性强，目前在儿科全身使用的包括万古霉素、去甲万古霉素、替考拉宁，主要针对耐甲氧西林金黄色葡萄球菌（MRSA）和耐甲氧西林凝固酶阴性葡萄球菌（MRCNS）以及多重耐药肺炎链球菌（MDRP）	多重耐药菌感染的首选。用药期间须注意过敏反应、肾毒性和听力减退等
利福霉素类	利福平、利福定、利福喷丁均有一定的肝功能损害	儿科限用于结核病、麻风病，以及 MRSA 感染时的联合用药
磺胺类	可能引起肝肾损害、高铁血红蛋白血症等	磺胺类在婴幼儿慎用，2 月龄以下禁用
氟喹诺酮类	在动物实验中对幼年动物负重关节的软骨发育有损伤性改变，呈剂量和疗程依赖性。但尚无可循的人体直接证据	原则上避免用于 18 岁以下未成年儿童。针对广泛耐药的革兰氏阴性杆菌感染、吸入性炭疽病、霍乱、复杂性尿路感染以及大环内酯类抗菌药物耐药肺炎支原体肺炎者，无其他低毒高效的抗菌药物可供选用时，可权衡利弊谨慎使用（详细参见“3-3-1 儿童常用抗菌药物、抗病毒药物的剂量和用法”）

（续表）

药物	毒副作用	警示
氨基糖苷类	有明确的耳、肾毒性，在内耳外淋巴液中浓度超过其在其他组织中浓度的 670 倍，而且一旦进入内耳，半衰期比其在血清中延长 15 倍，耳毒性在大剂量时达 44%，氨基糖苷类药物有效血清浓度与中毒浓度甚接近	儿童仅在应用指征明确且又无其他毒性低的抗菌药物可供选用时方可使用，但在治疗过程中宜严密观察、应进行血药浓度监测、个体化给药，有条件者应检测听力和耳毒性敏感基因（线粒体 DNA 1555 位点突变）。氨基糖苷类不宜作为儿科轻、中度感染和门急诊的一线用药
林可酰胺类	本类药物具有神经肌肉阻滞作用，并可增强其他神经肌肉阻滞剂的作用，应尽可能避免相互合用，用药期间密切观察	4 岁以下慎用，新生儿禁用

3–2 儿童常见各部位感染的抗微生物治疗

感染	伴随状况	病原体	首选治疗	备选治疗	备注
眼及眼周部位感染					
沙眼	新生儿	沙眼衣原体	红霉素或琥乙红霉素 12.5mg/kg p.o. q.6h.，14 天	阿奇霉素第 1 天 10mg/kg p.o.，继之第 2~5 天 5mg/kg p.o. q.24h.；或 10mg/kg p.o. q.24h.，3 天	1. 注意本病的传染性，可导致院内播散，届时必须群体治疗 2. 局部滴眼 / 涂眼的治疗方法无效
	儿童	沙眼衣原体	阿奇霉素第 1 天 10mg/kg p.o.，继之第 2~5 天 5mg/kg p.o. q.24h.；或 10mg/kg p.o. q.24h.，3 天	多西环素 / 米诺环素 2.2mg/kg q.12h. p.o.（限 8 岁以上儿童使用），至少 21 天	1. 其本质是慢性角膜结膜炎 2. 注意本病的传染性，可导致群体和医院内播散，届时必须大规模群体治疗 3. 局部治疗作用不大
化脓性结膜炎	非淋病奈瑟球菌性	金黄色葡萄球菌、肺炎链球菌、流感嗜血杆菌、甲型溶血性链球菌、卡他莫拉菌等	可参见本表“CAP/HAP（目标治疗）”节用药		作为经验疗法，强调局部滴眼 / 涂眼的治疗方案
	淋病奈瑟球菌性	淋病奈瑟球菌	头孢曲松钠 50mg/kg i.m./i.v. 单剂（新生儿最大剂量不超过 150mg），联合阿奇霉素 10mg/kg p.o. q.24h. 3 天		1. 需要同时治疗母亲淋病 2. 注意，往往合并沙眼衣原体感染，届时需要同时治疗
角膜炎	病毒性	单纯疱疹病毒 1 型、2 型	三氟尿苷滴眼液 1 滴，q.2h.，最多 9 滴 /d，直到角膜上皮再生，然后 1 滴，q.4h.，总疗程预计为 21 天	0.15% 更昔洛韦滴眼液（非睡眠时用）1 滴 5 次 /d，直到角膜溃疡愈合，然后 1 滴 3 次 /d，疗程 7 天 阿糖腺苷眼膏，q.4h.，21 天	严重感染或免疫抑制者可考虑加用口服阿昔洛韦 2.5~5mg/kg p.o. q.6h.。也可以用 3% 阿昔洛韦眼膏 5 次 /d 1 年内有近 30% 的复发率，可口服阿昔洛韦 2.5~5mg/kg p.o. q.6h.，最长疗程可达 1 年。角膜炎常可危及视力，应请眼科会诊治疗

（续表）

感染	伴随状况	病原体	首选治疗	备选治疗	备注
角膜炎	病毒性	水痘带状疱疹	伐昔洛韦（<2 岁禁用）：≥2 岁：5~6mg/kg p.o. q.12h.，疗程 7~10 天	阿昔洛韦 2.5~5mg/kg p.o. q.6h.，疗程 10 天	三叉神经眼支的水痘带状疱疹常合并角膜炎，角膜荧光染色呈树枝状
	细菌性，急性：无并发症者	金黄色葡萄球菌、肺炎链球菌、化脓性链球菌、嗜血杆菌属。免疫功能低下者尚有表皮葡萄球菌、肠杆菌、李斯特菌等	同成人，见“2-1 细菌感染目标治疗” 可参见本表“CAP/HAP（目标治疗）”内容		均以眼局部滴药治疗为主 应留取标本作涂片和培养
	真菌性	曲霉菌、念珠菌、镰刀菌等	同成人，见“2-2 真菌感染目标治疗”		均以眼局部滴药治疗为主 应留取标本作真菌涂片和培养
	原虫性	棘阿米巴原虫	同成人，见“2-5 寄生虫感染目标治疗”		虽少见，但创伤和戴软性角膜接触镜是危险因素
泪器感染	泪小管炎	放线菌、葡萄球菌、链球菌。 罕见：蛛网菌、梭杆菌、诺卡菌、念珠菌	泪管区热敷 4 次 /d，请眼科专家清除颗粒阻塞物，并用青霉素溶液冲洗（10 万 U/ml） 念珠菌感染用制霉菌素液冲洗（5μg/ml） 必要时可用阿莫西林 / 克拉维酸（15~25/2.14~4.28）mg/kg p.o. q.8h.~q.6h.；或头孢曲松钠 50mg/kg i.v. q.24h.，14 天		指压鼻泪管开口处可见渗出物，涂片革兰氏染色和培养可明确诊断
	泪囊炎	同成人	同成人，可参见“1-1 眼、耳鼻喉、口腔感染抗菌药物经验治疗”		须眼科会诊，可能需要手术
眼内炎		同成人，可参见“1-1 眼、耳鼻喉、口腔感染抗菌药物经验治疗”。治疗前抽玻璃体液和房水作培养，应该在玻璃体内给抗菌药物			

（续表）

感染	伴随状况	病原体	首选治疗	备选治疗	备注
眼眶蜂窝织炎		肺炎链球菌、流感嗜血杆菌、金黄色葡萄球菌、卡他莫拉菌、厌氧菌、A 群链球菌等。外伤后偶有革兰氏阴性菌	苯唑西林 25~37mg/kg i.v. q.6h. ±（头孢曲松钠 50mg/kg i.v. q.24h.；或头孢噻肟钠 50mg/kg i.v. q.8h.）+ 甲硝唑 7.5mg/kg i.v. q.8h.~q.6h.	（万古霉素 15mg/kg i.v. q.8h.；或去甲万古霉素 12mg/kg i.v. q.8h.；或利奈唑胺 10mg/kg i.v. q.8h.）±（头孢曲松钠 50mg/kg i.v. q.24h.；或头孢噻肟钠 50mg/kg i.v. q.8h.）+ 甲硝唑 7.5mg/kg i.v. q.8h.~q.6h. 如为革兰氏阴性菌：哌拉西林 / 他唑巴坦 (100/12.5)mg/kg i.v. q.8h.~q.6h.	1. 建议做眼眶 CT 或 MRI 检查 2. 注意有形成海绵窦血栓的危险 3. 抗菌药物疗程至少 14 天 4. 如不能耐受万古霉素或去甲万古霉素，对金黄色葡萄球菌者可选用达托霉素 i.v.：1~2 岁儿童 10mg/kg q.24h.；2~6 岁 9mg/kg q.24h.；7~11 岁 7mg/kg q.24h.；12~17 岁 5mg/kg q.24h.
耳鼻咽喉感染					
外耳道炎	慢性	多继发于脂溢性皮肤病	多黏菌素 B+ 新霉素 + 氢化可的松滴耳 q.6h. 酮康唑洗液或二硫化硒洗液 + 糖皮质激素溶液局部使用		须控制皮肤脂溢
	真菌性	念珠菌属	氟康唑首剂 6mg/kg，随后 3mg/kg p.o. q.24h.，3~5 天		
	坏死性（恶性） 危险因素：AIDS、糖尿病、肿瘤化疗	95% 为铜绿假单胞菌	头孢他啶 50mg/kg i.v. q.8h.；或亚胺培南 / 西司他丁 25mg/kg i.v. q.6h.；或美洛培南 20mg/kg i.v. q.8h.；或头孢吡肟 50mg/kg i.v. q.8h.；或哌拉西林 / 他唑巴坦（100/12.5）mg/kg i.v. q.8h.~q.6h.		疗程 4 周左右。若累及骨骼应做 CT/MRI 扫描判断有无骨髓炎，疗程应延长至 6~8 周
	急性“游泳耳”，耳塞、耳机所致	多为金黄色葡萄球菌、铜绿假单胞菌、表皮葡萄球菌、念珠菌	苯唑西林 25~37mg/kg i.v. q.6h. 考虑 MRSA 者选用 SMZ/TMP（20~30/4~6）mg/kg p.o. q.12h.；或万古霉素 15mg/kg i.v. q.8h. 局部用药：环丙沙星 + 地塞米松 / 氢化可的松滴耳 b.i.d.，7 天；或 0.3% 氧氟沙星或多黏菌素 B 滴耳 q.d.~q.12h.		疗程 5~7 天 不同滴耳液疗效相似

（续表）

感染	伴随状况	病原体	首选治疗	备选治疗	备注
中耳炎	中耳渗液	病毒，非感染性	初始治疗不推荐使用抗菌药物		>65% 患儿可以自行缓解；如渗液持续 3 个月以上才考虑使用抗菌药物
	急性中耳炎	常见细菌：肺炎链球菌、不定型流感嗜血杆菌、卡他莫拉菌 较少见：葡萄球菌属、大肠埃希菌、厌氧菌等；病毒和支原体	初始经验治疗		1. 2 岁以上，无发热、耳痛，体检阴性或不能确诊急性中耳炎，可暂不用抗菌药物，观察 48 小时 2. 抗菌药物治疗 >10 天不愈者为持续性中耳炎，须根据细菌学检查及药物敏感试验结果调整用药 3. 2 岁以下、近 3 个月内曾用过抗菌药物、日托儿童，耐药肺炎链球菌病原的风险增加 4. 注意我国儿童患者中，肺炎链球菌对大环内酯类体外耐药率高达 90%
			近 1 个月未用抗菌药物： 大剂量阿莫西林 25~30mg/kg p.o. q.8h.~q.6h.；或头孢羟氨苄 15~25mg/kg p.o. q.12h.；或头孢克洛 10~15mg/kg p.o. q.8h.；或头孢丙烯 15mg/kg p.o. q.12h.；或头孢呋辛酯 10~15mg/kg p.o. q.12h. 近 1 个月曾用抗菌药物： 大剂量阿莫西林 25~30mg/kg p.o. q.8h.~q.6h.；或 14：1 阿莫西林 / 克拉维酸（45~30/3.2~2.13）mg/kg p.o. q.12h.~q.8h.；或头孢地尼 8mg/kg p.o. q.12h.；或头孢妥仑匹酯 3mg/kg p.o. q.8h.；或头孢泊肟酯 5mg/kg p.o. q.12h. 所有抗菌药物疗程：7~10 天，对鼓膜穿孔者和 2 岁以下年幼儿疗程常须适当延长 局部用药：0.3% 氧氟沙星或多黏菌素 B 滴耳，q.12h.~q.6h.	对 β - 内酰胺类过敏： 1. 过敏史不明确或仅对某一种 β - 内酰胺类使用有皮疹，可口服头孢菌素 2. 明确过敏史者则须避免用头孢菌素，可用： 阿奇霉素 10mg/kg p.o. q.24h. 1 天，之后 5mg/kg p.o. q.24h. 4 天，或阿奇霉素 10mg/kg p.o. q.24h.，3 天；或克拉霉素 7.5mg/kg p.o. q.12h.，10 天	
			抗菌药物用药 3 天无效者经验治疗（主要考虑耐药肺炎链球菌）		

（续表）

感染	伴随状况	病原体	首选治疗	备选治疗	备注
中耳炎	急性中耳炎	常见细菌：肺炎链球菌、不定型流感嗜血杆菌、卡他莫拉菌 较少见：葡萄球菌属、大肠埃希菌、厌氧菌等	治疗前 1 个月至 3 天未用抗菌药物： 大剂量阿莫西林 25~30mg/kg p.o. q.8h.~q.6h.；或 14：1 阿莫西林 / 克拉维酸（45~30/3.2~2.13）mg/kg p.o. q.12h.~q.8h.；或头孢地尼 8mg/kg p.o. q.12h.；或头孢妥仑匹酯 3mg/kg p.o. q.8h.；或头孢泊肟酯 5mg/kg p.o. q.12h.；或头孢曲松钠 50mg/kg i.m./i.v. q.24h. 治疗前 1 个月至 3 天用过抗菌药物：头孢曲松钠 50mg/kg i.m. q.24h.，3 天 和 / 或鼓膜穿刺引流术并植入通气管等	对 β - 内酰胺类过敏者：使用大环内酯类（备选方案同上） 重症备选： 1. 限制性使用氟喹诺酮：左氧氟沙星 8~10mg/kg i.v./p.o. q.12h.；或莫西沙星 4~6mg/kg i.v./p.o. q.12h.（最大剂量 0.4g/d）；或甲苯磺酸托氟沙星 6mg/kg（以托氟沙星计为 4.1mg/kg）p.o. q.12h. 2. 万古霉素对青霉素耐药肺炎链球菌有效	
	复发性急性中耳炎	同上	大剂量阿莫西林 25~30mg/kg p.o. q.8h.~q.6h.；或 14：1 阿莫西林 / 克拉维酸（45~30/3.2~2.13）mg/kg p.o. q.12h.~q.8h.；或 SMZ/TMP（20/4）mg/kg p.o. q.12h.，疗程不宜超过 2~6 个月	外科治疗常是必需的，例如鼓膜切开术并植入通气管等	1. 复发性急性中耳炎指 6 个月内有≥3 次或 1 年中有≥4 次的典型急性中耳炎发作 2. 潜在诱因：被动吸烟、托幼机构集居儿、过敏性鼻炎和各种颅面畸形包括腭裂、21 三体综合征等
	经鼻气管插管 48 小时后中耳炎	假单胞菌属、克雷伯菌、肠杆菌	头孢他啶或头孢吡肟或亚胺培南 / 西司他丁或美罗培南或哌拉西林 / 他唑巴坦或替卡西林 / 克拉维酸［剂量参见坏死性（恶性）外耳道炎］		经鼻气管插管 48 小时后约 1/2 的患者出现渗出性中耳炎
	急性中耳炎的预防	肺炎链球菌、流感嗜血杆菌、卡他莫拉菌、金黄色葡萄球菌、A 群链球菌	不推荐抗菌药物预防 1. 抗菌药物预防中耳炎是出现耐药肺炎链球菌的重要原因之一 2. PCV13 可以减少疫苗血清型相应的急性中耳炎发病率 3. 鼓膜造口术、置管引流可以减少复发性急性中耳炎 4. 腺样体切除减少复发性急性中耳炎证据不足		

（续表）

感染	伴随状况	病原体	首选治疗	备选治疗	备注
咽炎 / 扁桃体炎	弥漫性红肿与渗出	病毒病原：鼻病毒、冠状病毒、副流感病毒、流感病毒、腺病毒等	无使用抗菌药物指征 1. 尤其在 3 岁以下的婴幼儿多见，病毒性扁桃体咽炎的咽外症状明显 2. 咽扁桃体弥漫性红肿与渗出伴咳嗽、流涕、声音嘶哑和 / 或口腔溃疡，都提示为病毒性感染		
		细菌病原：A 群链球菌（GAS）为主，C 群、G 群链球菌，卡他莫拉菌，白喉棒状杆菌等。年长儿警惕坏死梭菌	青霉素 5 万 ~10 万 U i.m. q.6h.；或青霉素 V 6~12mg/kg p.o. q.6h.；或阿莫西林 10~15mg/kg p.o. q.8h.~q.6h.；或 7∶1 阿莫西林 / 克拉维酸（15~25/2.14~4.28）mg/kg p.o. q.8h.~q.6h.；或 14∶1 阿莫西林 / 克拉维酸（45~30/3.2~2.13）mg/kg p.o. q.12h.~q.8h.；或头孢羟氨苄 15~25mg/kg p.o. q.12h. 如怀疑坏死梭菌：7∶1 或 14∶1 阿莫西林 / 克拉维酸（剂量见上）或甲硝唑 7.5mg/kg i.v. q.8h.~q.6h.	头孢克洛 10~15mg/kg p.o. q.8h.；或头孢丙烯 15mg/kg p.o. q.12h.；或头孢呋辛酯 10~15mg/kg p.o. q.12h.；或头孢地尼 8mg/kg p.o. q.12h.；或头孢妥仑匹酯 3mg/kg p.o. q.8h.；或头孢泊肟酯 5mg/kg p.o. q.12h. 青霉素、头孢菌素过敏者： 阿奇霉素 20mg/kg p.o. q.24h.，3 天；或 12mg/kg p.o. q.24h.，5 天；或克拉霉素 7.5mg/kg p.o. q.12h.；或红霉素 12.5mg/kg p.o. q.6h.	1. GAS 所致的化脓性扁桃体咽炎可以引起扁桃体周围脓肿、蜂窝织炎、咽后壁脓肿等化脓性并发症 2. 也可能在感染后 2~4 周引起非化脓性并发症，如风湿热、肾小球肾炎等 3. 除阿奇霉素外，其他抗菌药物疗程均为 10~14 天
		证实 GAS 复发	头孢地尼 8mg/kg p.o. q.12h.；或头孢妥仑匹酯 3mg/kg p.o. q.8h.；或头孢泊肟酯 5mg/kg p.o. q.12h.	7∶1 或 14∶1 阿莫西林 / 克拉维酸（剂量见上）	1. GAS 扁桃体炎复发指 1 年内 6 次，或连续 2 年内每年 4 次扁桃体炎发作 2. 不推荐常规行扁桃体切除术
		淋病奈瑟球菌	头孢曲松钠 50mg/kg i.m. 单次 + 阿奇霉素 10mg/kg p.o. q.24h.；或多西环素 2.2mg/kg p.o. q.12h.（限用于≥8 岁）		已证实头孢克肟、头孢呋辛和头孢泊肟酯对淋球菌咽炎无效

（续表）

感染	伴随状况	病原体	首选治疗	备选治疗	备注
咽炎 / 扁桃体炎	弥漫性红肿与渗出	非典型微生物：肺炎支原体、肺炎衣原体	阿奇霉素 10mg/kg p.o. q.d. 1 天，之后 5mg/kg p.o. q.24h. 4 天；或阿奇霉素 10mg/kg p.o. q.24h.，3 天；或克拉霉素 7.5mg/kg p.o. q.12h.；或罗红霉素 3~5mg/kg p.o. q.12h.；或琥乙红霉素 12.5mg/kg p.o. q.6h.，疗程 10~14 天		
	水疱，溃疡	柯萨奇病毒 A9、B1~5，埃可病毒（多型），EV71，单纯疱疹病毒 1、2 型	无使用抗菌药物指征，对于单纯疱疹病毒 1、2 型，可用阿昔洛韦 2.5~5mg/kg p.o. q.6h.，疗程 10 天		
扁桃体脓肿		多种细菌混合感染：链球菌属、厌氧菌（坏死梭菌）	青霉素 5 万 ~7.5 万 U/kg i.v. q.6h.~q.4h.+ 甲硝唑 7.5mg/kg i.v. q.8h.~q.6h.，疗程 10~14 天	替卡西林 / 克拉维酸（75/5）mg/kg i.v. q.6h.；或哌拉西林 / 他唑巴坦（100/12.5）mg/kg i.v. q.6h.；或氨苄西林 / 舒巴坦（2：1 注射剂）[（25~75）/（12.5~37.5）] mg/kg i.v. q.6h.；或头孢西丁 20~40mg/kg i.v. q.6h.；或头孢美唑 15~50mg/kg i.v. q.8h.	密切注意气道通畅，必要时须气管插管；MRI 或 CT 可检出脓肿，一旦确定则及时切开引流
扁桃体周围脓肿		坏死梭菌，A、C 或 G 群链球菌	哌拉西林 / 他唑巴坦（100/12.5）mg/kg i.v. q.6h.；或（头孢曲松钠 50mg/kg i.v. q.24h. 或头孢噻肟钠 50mg/kg i.v. q.8h.）+ 甲硝唑 7.5mg/kg i.v. q.8h.~q.6h.，疗程 10~14 天	青霉素过敏者：克林霉素 7.5mg/kg i.v. q.6h.	因病原菌耐药，故不推荐大环内酯类抗菌药物
白喉膜性咽炎		白喉棒状杆菌	治疗原则：抗菌药物 + 白喉抗毒素 青霉素 7.5 万 ~10 万 U/kg i.v. q.6h.~q.4h.，疗程 10~14 天	青霉素过敏者：阿奇霉素 10mg/kg p.o. q.d.,1 天,之后 5mg/kg p.o. q.d.，4 天；或阿奇霉素10mg/kg p.o. q.24h.，3 天；或克拉霉素 5mg/kg p.o. q.12h.；或罗红霉素 3~5mg/kg p.o. q.12h.；或琥乙红霉素 12.5mg/kg p.o. q.12h.，疗程 10~14 天	确保气道通畅，监测心电图、心肌酶谱 注意接触者检疫，密切接触者应行白喉类毒素预防接种，并给予青霉素预防：<6 岁 60 万 U i.m. 单剂，≥6 岁 120 万 U i.m. 单剂

（续表）

感染	伴随状况	病原体	首选治疗	备选治疗	备注
会厌炎		b型流感嗜血杆菌、A群链球菌、肺炎链球菌、金黄色葡萄球菌、病毒	（头孢曲松钠 50mg/kg i.v. q.24h.，或头孢噻肟钠 50mg/kg i.v. q.8h.）+ 万古霉素 15mg/kg i.v. q.8h.	左氧氟沙星 10mg/kg i.v. q.24h.+ 克林霉素 7.5mg/kg i.v. q.6h.	床旁须备气管切开包；注意咽部普通检查有可能引发气道梗阻 糖皮质激素使用有争议，不予推荐
感染性颈静脉炎		大多数为坏死梭菌	哌拉西林/他唑巴坦（100/12.5）mg/kg i.v. q.6h.；或（头孢曲松钠 50mg/kg i.v. q.24h. 或头孢噻肟钠 50mg/kg i.v. q.8h.）+ 甲硝唑 7.5mg/kg i.v. q.8h.~q.6h.；或亚胺培南/西司他丁 25mg/kg i.v. q.6h.，疗程 10~14 天	因梭杆菌属对大环内酯类抗菌药物耐药，故不推荐使用大环内酯类	常规治疗包括咽旁区外引流。注意合并肺循环和体循环血栓形成；注意病变可以侵蚀颈动脉
喉炎/喉气管炎		90% 为病毒	无使用抗菌药物指征		
鼻炎、鼻窦炎	变态反应性	非感染因素	无使用抗菌药物指征		
	感染性	病毒性	1. 无常规使用抗菌药物指征，病毒感染性鼻炎一般应在 10 天内好转 2. 生理盐水鼻腔冲洗 3. 对以下患者可给予抗菌药物治疗：已用减充血剂 7 天，但仍有流涕伴颌面部疼痛、发热等（评估可能已并发鼻窦炎）		
		细菌性：肺炎链球菌、流感嗜血杆菌、卡他莫拉菌、A群链球菌、厌氧菌、金黄色葡萄球菌	**初始经验治疗**		1. 据病程长短分为急性（~30天）、亚急性（~3个月）和慢性（>3个月） 2. 嗜血杆菌和莫拉菌属对克林霉素多耐药，须联合用药
			无青霉素过敏者	青霉素过敏者	

（续表）

感染	伴随状况	病原体	首选治疗	备选治疗	备注
鼻炎、鼻窦炎	感染性	细菌性：肺炎链球菌、流感嗜血杆菌、卡他莫拉菌、A 组链球菌、厌氧菌、金黄色葡萄球菌	近期未用过抗菌药物者： 口服大剂量阿莫西林 25~30mg/kg p.o. q.8h.~q.6h.；或 7：1 阿莫西林 / 克拉维酸［(15~25)/(2.14~4.28)］mg/kg p.o. q.8h.~q.6h.；或头孢丙烯 15mg/kg p.o. q.12h.；或头孢克洛 10~15mg/kg p.o. q.8h.。疗程通常为 10 天	严重过敏反应者：克林霉素 10mg/kg p.o. 9.8h.~9.6h.；或多西环素（米诺环素）2.2mg/kg p.o. q.12h.（限≥8 岁） MSSA 感染者：苯唑西林 37mg/kg i.v. q.6h. MRSA 感染者：万古霉素 15mg/kg i.v. q.8h.；或去甲万古霉素 12mg/kg i.v. q.8h.；或利奈唑胺 10mg/kg i.v. q.8h.；或替考拉宁 10mg/kg i.v. q.12h. 连续 3 次，随后 10mg/kg i.v. q.24h.	3. 因耐药率高，避免应用大环内酯和 SMZ/TMP 4. 注意鼻窦炎混合病原感染的概率较高 5. 对鼻窦部 X 线平片、CT、MRI 结果在小儿期尤其 1 岁以下小儿的解释要慎重，因为小儿鼻窦骨结构发育不完善 6. 并发症：暂时性嗅觉减退、眶内感染、硬膜外感染、脑脓肿、脑膜炎、海绵窦血栓形成
			近期用过抗菌药物者： 口服 14：1 阿莫西林 / 克拉维酸［(45~30)/(3.2~2.13)］mg/kg p.o. q.12h.~q.8h.；或头孢地尼 8mg/kg p.o. q.12h.；或头孢妥仑匹酯 3mg/kg p.o. q.12h.；或头孢泊肟酯 5mg/kg p.o. q.12h.。疗程通常为 10 天		
			用药 3 天无效者经验治疗		
			需考虑诊断性穿刺或抽吸，明确病原菌 轻 / 中度：口服 14：1 阿莫西林 / 克拉维酸，或头孢地尼或头孢妥仑匹酯或头孢泊肟酯（剂量同上），疗程 10 天 重度：口服阿莫西林 / 克拉维酸（14：1）；或头孢地尼或头孢妥仑匹酯或头孢泊肟酯（剂量同上）治疗 72 小时，如有效则可继续疗程 10~14 天。无效者换用头孢曲松钠 50~100mg/kg i.v. q.24h. 如穿刺提示酵母菌可用氟康唑 3~6mg/kg p.o./i.v. q.24h.，疗程 2 周左右	重症备选：限制性使用氟喹诺酮；左氧氟沙星 10mg/kg i.v./p.o. q.12h.；或甲苯磺酸托氟沙星 6mg/kg（以托氟沙星计为 4.1mg/kg）p.o. q.12h.；或莫西沙星 4~6mg/kg i.v./p.o. q.12h.(最大剂量 0.4g/d)	

（续表）

感染	伴随状况	病原体	首选治疗	备选治疗	备注
鼻炎、鼻窦炎	经鼻气管插管或胃管7天，并发细菌性鼻窦炎	革兰氏阴性杆菌（假单胞菌、不动杆菌、大肠埃希菌）；革兰氏阳性菌（金黄色葡萄球菌）；酵母菌；混合感染	亚胺培南/西司他丁 15~25mg/kg i.v. q.6h.；或美罗培南 20~40mg/kg i.v. q.8h. 如疑为 MRSA：加用万古霉素 15mg/kg i.v. q.8h.；或去甲万古霉素 12mg/kg i.v. q.8h.；或利奈唑胺 10mg/kg i.v. q.8h.；或替考拉宁 10mg/kg i.v. q.12h. 连续 3 次，随后 10mg/kg i.v. q.24h. 如穿刺提示酵母菌可用氟康唑 3~6mg/kg p.o./i.v. q.24h.，疗程 2 周左右	（头孢他啶 50mg/kg i.v. q.8h.；或头孢吡肟 50mg/kg i.v. q.12h.~q.8h.）+（万古霉素 15mg/kg i.v. q.8h.；或利奈唑胺 10mg/kg i.v. q.8h.），疗程 2 周左右	1. 拔除鼻气管插管观察 2. 耳鼻喉科会诊 3. 经验治疗前作鼻窦穿刺引流培养或采用分子生物学手段检测病原体
中枢神经系统感染					
脑脓肿	原发性或源于邻近部位感染的脑脓肿	链球菌、金黄色葡萄球菌、拟杆菌、肠杆菌、李斯特菌、诺卡菌等	（头孢噻肟钠 50~100mg/kg i.v. q.8h.~q.6h. 或头孢曲松钠 50mg/kg i.v. q.12h.）+ 甲硝唑 7.5mg/kg i.v. q.8h.~q.6h. 若怀疑金黄色葡萄球菌，在获得药物敏感试验结果之前须加用万古霉素 15mg/kg i.v. q.6h. 或利奈唑胺 10mg/kg i.v. q.8h.	大剂量氨苄西林 75mg/kg i.v. q.6h.；或青霉素 7.5 万 U/kg i.v. q.6h.~q.4h.+ 甲硝唑 7.5mg/kg i.v. q.8h.~q.6h. 若怀疑金黄色葡萄球菌，在获得药物敏感试验结果之前须加用万古霉素或利奈唑胺	1. 脓肿直径 >2.5cm 应手术引流 2. 血培养阴性者，金黄色葡萄球菌作为病原的可能性很小 3. 疗程：个体差异大，应治疗至影像学（CT/MRI）好转
	手术后或外伤后脑脓肿	金黄色葡萄球菌、肠杆菌、非发酵菌	MSSA：苯唑西林 37mg/kg i.v. q.6h.+（头孢曲松钠 50mg/kg i.v. q.12h. 或头孢噻肟钠 50mg/kg i.v. q.8h.） MRSA：万古霉素 15mg/kg i.v. q.6h.+（头孢曲松钠 50mg/kg i.v. q.12h. 或头孢噻肟钠 50mg/kg i.v. q.8h.） 参考“2-1 细菌感染目标治疗”		经验性覆盖，根据培养结果逐步降级。为了诊断和治疗，常须脓肿穿刺引流。若怀疑铜绿假单胞菌，将头孢曲松钠或头孢噻肟钠换成头孢吡肟 50mg/kg i.v. q.8h. 或头孢他啶 50mg/kg i.v. q.8h.~q.6h.

（续表）

感染	伴随状况	病原体	首选治疗	备选治疗	备注
	继发于心内膜炎	金黄色葡萄球菌、链球菌、肠球菌	MSSA：苯唑西林+（头孢曲松钠或头孢噻肟钠） MRSA：万古霉素+（头孢曲松钠或头孢噻肟钠）剂量同上		必要时可加用庆大霉素 5~7mg/kg i.v. q.24h. 或 2.5mg/kg i.v. q.8h.
脑脓肿	诺卡菌血行性脑脓肿	皮疽诺卡菌、星形诺卡菌等	SMZ/TMP （5∶1制剂）30~50mg/kg i.v./p.o. q.12h.（以SMZ剂量计算）+亚胺培南/西司他丁15~25mg/kg i.v. q.6h.（最大剂量2~4g/d）。多器官受累者还可加用阿米卡星15~20mg/kg i.v. q.24h.，或2~2.5mg/kg i.v. q.8h.	利奈唑胺 10mg/kg i.v./p.o. q.8h.，>12岁600mg i.v./p.o. q.12h.+美罗培南20~40mg/kg i.v. q.8h.（最大剂量2~4g/d）	1. 第三代头孢菌素不予推荐，皮疽诺卡菌多呈耐药 2. i.v. 治疗3~6周后，改为p.o.。免疫正常的患者：SMZ/TMP（5∶1制剂）、米诺环素或阿莫西林/克拉维酸治疗3个月以上。免疫抑制的患者：2种药物联合治疗至少1年
	硬膜下积脓	脑脓肿与并发症	治疗与原发性脑脓肿相同；有外科急症者或全身用药难以控制者须行引流术		
脑炎		单纯疱疹病毒、虫媒病毒等	在得到脑脊液单纯疱疹病毒PCR结果前，应开始使用阿昔洛韦：新生儿20mg/kg i.v. q.8h.（最大剂量1g/d）；3月龄以上10~15mg/kg i.v. q.8h.；免疫缺损者10mg/kg i.v. q.8h.。疗程14~21天		要警惕并区分自身免疫性脑病
无菌性脑膜炎		肠道病毒、单纯疱疹病毒2型、淋巴细胞性脉络丛脑膜炎病毒、HIV、水痘-带状疱疹病毒、其他病毒。药物（非甾体抗炎药、甲硝唑，卡马西平、SMZ/TMP、静脉免疫球蛋白），钩端螺旋体罕见	无常规使用抗菌药物应用指征。钩端螺旋体病可以用青霉素5万~7.5万U/kg i.v. q.6h.；或氨苄西林50mg/kg i.v. q.6h.。如考虑单纯疱疹病毒2型所致，应尽早使用阿昔洛韦10~15mg/kg i.v. q.8h.。药物性脑膜炎者停用可能致病的相关药物		1. 无菌性脑膜炎标准：脑脊液细胞数>100、葡萄糖正常、细菌培养阴性 2. 有条件者应作脑脊液肠道病毒PCR检测

（续表）

感染	伴随状况	病原体	首选治疗	备选治疗	备注
急性细菌性脑膜炎：先予经验治疗，用药后 30 分钟内腰穿；若有局部神经系统体征，先予经验治疗，再做头颅 CT 检查，然后腰椎穿刺。注意：有效治疗可使脑脊液培养中脑膜炎球菌 2 小时后转阴，肺炎链球菌 4 小时后部分转阴					
急性细菌性脑膜炎（经验治疗）	脑脊液涂片阴性、免疫功能正常者	年龄：早产儿至<1 月龄：B 群链球菌（GBS）、大肠埃希菌、李斯特菌、其他革兰氏阴性菌和革兰氏阳性菌	氨苄西林 75mg/kg i.v. q.6h.+ 头孢噻肟钠 75mg/kg i.v. q.8h.~q.6h.；或氨苄西林 75mg/kg i.v. q.6h.+ 庆大霉素 5~7mg/kg i.v. q.24h. 若耐药监测提示当地 / 本院大肠埃希菌产 ESBLs 率≥10%，可以首选美罗培南 40mg/kg i.v. q.8h. 若感染 MRSA 的风险较高，初始经验治疗选用万古霉素 15mg/kg i.v. q.6h.+ 头孢噻肟钠 75mg/kg i.v. q.8h.~q.6h.；待培养及药物敏感试验结果回报后调整治疗 不推荐脑室内给药，治疗 24~36 小时后重复脑脊液检查：涂片和培养		1. 早产儿若长期住婴儿室，病原菌可能还有金黄色葡萄球菌、肠球菌、多重耐药大肠埃希菌 2. 使用庆大霉素应有药物血浓度监测 3. 革兰氏阴性菌脑膜炎疗程至少 21 天或脑脊液培养阴性 14 天。GBS 或其他革兰氏阳性菌脑膜炎疗程 14~21 天
		年龄：1 月龄至 18 岁 肺炎链球菌、脑膜炎奈瑟菌、流感嗜血杆菌。李斯特菌罕见	（头孢噻肟钠 50~100mg/kg i.v. q.8h.~q.6h.；或头孢曲松钠 50mg/kg i.v. q.12h.；或头孢吡肟 50mg/kg i.v. q.8h.）+ 万古霉素 15mg/kg i.v. q.6h.+ 地塞米松 0.15mg/kg i.v. q.6h.（地塞米松疗程 2~4 天） 如疑为李斯特菌，加用氨苄西林 75mg/kg i.v. q.6h.~q.4h. 疗程 14 天	美罗培南 40mg/kg i.v. q.8h.+ 万古霉素 15mg/kg i.v. q.6h.+ 地塞米松 0.15mg/kg i.v. q.6h.（地塞米松疗程 2~4 天）。疗程 14 天	青霉素严重过敏者： 1. 氯霉素 25mg/kg i.v. q.8h.~q.6h.+ 复方磺胺甲基异噁唑（30/6）mg/kg i.v. q.6h.（针对免疫缺陷者李斯特菌感染）+ 万古霉素 15mg/kg i.v. q.6h. 2. 迄今肺炎链球菌对万古霉素 100% 敏感 3. 地塞米松与首剂抗生素同时使用或提前 20 分钟使用，以减少肿瘤坏死因子的生成

（续表）

感染	伴随状况	病原体	首选治疗	备选治疗	备注
急性细菌性脑膜炎（经验治疗）	脑脊液涂片阴性、免疫功能正常者	脑外科手术、脑外伤或耳蜗植入后： 肺炎链球菌最常见（尤其有脑脊液渗漏时）。其他有金黄色葡萄球菌、大肠埃希菌、铜绿假单胞菌等	万古霉素 15mg/kg i.v. q.6h.+（头孢吡肟 50mg/kg i.v. q.8h. 或头孢他啶 50mg/kg i.v. q.8h.~q.6h.）	美罗培南 40mg/kg i.v. q.8h.+ 万古霉素 15mg/kg i.v. q.6h.	1. 鞘注或脑室内抗菌药物使用：若培养为大肠埃希菌或假单胞菌，可用庆大霉素 2mg；不动杆菌可给予多黏菌素 / 妥布霉素 5~10mg；金黄色葡萄球菌可使用达托霉素 5mg 2. 疗程 14~21 天
		脑室炎、脑室管膜炎或因脑室 - 腹腔（心房）分流感染引起者：表皮葡萄球菌、金黄色葡萄球菌、大肠埃希菌	万古霉素 15mg/kg i.v. q.6h.+（头孢吡肟 50mg/kg i.v. q.8h. 或头孢他啶 50mg/kg i.v. q.8h.~q.6h.），14 天	美罗培南 40mg/kg i.v. q.8h.+ 万古霉素 15mg/kg i.v. q.6h.，14 天	1. 去除感染的分流装置并送培养；转行脑室外引流脑脊液并控制颅压 2. 若不能去除分流管，可考虑脑室内给药（见上述）
	脑脊液涂片阴性、免疫功能受损者或有严重基础疾病	肺炎链球菌、李斯特菌、革兰氏阴性杆菌	氨苄西林 75mg/kg i.v. q.6h.+（头孢噻肟钠 50~100mg/kg i.v. q.8h.~q.6h. 或头孢曲松钠 50mg/kg i.v. q.12h.）+ 万古霉素 15mg/kg i.v. q.6h.	美罗培南 40mg/ kg i.v. q.8h.+ 万古霉素 15mg/kg i.v. q.6h.	青霉素过敏者选择： 1. 万古霉素 15mg/kg i.v. q.6h.+ 复方磺胺甲基异噁唑（30/6）mg/kg i.v. q.6h. 2. 不主张使用氯霉素 3. 疗程 14~21 天
	脑脊液涂片阳性	革兰氏阳性链球菌：肺炎链球菌最为可能	（头孢曲松钠 50mg/kg i.v. q.12h.；或头孢噻肟钠 50~100mg/kg i.v. q.8h.~q.6h.）+ 万古霉素 15mg/kg i.v. q.6h.+ 地塞米松 0.15mg /kg i.v. q.6h.（疗程 2~4 天），疗程 10~14 天	美罗培南 40mg/kg i.v. q.8h.+ 万古霉素 15mg/kg i.v. q.6h.，疗程 10~14 天	

（续表）

感染	伴随状况	病原体	首选治疗	备选治疗	备注
急性细菌性脑膜炎（经验治疗）	脑脊液涂片阳性	革兰氏阴性双球菌：通常为脑膜炎球菌可能	头孢曲松钠 50mg/kg i.v. q.12h.，或头孢噻肟钠 50~100mg/kg i.v. q.6h.~q.4h.，疗程 7 天	青霉素 7.5 万 U/kg i.v. q.6h.~q.4h.，或氨苄西林 75mg/kg i.v. q.6h.，或氯霉素 25mg/kg i.v. q.8h.~q.6h.。疗程 7 天	
		革兰氏阳性杆菌或球杆菌：通常为李斯特菌	氨苄西林 75mg/kg i.v. q.6h. 疗程 21 天	美罗培南 40mg/kg i.v. q.8h. 疗程 21 天	
		革兰氏阴性杆菌通常为流感嗜血杆菌、大肠埃希菌、铜绿假单胞菌等	头孢吡肟 50mg/kg i.v. q.8h.，或头孢他啶 50mg/kg i.v. q.8h.~q.6h.，疗程 14 天	美罗培南 40mg/kg i.v. q.8h. 疗程 14 天	
急性细菌性脑膜炎（目标治疗），脑脊液培养阳性并有体外药物敏感试验结果	流感嗜血杆菌，要考虑该菌产 β-内酰胺酶		头孢曲松钠 50mg/kg i.v. q.12h.，或头孢噻肟钠 50mg/kg i.v. q.8h.~q.6h.	青霉素过敏者用氯霉素 12.5~25mg/kg i.v. q.8h.~q.6h.；或氨曲南 30mg/kg i.v. q.6h.	
	李斯特菌		氨苄西林 75mg/kg i.v. q.6h.，或联合庆大霉素 5~7mg/kg i.v. q.24h.。疗程 21 天	青霉素过敏者用 SMZ/TMP（30/6）mg/kg i.v. q.12h.~q.6h.；或美罗培南 40mg/kg i.v. q.8h.。疗程 21 天	1. 第 1 次给药前给地塞米松 0.15mg/kg i.v. q.6h.，2~4 天 2. 如头孢曲松钠 MIC≥1mg/L，24~48 小时后复查脑脊液 3. 一般疗程 14 天，特殊疗程在表中指出
	B 群链球菌		氨苄西林 75mg/kg i.v. q.6h.+ 头孢噻肟钠 75mg/kg i.v. q.8h.~q.6h. 或氨苄西林 75mg/kg i.v. q.6h.+ 庆大霉素 5~7mg/kg i.v. q.24h.		
	甲氧西林敏感金黄色葡萄球菌（MSSA）		苯唑西林 50mg/kg i.v. q.8h.~q.6h.；或头孢曲松钠 50mg/kg i.v. q.12h.；或头孢噻肟钠 50~100mg/kg i.v. q.8h.~q.6h.		

（续表）

感染	伴随状况	病原体	首选治疗	备选治疗	备注
急性细菌性脑膜炎（目标性治疗），脑脊液培养阳性并有体外药物敏感试验结果	甲氧西林耐药金黄色葡萄球菌（MRSA）		万古霉素 15mg/kg i.v. q.6h.	利奈唑胺 10mg/kg i.v. q.8h.	
	凝固酶阴性葡萄球菌（包括表皮葡萄球菌）		万古霉素 15mg/kg i.v. q.6h.	利奈唑胺 10mg/kg i.v. q.8h.。如培养持续阳性，加用利福霉素钠 10mg/kg i.v. q.12h.	
	脑膜炎球菌（青霉素 MIC 0.1~1.0mg/L）		头孢曲松钠 50mg/kg i.v. q.12h.	β-内酰胺过敏者用氯霉素 25mg/kg i.v. q.8h.~q.6h.；或 SMZ/TMP（30/6）mg/kg i.v. q.12h.~q.6h.；或美罗培南 40mg/kg i.v. q.8h.；或利奈唑胺 10mg/kg i.v. q.8h.+ 利福平 10mg/kg i.v. q.12h.	1. 强调需有药物敏感试验结果，据其调整抗菌药物 2. 疗程 7 天
	肺炎链球菌	青霉素 MIC<0.1mg/L	大剂量青霉素 7.5 万 U/kg i.v. q.6h.~q.4h.；或氨苄西林 75mg/kg i.v. q.6h.	头孢曲松钠 50mg/kg i.v. q.12h.；或氯霉素 25mg/kg i.v. q.8h.~q.6h.	1. 疗程个体差异大，至少 14 天 2. 地塞米松 0.15mg/kg i.v. q.6h.，首剂在初始抗菌药物治疗前 15~20 分钟给予，之后持续 4 天
		青霉素 MIC 0.1~1.0mg/L	头孢曲松钠 50mg/kg i.v. q.12h.；或头孢噻肟钠 50~100mg/kg i.v. q.6h.~q.4h.	头孢吡肟 50mg/kg i.v. q.8h.；或美罗培南 40mg/kg i.v. q.8h.	
		青霉素 MIC≥2.0mg/L	（头孢曲松钠 50mg/kg i.v. q.12h. 或头孢噻肟钠 50~100mg/kg i.v. q.8h.~q.6h.）+ 万古霉素 15mg/kg i.v. q.6h.		
		头孢曲松钠 MIC≥1.0mg/L	万古霉素 15mg/kg i.v. q.6h.+（头孢曲松钠 50mg/kg i.v. q.12h. 或头孢噻肟钠 50~100mg/kg i.v. q.8h.~q.6h.）。可以加用利福平 10mg/kg i.v./p.o. q.24h.~q.12h.（最大剂量 0.6g）		

（续表）

感染	伴随状况	病原体	首选治疗	备选治疗	备注
急性细菌性脑膜炎（目标治疗），脑脊液培养阳性并有体外药物敏感试验结果	大肠埃希菌、其他肠杆菌或铜绿假单胞菌		头孢他啶 50mg/kg i.v. q.8h.~q.6h.，或头孢吡肟 50mg/kg i.v. q.8h.。可联合庆大霉 5~7mg/kg i.v. q.24h.	头孢曲松钠 MIC>2mg/L，则加用利福平 10mg/kg i.v. q.8h.；或美罗培南 40mg/kg i.v. q.8h.	1. 治疗 2~4 天应重复脑脊液培养 2. 强调需有药物敏感试验结果，据其调整抗菌药物 3. 疗程个体差异较大，通常 3~4 周 4. 治疗后 4~5 天脑脊液培养仍阳性，应及时开始脑室内治疗
	肠球菌		氨苄西林 75~100mg/kg i.v. q.6h.+ 庆大霉素 5~7mg/kg i.v. q.24h. 或万古霉素 15mg/kg i.v. q.6h.+ 庆大霉素 5~7mg/kg i.v. q.24h.	万古霉素耐药肠球菌通常对氨苄西林多耐药，届时换用利奈唑胺 10mg/kg i.v. q.8h.，>12 岁 600mg/ 次 i.v. q.12h.	1. 我国粪肠球菌对氨苄西林耐药率低，尿肠球菌耐药率高 2. 疗程一般 2~3 周
下呼吸道感染					
气管支气管炎	婴儿 / 儿童（≤5 岁）	病毒：呼吸道合胞病毒（RSV）是最主要病毒，尚有副流感病毒、人偏肺病毒、腺病毒、流感病毒和呼肠病毒等。 肺炎支原体、衣原体也可引起本病	对症治疗、维持气道通畅、吸氧以维持正常氧合，监测病情变化和维持水、电解质平衡；喘息严重可试用 β_2 受体激动剂 抗菌药物对病毒无效，除非有合并细菌感染的证据，否则不作为常规使用 不推荐全身使用糖皮质激素 不推荐全身使用利巴韦林，试用雾化吸入利巴韦林仅限于威胁生命的重症者、免疫功能抑制者和有严重心肺基础疾病者。剂量：6g/ 安瓿用无菌注射用水配制成浓度 20mg/ml，每天雾化 18~20 小时持续 3~5 天 确诊病原为肺炎支原体、衣原体者：阿奇霉素 10mg/kg p.o. q.24h. 1 天，之后 5mg/kg p.o. q.24h. 4 天，或阿奇霉素 10mg/kg p.o. q.24h.，3 天；或克拉霉素 5mg/kg p.o. q.12h.；或罗红霉素 3~5mg/kg p.o. q.12h.；或红霉素 / 依托红霉素 / 琥乙红霉素 12.5mg/kg p.o. q.6h.，10~14 天		1. 两种病毒或混合感染致细支气管炎的可能性存在 2. 孕周 <29 周早产儿和高危婴幼儿（如患先天性心脏病、慢性肺部疾病、免疫缺陷病等）可在出生后第 1 年用人源单克隆抗体 Palivizumab i.m. 作预防，剂量 15mg/（kg · 次），1 剂 / 月，肌内注射，最多可用 5 剂，多始于 11 月份或 12 月份。2020 年推出重组人免疫球蛋白 G_1 kappa 单克隆抗体 nirsevimab 作预防，剂量 50mg i.m. 单剂

（续表）

感染	伴随状况	病原体	首选治疗	备选治疗	备注
	婴儿 / 儿童（≤5 岁）	<2 岁：腺病毒 2~5 岁：RSV、副流感病毒 3 型、人偏肺病毒	对症治疗为主 抗菌治疗仅用于以下情况：合并鼻窦炎，咽拭子培养见肺炎链球菌、A 群链球菌及流感嗜血杆菌大量生长，以及治疗 1 周无改善者		
	青少年急性气管支气管炎	病毒、肺炎支原体、肺炎衣原体。百日咳鲍特菌仍是重要病原	对症治疗为主，化痰止咳药 ± 支气管舒张药 病原为肺炎支原体、肺炎衣原体、百日咳鲍特菌者，可选用阿奇霉素 10mg/kg p.o. q.24h.，1 天，之后 5mg/kg p.o. q.24h.，4 天，或阿奇霉素 10mg/kg p.o. q.24h.，3 天；或克拉霉素 7.5mg/kg p.o. q.12h.；或依托红霉素 / 红霉素 / 琥乙红霉素 12.5mg/kg p.o. q.6h.，疗程 7~10 天 大环内酯类耐药：≥8 岁者可选择多西环素 / 米诺环素 2.0~2.2mg/kg p.o. q.12h.，7~10 天		1. 仅有脓痰不是抗菌药物治疗的指征 2. 患儿咳嗽症状会持续 10~14 天，不必过度用药 3. 如有发热、寒战应予胸部 X 线检查
气管支气管炎	百日咳与类百日咳	百日咳鲍特菌及副百日咳鲍特菌、病毒、肺炎支原体、肺炎衣原体	阿奇霉素 10mg/kg p.o./i.v. q.24h.，5 天；或克拉霉素 7.5mg/kg p.o. q.12h.，7 天；或依托红霉素 / 红霉素 / 琥乙红霉素 12.5mg/kg p.o. q.6h.，14 天 >2 月龄婴儿也可选用 SMZ/TMP （5：1 制剂）20~30mg/kg q.12h.（以 SMZ 剂量计算），14 天		社区暴发流行“持续性咳嗽”（>14 天），尤其发热不明显者，要警惕百日咳
	流感季节	甲型和乙型流感病毒	奥司他韦适用于全人群，自出生后就可使用：疗程为 5 天，免疫功能低下者、并发肺炎者应延长疗程 ≥1 岁儿童：2mg/kg p.o. q.12h.；9~11 月龄：3.5mg/kg p.o. q.12h.；0~8 月龄：3mg/kg p.o. q.12h. 早产儿剂量据母亲末次月经后的校正年龄（孕周＋生后周龄）（PMA）估算：<38 周 1.0mg/kg p.o. q.12h.；38~40 周 1.5mg/kg p.o. q.12h.；>40 周 3mg/kg p.o. q.12h.	≥7 岁也可选择扎那米韦：每次 2 喷吸入（5mg/ 喷）q.12h.，5 天，每天总量不超过 20mg ≥12 岁也可选用玛巴洛沙韦 40mg p.o. 单剂	1. 强调在发病后 36~48 小时内尽早用药 2. 并发症：流感病毒肺炎、继发细菌性肺炎［肺炎链球菌、金黄色葡萄球菌（社区获得 MRSA 和 MSSA）、化脓性链球菌、流感嗜血杆菌等］，按照可能病原菌予以抗菌治疗

（续表）

感染	伴随状况	病原体	首选治疗	备选治疗	备注
社区获得性肺炎（CAP）（经验治疗）	初始经验治疗原则和方案（据不同年龄和最可能病原体） 1. 轻度 CAP 可在门诊、家庭或基层医院治疗，可以口服抗菌药物治疗，不强调抗菌药物的联合使用，过多考虑病原菌耐药是不必要的。重度肺炎应该在区县级以上医院住院治疗，病原要考虑病毒、混合感染、耐药细菌、肺炎支原体和嗜肺军团菌等。病毒是小儿肺炎主要的病原（尤其 RSV、人偏肺病毒、腺病毒和流感病毒等），而嗜肺军团菌可能是重症肺炎的独立病原或混合病原之一 2. 所有 CAP 患儿都须考虑存在结核感染的可能，可疑结核者要隔离 3. 住院 CAP 患儿，建议常规送检血培养、下气道吸出物培养。流感季节检测流感病毒抗原或核酸分子检测。重症者应考虑军团菌尿抗原检测。有条件可送检血和下气道吸出物多重 PCR 检测病原 4. 降钙素原（PCT）可用以指导抗菌药物疗程，当其降至 0.1~0.2μg/L 时可以停用抗菌药物 5. 聚集性发病 CAP，病原不明者要警惕呼吸道新发传染病。务必隔离并查明病原，首选鼻咽拭子核酸分子检测包括多重 PCR 6. CAP 抗菌药物疗程是一般用至热退且平稳、全身症状明显改善、呼吸道症状部分改善后 3~5 天，特殊病原体治疗疗程另有表述				
	新生儿：日龄 <28 天	病毒：巨细胞病毒、风疹病毒、单纯疱疹病毒	初始治疗无使用抗菌药物指征		
		细菌：B 群链球菌、李斯特菌、大肠埃希菌、金黄色葡萄球菌、铜绿假单胞菌。 其他：沙眼衣原体、梅毒螺旋体	氨苄西林 50mg/kg i.v. q.6h. ± 头孢噻肟钠 50mg/kg i.v. q.8h.，疗程 10 天 衣原体首选阿奇霉素 5~10mg/kg p.o. q.24h.，3~5 天；或红霉素 10~12.5mg/kg i.v./p.o. q.6h.，疗程 14 天 如证实为 MRSA 肺炎，选用万古霉素 15mg/kg i.v. q.8h.；或去甲万古霉素 12mg/kg i.v. q.8h.；或利奈唑胺 10mg/kg i.v. q.8h.；或替考拉宁 10mg/kg i.v. q.12h. 连续 3 次，随后 10mg/kg i.v. q.24h.。疗程 14 天		1. 强调血培养的重要性 2. 不发热、间断咳嗽、沙眼衣原体 IgM 抗体 >1∶8 应考虑沙眼衣原体肺炎，选用红霉素
	1~3 月龄	沙眼衣原体、呼吸道合胞病毒、副流感病毒 3、人偏肺病毒、百日咳鲍特菌、肺炎链球菌、金黄色葡萄球菌等	门诊 CAP 患者：阿莫西林 25~30mg/kg p.o. q.8h.~q.6h.，14 天；或阿奇霉素 10mg/kg p.o. q.24h.，1 天，以后 5mg/kg p.o.，4 天 呼吸道合胞病毒治疗见本表“细支气管炎”部分内容		1. 该年龄肺炎常不发热，但须住院治疗 2. 有文献报告，6 周龄以下患儿使用红霉素后出现肥厚性幽门狭窄，阿奇霉素 q.12h. 使用，理论上可减少此风险

（续表）

感染	伴随状况	病原体	首选治疗	备选治疗	备注
社区获得性肺炎（CAP）（经验治疗）	1~3 月龄		住院 CAP 患者： （1）若不发热：阿奇霉素 2.5mg/kg i.v. q.12h.；或红霉素 12.5mg/kg i.v. q.6h. （2）若发热：加头孢噻肟钠 50mg/kg i.v. q.8h.；或头孢曲松钠 50mg/kg i.v. q.24h.；或厄他培南 30mg/kg i.v. q.24h.		3. 如为大病灶 / 大叶性病变，用氨苄西林 50~60mg/kg i.v. q.6h. 4. 该年龄段金黄色葡萄球菌为罕见病原体，经验性治疗无须覆盖该菌
	4 月龄 ~5 岁	RSV、人偏肺病毒、其他呼吸道病毒、肺炎链球菌、流感嗜血杆菌、支原体、金黄色葡萄球菌	门诊 CAP 患者：大剂量阿莫西林 25~30mg/kg p.o. q.8h.~q.6h.；或头孢羟氨苄 15~25mg/kg p.o. q.12h.；或头孢克洛 10~15mg/kg p.o. q.8h.；或头孢丙烯 15mg/kg p.o. q.12h.；或头孢呋辛酯 10~15mg/kg p.o. q.12h.；或头孢地尼 8mg/kg p.o. q.12h. 住院 CAP 患者（非 ICU）：选择下列方案之一 1. 阿莫西林 / 克拉维酸（30/6）mg/kg i.v. q.8h.~q.6h.；或阿莫西林 / 舒巴坦（30/15）mg/kg i.v. q.8h.~q.6h.；或氨苄西林 / 舒巴坦（50/25）mg/kg i.v. q.8h.~q.6h. 2. 头孢呋辛 50mg/kg i.v. q.8h.；或头孢曲松钠 50mg/kg i.v. q.24h.；或头孢噻肟钠 50mg/kg i.v. q.8h. 3. 怀疑金黄色葡萄球菌肺炎，首选苯唑西林 37mg/kg i.v. q.6h.；或氯唑西林 12~25mg/kg i.v. q.8h.~q.6h.。怀疑社区获得性 MRSA，用万古霉素 15mg/kg i.v. q.8h.；或去甲万古霉素 12mg/kg i.v. q.8h.；或利奈唑胺 10mg/kg i.v. q.8h.；或替考拉宁 10mg/kg i.v. q.12h. 连续 3 次，随后 10mg/kg i.v. q.24h. 4. 联合使用大环内酯类 +（头孢曲松钠或头孢噻肟钠或厄他培南） 住院 CAP 患者（ICU）：联合使用大环内酯类 +（头孢曲松钠或头孢噻肟钠或厄他培南）		1. 学龄前儿童 CAP，病毒病原居多，无常规使用抗菌药物指征 2. RSV 治疗见本表“细支气管炎”部分内容 3. 流感病毒肺炎病原治疗见本表“气管支气管炎”部分内容，其他病毒均尚无特异性病原学治疗 4. 大环内酯类联合 β- 内酰胺类可降低肺炎链球菌菌血症病死率 5. 我国 MRSA 菌株对克林霉素的耐药率较高，故不宜经验首选克林霉素 6. 合并脓胸患者应及时进行胸腔引流 7. 如临床有效，住院患儿可在 2~3 天后序贯为口服治疗

（续表）

感染	伴随状况	病原体	首选治疗	备选治疗	备注
社区获得性肺炎（CAP）（经验治疗）	>5~18 岁门诊 CAP 患者，免疫功能健全者	肺炎支原体、肺炎衣原体、肺炎链球菌、结核分枝杆菌、嗜肺军团菌以及呼吸道病原的混合感染	阿奇霉素 10mg/kg p.o. q.24h.，1 天之后 5mg/kg p.o. q.24h.，4 天；或阿奇霉素 10mg/kg p.o. q.24h.，3 天；或大剂量阿莫西林 25~30mg/kg p.o. q.8h.~q.6h.	克拉霉素 7.5mg/kg p.o. q.12h.；或依托红霉素 / 红霉素 / 琥乙红霉素 12.5mg/kg p.o. q.6h.；或多西环素 / 米诺环素 2.2mg/kg p.o. q.12h.（限≥8 岁使用）	8. 证实为大环内酯类耐药的肺炎支原体感染，初始治疗无效，限制性使用氟喹诺酮：左氧氟沙星 10mg/kg i.v./p.o. q.12h.；或甲苯磺酸托氟沙星 6mg/kg（以托氟沙星计为 4.1mg/kg）p.o. q.12h.；或莫西沙星 4~6mg/kg i.v./p.o. q.12h.（最大剂量 0.4g/d）
	住院 CAP，免疫功能健全者	肺炎链球菌、病毒、肺炎支原体；如有肺脓肿或肺坏死，要考虑金黄色葡萄球菌（尤其在流感季节）	（头孢曲松钠 50mg/kg i.v. q.24h. 或头孢噻肟钠 50mg/kg i.v. q.8h.）+ 阿奇霉素 10mg/kg i.v. q.24h.。如有肺坏死证据则选用万古霉素 15mg/kg i.v. q.8h.；或去甲万古霉素 12mg/kg i.v. q.8h.；或利奈唑胺 10mg/kg i.v. q.8h.；或替考拉宁 10mg/kg i.v. q.12h. 连续 3 次，随后 10mg/kg i.v. q.24h.	证实为耐阿奇霉素和头孢曲松钠的肺炎链球菌（或对头孢曲松钠严重过敏者），则选用万古霉素、去甲万古霉素、替考拉宁等糖肽类或利奈唑胺（剂量同左）	
	确诊社区获得性耐甲氧西林金黄色葡萄球菌感染	CA-MRSA	利奈唑胺或万古霉素或去甲万古霉素或替考拉宁（剂量同上），疗程 14~21 天		

（续表）

感染	伴随状况	病原体	首选治疗	备选治疗	备注
医院获得性肺类（HAP）或呼吸机相关肺炎（VAP）（经验治疗）		同 CAP 病原尚有：MDR/XDR/PDR 革兰氏阴性杆菌	初始经验选用（针对革兰氏阴性菌） 头孢吡肟 30mg/kg i.v. q.12h.；或哌拉西林 / 他唑巴坦（100/12.5）mg/kg i.v. q.6h.；或 ± 庆大霉素 2.5mg/kg i.v. q.8h.	美罗培南 20~40mg/kg i.v. q.8h.；或左氧氟沙星 12.5mg/kg i.v. q.12h.；必要时选用多黏菌素 E 甲磺酸盐 1.25~2.5mg/kg i.v. q.12h. 或多黏菌素 B 硫酸盐 0.75~1.25mg/kg i.v. q.12h.	存在 MRSA 危险因素，须加用万古霉素 10~15mg/kg i.v. q.8h.~q.6h.；或利奈唑胺 10mg/kg i.v./p.o. q.8h.
CAP/HAP（目标治疗）	肺炎链球菌	青霉素敏感肺炎链球菌（PSSP）	青霉素 5 万 U/kg i.v. q.6h.；或阿莫西林 10~15mg/kg p.o. q.8h.~q.6h.；或氨苄西林 50mg/kg i.v. q.6h.	头孢羟氨苄 15~25mg/kg p.o. q.12h.；或头孢克洛 10~15mg/kg p.o. q.8h.；或头孢丙烯 15mg/kg p.o. q.12h.；或头孢呋辛酯 10~15mg/kg p.o. q.12h.	青霉素 / 头孢菌素过敏者：阿奇霉素 10mg/kg p.o. q.24h.，1 天之后 5mg/kg p.o. q.24h. 4 天，或 12mg/kg p.o. q.24h. 5 天；或克拉霉素 7.5mg/kg p.o. q.12h.；或红霉素 / 依托红霉素 12.5mg/kg p.o. q.6h.
		青霉素中介肺炎链球菌（PISP）	大剂量青霉素 10 万 U/kg i.v. q.6h. 或大剂量阿莫西林 20~25mg/kg p.o. q.8h.~q.6h.	头孢地尼 8mg/kg p.o. q.12h.；或头孢妥仑匹酯 3mg/kg p.o. q.8h.；或头孢泊肟酯 5mg/kg p.o. q.12h.；或头孢曲松钠 50mg/kg i.v. q.24h.；或头孢噻肟钠 50mg/kg i.v. q.8h.	很少需要使用万古霉素或利奈唑胺或去甲万古霉素等
		青霉素耐药肺炎链球菌（PRSP）	头孢曲松钠 50mg/kg i.v. q.24h.；或头孢噻肟钠 50mg/kg i.v. q.8h.	万古霉素 15mg/kg i.v. q.8h.；或利奈唑胺 10mg/kg i.v. q.8h.；或去甲万古霉素 12mg/kg i.v. q.8h.	可考虑限制性使用氟喹诺酮类：左氧氟沙星 10mg/kg i.v./p.o. q.12h. 或甲苯磺酸托氟沙星 6mg/kg（以托氟沙星计为 4.1mg/kg）p.o. q.12h. 或莫西沙星 4~6mg/kg i.v./p.o. q.12h.（最大剂量 0.4g/d）

（续表）

感染	伴随状况	病原体	首选治疗	备选治疗	备注
CAP/HAP（目标治疗）	流感嗜血杆菌	β-内酰胺酶阴性	阿莫西林 10~15mg/kg p.o. q.8h.~q.6h.；或氨苄西林 50mg/kg i.v. q.6h.	二代以上头孢菌素（剂量同上）或阿奇霉素 10mg/kg p.o. q.24h.，1天之后 5mg/kg p.o. q.24h.，4天；或阿奇霉素 10mg/kg p.o. q.24h.，3天；或克拉霉素 7.5mg/kg p.o. q.12h.	1. 应注意，不产β-内酰胺酶、氨苄西林耐药菌株（BLNAR）在增加 2. BLNAR 感染：选择头孢曲松钠 50mg/kg i.v. q.24h.；或美罗培南 20~40mg/kg i.v. q.8h.
		β-内酰胺酶阳性	7∶1 阿莫西林/克拉维酸（15~25/2.14~4.28）mg/kg p.o. q.8h.~q.6h.；或 5∶1 阿莫西林/克拉维酸注射剂（30/6）mg/kg i.v. q.8h.~q.6h.	头孢克肟 4mg/kg p.o. q.12h.；或头孢妥仑匹酯 3mg/kg p.o. q.8h.；或头孢泊肟酯 5mg/kg p.o. q.12h.；或头孢曲松钠 50mg/kg i.v. q.24h.	
	卡他莫拉菌	β-内酰胺酶阳性率＞90%	阿莫西林/克拉维酸或二代以上头孢菌素 p.o.（剂量同上）；或阿奇霉素 10mg/kg p.o. q.24h.，1天之后 5mg/kg p.o. q.24h.，4天；或克拉霉素 7.5mg/kg p.o. q.12h.	头孢曲松钠 50mg/kg i.v. q.24h.；或美罗培南 20~40mg/kg i.v. q.8h.	
	金黄色葡萄球菌	MSSA	苯唑西林 37mg/kg i.v. q.6h.；或氯唑西林 12~25mg/kg i.v. q.8h.~q.6h.；或头孢唑林钠 25~30mg/kg i.v. q.6h.；或头孢呋辛 30~50mg/kg i.v. q.8h.	头孢地尼 8mg/kg p.o. q.12h.；或头孢妥仑匹酯 3mg/kg p.o. q.8h.；或头孢泊肟酯 5mg/kg p.o. q.12h.	
		MRSA	万古霉素 15mg/kg i.v. q.8h.；或利奈唑胺 10mg/kg i.v. q.8h.；或去甲万古霉素 12mg/kg i.v. q.8h.；或替考拉宁 10mg/kg i.v. q.12h. 连续 3 次，随后 10mg/kg i.v. q.24h.		1. SMZ/TMP、利福平、夫西地酸可作为 MRSA 联合用药，但不单独使用 2. 不推荐达托霉素

（续表）

感染	伴随状况	病原体	首选治疗	备选治疗	备注
CAP/HAP（目标治疗）	肺炎支原体		阿奇霉素 10mg/kg p.o. q.24h.，1 天；之后 5mg/kg p.o. q.24h.，4 天；或阿奇霉素 10mg/kg p.o. q.24h.，3 天；或克拉霉素 7.5mg/kg p.o. q.12h.；或红霉素 / 琥乙红霉素 / 依托红霉素 12.5mg/kg p.o. q.6h.；或罗红霉素 3~5mg/kg p.o. q.12h.	多西环素或米诺环素 2.2mg/kg p.o. q.12h.（限≥8 岁使用）；或左氧氟沙星 10mg/kg i.v. 或 p.o. q.12h.；或甲苯磺酸托氟沙星 6mg/kg（以托氟沙星计为 4.1mg/kg）p.o. q.12h.；或莫西沙星 4~6mg/kg i.v./p.o. q.12h.（最大剂量 0.4g/d）	我国肺炎支原体体外药物敏感试验对大环内酯类耐药率达 80%~90%，重症 / 难治肺炎支原体肺炎可考虑限制性使用氟喹诺酮类药物
	肺炎衣原体		阿奇霉素 10mg/kg p.o. q.24h.，1 天之后 5mg/kg p.o. q.24h.，4 天，疗程 14 天	克拉霉素 7.5mg/kg p.o. q.12h.；或红霉素 / 琥乙红霉素 / 依托红霉素 12.5mg/kg p.o. q.6h.；或罗红霉素 3~5mg/kg p.o. q.12h.	≥8 岁可选择多西环素 / 米诺环素 2.2mg/kg p.o. q.12h.
	嗜肺军团菌		阿奇霉素 10mg/kg p.o. q.24h.，1 天之后 5mg/kg p.o. q.24h.，或阿奇霉素 10mg/kg p.o./i.v. q.24h.	克拉霉素；或红霉素 / 琥乙红霉素 / 依托红霉素；或罗红霉素（剂量同上）	1. 注意疗程至少 7~10 天，免疫缺陷和重症者更要延长疗程 2. 可考虑限制性使用甲苯磺酸托氟沙星、左氧氟沙星
	铜绿假单胞菌		轻症、多重耐药低危：头孢他啶 50mg/kg i.v. q.8h.；或头孢吡肟 30~50mg/kg i.v. q.8h.；或亚胺培南 / 西司他丁 25mg/kg i.v. q.6h.（最大剂量 2~4g/d）；或美罗培南 20~40mg/kg i.v. q.8h.；或哌拉西林 / 他唑巴坦（100/12.5）mg/kg i.v. q.6h.；或左氧氟沙星 10mg/kg i.v. q.12h.（日最大剂量 750mg）；或阿米卡星 10mg/kg i.v. q.8h. 脓毒症 +MDR 高危：强调联合用药——［（哌拉西林 / 他唑巴坦，或头孢他啶，或头孢吡肟）+ 左氧氟沙星］（剂量同上）；或［左氧氟沙星 8~10mg/kg i.v. q.12h.+（庆大霉素 7mg/kg i.v. 1 次，然后 5mg/kg i.v. q.8h.，或阿米卡星 10mg/kg i.v. q.8h.，或妥布霉素 2.5mg/kg i.v. q.8h.）］ 碳青霉烯类耐药：头孢他啶 / 阿维巴坦 + 碳青霉烯，或碳青霉烯类 +（多黏菌素 E 甲磺酸盐，或多黏菌素 B 硫酸盐）		1. 铜绿假单胞菌感染的危险因素包括：囊性纤维化、中性粒细胞缺乏、气管切开、机械通气者 2. 鲍曼不动杆菌感染的危险因素包括：VAP 患儿、长期住 ICU 者、长期使用广谱抗菌药物 3. 氨曲南可以作为其他 β- 内酰胺过敏者的替代

（续表）

感染	伴随状况	病原体	首选治疗	备选治疗	备注
CAP/HAP（目标治疗）		鲍曼不动杆菌	无培养和药物敏感试验，仅怀疑时的经验性治疗：头孢吡肟、头孢他啶（剂量同上）、头孢哌酮/舒巴坦（以头孢哌酮剂量计算，开始 30mg/kg i.v. q.12h.，以后据病情可调整为 15~50mg/kg i.v. q.8h.）；或氨苄西林/舒巴坦 25~75mg/kg i.v. q.6h. 当地 MDR 耐药流行率 >20%：（亚胺培南 25mg/kg i.v. q.6h.，或美罗培南 20~40mg/kg i.v. q.8h.）±（米诺环素 2mg/kg p.o. q.12h.，或多黏菌素 E 甲磺酸盐 1.25~2.5mg/kg i.v. q.12h. 或多黏菌素 B 硫酸盐 0.75~1.25mg/kg i.v. q.12h.） MDR 或重症：美罗培南 20~40mg/kg i.v. q.8h.+ 米诺环素 2mg/kg p.o. q.12h.+ 多黏菌素 E 甲磺酸盐 1.25~2.5mg/kg i.v. q.12h.；或多黏菌素 B 硫酸盐 0.75~1.25mg/kg i.v. q.12h.+［头孢哌酮/舒巴坦 50mg/kg i.v. q.8h.，或氨苄西林/舒巴坦（以氨苄西林剂量计算 50mg/kg i.v. q.6h.）］		同上
		克雷伯菌属和其他肠杆菌	不产 ESBLs：头孢吡肟、头孢他啶（剂量同上） 产 ESBLs：亚胺培南 25mg/kg i.v. q.6h.（最大剂量 2~4g/d）；或美罗培南 20~40mg/kg i.v. q.8h.；或哌拉西林/他唑巴坦（100/12.5）mg/kg i.v. q.6h.。如无效，可换用或限制性使用左氧氟沙星 10mg/kg i.v. q.12h. 产 KPC 酶：头孢他啶/阿维巴坦，或美罗培南 20~40mg/kg i.v. q.8h.+ 多黏菌素 B 2.5mg/kg i.v. q.12h. 产金属碳青霉烯酶（如 NDM）：头孢他啶/阿维巴坦 + 氨曲南 30mg/kg i.v. q.6h.；或美罗培南 + 多黏菌素（剂量同上）		同上
		嗜麦芽窄食单胞菌	SMZ/TMP 20~30mg/kg q.12h.（以 SMZ 量计算）	米诺环素/多西环素 2~2.2mg/kg p.o./i.v. q.12h.	很少需要多黏菌素联合治疗

（续表）

感染	伴随状况	病原体	首选治疗	备选治疗	备注
CAP/HAP（目标治疗）	非结核分枝杆菌（最常见为鸟分枝杆菌复合群）		免疫功能正常宿主，如为敏感株：阿奇霉素 10mg/kg p.o. q.24h.，1 天之后 5mg/kg p.o. q.24h.，4 天；或克拉霉素 7.5mg/kg p.o. q.12h.，疗程 6~12 周 参见“2-3 分枝杆菌感染目标治疗”	如疗效反应不佳或广泛性疾病，可加用乙胺丁醇 15~25mg/kg p.o. q.24h.+ 利福平 10~20mg/kg p.o. q.24h. ± 阿米卡星 15mg/kg i.v. q.24h.，或 5mg/kg i.v. q.8h.	1. 这类细菌对抗菌药物敏感性高度变异，培养和药物敏感试验十分重要 2. 注意并警惕有无免疫功能抑制状态，如 HIV 感染 3. 多种药物联合治疗
	放线菌		氨苄西林 50~70mg/kg i.v. q.8h.~q.6h.，4~6 周，之后可口服青霉素 V 8 万 ~12 万 U p.o. q.6h.（最高剂量不超过每天 3g），6~12 月	多西环素 2.2mg/kg i.v./p.o. q.12h.；或头孢曲松钠 50mg/kg i.v. q.24h.，4~6 周，之后口服米诺环素 2mg/kg p.o. q.12h.；或青霉素 V 8 万 ~12 万 U，6~12 月（剂量同左）	以色列放线菌为主
吸入性肺炎、厌氧菌肺炎、肺脓肿		主要是厌氧菌和甲型溶血性链球菌、偶有 A 群链球菌、肺炎链球菌、金黄色葡萄球菌等	氨苄西林 / 舒巴坦 25~75mg/kg（以氨苄西林剂量计算）i.v. q.6h.；或头孢曲松钠 50mg/kg i.v. q.24h.+ 美罗培南 20~40mg/kg i.v. q.8h. 新生儿轻度吸入性肺炎可不用抗菌药物，严密观察。重度者使用氨苄西林 75mg/kg i.v. q.6h. 联合庆大霉素负荷剂量 2mg/kg i.v.，之后 1.7mg/kg i.v. q.8h.，疗程 7~10 天		厌氧菌肺部感染可引起吸入性肺炎、坏死性肺炎、肺脓肿和脓胸
囊性肺纤维化肺部感染征象加重		早期：金黄色葡萄球菌和流感嗜血杆菌 后期：铜绿假单胞菌 警惕非结核分枝杆菌	1. 金黄色葡萄球菌 （1）MSSA 首选苯唑西林 37mg/kg i.v. q.6h.；或氯唑西林 12~25mg/kg i.v. q.8h.~q.6h.。或头孢唑林钠 25~30mg/kg i.v. q.6h.；或头孢呋辛 30~50mg/kg i.v. q.8h. （2）怀疑 MRSA 用万古霉素 15mg/kg i.v. q.8h.；或利奈唑胺 10mg/kg i.v. q.8h.；或去甲万古霉素 12mg/kg i.v. q.8h.；或替考拉宁 10mg/kg i.v. q.12h. 连续 3 次，随后 10mg/kg i.v. q.24h. 2. 铜绿假单胞菌　妥布霉素 3.3mg/kg i.v. q.8h.，或 12mg/kg i.v. q.24h.。可联合哌拉西林 / 他唑巴坦（100/12.5）mg/kg i.v. q.6h.；或头孢他啶 50mg/kg i.v. q.8h.（最大剂量 6g/d）。如对上述均耐药，可谨慎使用托氟沙星 6mg/kg p.o. q.12h.；或左氧氟沙星 10mg/kg i.v./p.o. q.12h.；或环丙沙星 10~15mg/kg i.v./p.o. q.12h.		1. 铜绿假单胞菌感染应联合治疗 2. 氨基糖苷类每天剂量 1 次用药为佳，以提高峰值血浓度 3. 不推荐常规用糖皮质激素 4. 吸入制剂方案（长期抑制铜绿假单胞菌）： （1）妥布霉素 300mg 雾化吸入 q.12h.，28 天，停药 28 天，再重复疗程 （2）氨曲南 75mg q.8h.，吸入抗菌药物之前可先吸用支气管舒张剂

（续表）

感染	伴随状况	病原体	首选治疗	备选治疗	备注
脓胸	新生儿	金黄色葡萄球菌	参见本表“金黄色葡萄球菌 CAP 治疗”部分内容		1. 胸腔闭式引流十分重要 2. 胸腔冲洗后可注入组织纤溶活酶原激活物 10mg+DNA 酶 5mg q.12h.，3 天，以减少粘连、改善预后、减少手术频率、缩短住院时间 3. 疗程一般 4~6 周
	28 天 ~5 岁	金黄色葡萄球菌、肺炎链球菌、流感嗜血杆菌	参见本表“CAP”部分内容		
	>5~18 岁 急性	肺炎链球菌、A 群链球菌	头孢曲松钠 50mg/kg i.v. q.24h.；或头孢噻肟钠 50mg/kg i.v. q.8h.	万古霉素或利奈唑胺或去甲万古霉素或替考拉宁（剂量同上）	
		金黄色葡萄球菌	参见本表“金黄色葡萄球菌 CAP 治疗”部分内容		
		流感嗜血杆菌	头孢曲松钠 50mg/kg i.v. q.24h.	SMZ/TMP（以 SMZ 剂量计算）：首剂 50mg/kg p.o.，以后 25mg/kg p.o. q.12h. 或氨苄西林 / 舒巴坦（以氨苄西林剂量计算）25~75mg/kg i.v. q.6h.	
	多年龄段患儿病情呈亚急性、慢性者	厌氧菌、拟杆菌属、肠杆菌目、结核分枝杆菌	克林霉素 7.5mg/kg p.o./i.v. q.6h.+ 头孢曲松钠 50mg/kg i.v. q.24h.	头孢西丁 20~40mg/kg i.v. q.6h.；或亚胺培南 / 西司他丁 15~25mg/kg i.v. q.6h.；或哌拉西林 / 他唑巴坦（100/12.5）mg /kg i.v. q.6h.；或氨苄西林 / 舒巴坦（以氨苄西林剂量计算）25~75mg/kg i.v. q.6h.	1. 如怀疑结核应行胸膜活检，行分枝杆菌培养和组织学检查，明确诊断后同时给予抗结核药物 2. 除结核分枝杆菌外，其他病原者疗程一般 4~6 周
消化道感染					
急性感染性腹泻	多为水样便或稀便	轮状病毒，腺病毒 40、41 和 42 型，诺如病毒等	补液治疗（口服或静脉滴注）		为自限性疾病，轮状病毒感染自然病程 7 天左右；诺如病毒感染 3~7 天。无须使用抗菌药物

（续表）

感染	伴随状况	病原体	首选治疗	备选治疗	备注
急性感染性腹泻	发热、烦躁、大便次数多、脓血便/脓便/黏液便/果酱便、腹胀等	致泻性大肠埃希菌（产毒性大肠埃希菌、致病性大肠埃希菌、侵袭性大肠埃希菌、黏附性大肠埃希菌及出血性大肠埃希菌）、非伤寒沙门菌、志贺菌、空肠弯曲菌、溶组织内阿米巴、白念珠菌等	经验治疗：头孢克肟 1.5~3mg/kg p.o. q.12h.，重症者可加量至 6mg/kg p.o. q.12h.；或头孢噻肟钠 25~50mg/kg i.v. q.8h.；或头孢唑肟 20~50mg/kg i.v. q.8h.(建议 >6 月龄儿童使用)；或头孢曲松钠 20~80mg/kg i.v. q.24h. 1. 疑为非伤寒沙门菌 头孢噻肟钠 25~50mg/kg i.v. q.8h.；或头孢曲松钠 20~80mg/kg i.v. q.24h. 2. 疑为志贺菌 头孢克肟 1.5~3mg/kg，重症者可加量至 6mg/kg p.o. q.12h.；或头孢噻肟钠 50mg/kg i.v. q.8h.；或头孢曲松钠 50mg/kg i.v. q.24h.；或阿奇霉素 10mg/kg“5 日疗法”：第 1 天 10mg/kg p.o. q.24h.，后 4 天 5mg/kg p.o. q.24h. 3. 疑为空肠弯曲菌 红霉素 10~12.5mg/kg p.o. q.8h.~q.6h.，一般疗程 5~7 天；或阿奇霉素 3 日疗法 10mg/kg p.o./i.v. q.24h.（>6 月龄、体重 <45kg），5 日疗法 第 1 天 10mg/kg p.o. q.24h.，后四天 5mg/kg p.o. q.24h. 4. 疑为艰难梭菌 甲硝唑 10mg/kg p.o. q.8h.；或万古霉素 5~10mg/kg p.o. q.6h. 5. 疑为溶组织内阿米巴 甲硝唑 10mg/kg p.o. q.8h.：10 天疗程 6. 疑为白念珠菌 制霉菌素 2 万 ~3 万 U/kg p.o. q.8h.；或氟康唑 3~6mg/kg，严重者 12mg/kg p.o./i.v. q.24h.	磷霉素 15~30mg/kg. p.o. q.8h.；必要时磷霉素 50~75mg/kg i.v. q.8h. 或 SMZ/TMP（5：1 制剂）20~30mg/kg p.o. q.12h.（以 SMZ 剂量计算），7 日疗程；或盐酸小檗碱 4~7mg/kg p.o. q.8h.，7 日疗程；或左氧氟沙星 10mg/kg p.o. q.12h.，疗程 5~7 天	1. 产毒性大肠埃希菌、黏附性大肠埃希菌感染不推荐常规使用抗菌药物；出血性大肠埃希菌不推荐使用抗菌药物 2. 不推荐磷霉素为首选药物，可用于三代头孢菌素治疗无效或多重耐药菌感染时 3. 使用左氧氟沙星时严格掌握适应证，权衡利弊且知情同意下谨慎选用 4. 使用磺胺类药物时应严格掌握年龄和禁忌证 5. 空肠弯曲菌感染多数病程呈自限性，一般不需抗菌药物治疗 6. 艰难梭菌、念珠菌感染者须停用原有抗菌药物

（续表）

感染	伴随状况	病原体	首选治疗	备选治疗	备注
小肠结肠炎		小肠结肠炎耶尔森菌	SMZ/TMP（5：1 制剂）20~30mg/kg p.o. q.12h.（以 SMZ 剂量计算）；或环丙沙星 10mg/kg p.o. q.12h.（总量 <1.2g/d）	头孢曲松钠 50mg/kg i.v. q.24h.；或庆大霉素 5~7mg/kg i.v. q.24h. 或 2.5mg/kg i.v. q.8h.	1. 小肠结肠炎耶尔森菌对氨苄西林耐药率高 2. 口服用药疗法临床资料有限。 3. 选用环丙沙星时严格掌握适应证，权衡利弊且知情同意下谨慎选用 4. 选用氨基糖苷类药物时应检测血药浓度并严格掌握禁忌证和关注耳肾毒性
抗菌药物相关性腹泻	假膜性小肠结肠炎	艰难梭菌	口服：甲硝唑 10mg/kg p.o. q.8h.；或替硝唑 >3 岁 15~20mg/kg p.o. q.24h.；或万古霉素 5~10mg/kg p.o. q.6h.	口服不耐受者：甲硝唑 7.5mg/kg i.v. q.6h.	1. 疗程 10 天 2. 轻症病例可采用微生态制剂；重症病例除药物外，还需要足够的营养支持 3. 参见“1-5 腹腔与消化道感染抗菌药物经验治疗”
腹腔感染					
胆囊炎、胆管炎	非危重症	大肠埃希菌、克雷伯菌等为主；肠球菌、拟杆菌属、梭菌属少见	哌拉西林/他唑巴坦（8：1 注射剂）（100/12.5）mg/kg i.v. q.6h.；或氨苄西林/舒巴坦（2：1 注射剂）（25~75/12.5~37.5）mg/kg i.v. q.6h.；或替卡西林/克拉维酸（15：1 注射剂）（75/5）mg/kg i.v. q.6h.	（头孢噻肟钠 50mg/kg i.v. q.8h.；或头孢曲松钠 50mg/kg i.v. q.24h.；或头孢他啶 50mg/kg i.v. q.8h.；或头孢吡肟 50mg/kg i.v. q.8h.）+ 甲硝唑 7.5mg/kg i.v. q.8h.~q.6h.。或氨曲南 30mg/kg i.v. q.6h.+ 甲硝唑 7.5mg/kg i.v. q.8h.~q.6h.。或莫西沙星 4~6mg/kg i.v. q.12h.（最大剂量 0.4g/d）	1. 宜选在胆汁中浓度高的药物 2. 注意充分引流和必要时手术 3. β - 内酰胺类过敏者可换用氨曲南 30mg/kg i.v. q.6h. 4. 使用莫西沙星需要权衡利弊 5. 疗程不少于 2 周

（续表）

感染	伴随状况	病原体	首选治疗	备选治疗	备注
胆囊炎、胆管炎	危重症		美罗培南 20~40mg/kg i.v. q.8h. 或亚胺培南 / 西司他丁 20mg/kg i.v. q.6h. 若覆盖肠球菌：以上方案 + 万古霉素 15mg/kg i.v. q.8h.（目标谷浓度：15~20mg/L）		
细菌性腹膜炎	原发（自发）性，多发生于晚期肝肾疾病	大肠埃希菌、其他肠杆菌目、葡萄球菌属、链球菌、肠球菌属为主，铜绿假单胞菌罕见	社区获得性感染（多重耐药革兰氏阴性杆菌、耐万古霉素肠球菌低危）：哌拉西林 / 他唑巴坦（8：1）（100/12.5）mg/kg i.v. q.6h.；或氨苄西林 / 舒巴坦（2：1）（25~75/12.5~37.5）mg/kg i.v. q.6h.；或替卡西林 / 克拉维酸（15：1）（75/5）mg/kg i.v. q.6h.；或头孢曲松钠 50mg/kg i.v. q.24h.；或头孢噻肟钠 50mg/kg i.v. q.8h.；或环丙沙星 5~7.5mg/kg i.v. q.12h.（总量 <0.8/d）		1. 经验治疗前做腹水需氧菌和厌氧菌两种培养并根据细菌培养结果调整用药 2. 对于多重耐药 G- 杆菌感染，联合用药疗效可望优于单药治疗 3. 对于耐万古霉素肠球菌，也可使用高剂量达托霉素 4. 使用环丙沙星需要权衡利弊 5. 疗程不少于 2 周
	继发性，常见于各种腹腔脏器穿孔所致	肠杆菌目、拟杆菌属、肠球菌属、铜绿假单胞菌、白念珠菌	病情轻、中度者：哌拉西林 / 他唑巴坦（8：1）（100/12.5）mg/kg i.v. q.6h.；或替卡西林 / 克拉维酸（15：1）（75/5）mg/kg i.v. q.6h.；或厄他培南 15mg/kg i.v. q.12h.；或头孢曲松钠 50mg/kg i.v. q.24h.+ 甲硝唑 7.5mg/kg i.v. q.8h.~q.6h.；或莫西沙星 4~6mg/kg i.v. q.12h.（最大剂量 0.4g/d） 危重症者：美罗培南 20~40mg/kg i.v. q.8h.；或亚胺培南 / 西司他丁 20mg/kg i.v. q.6h.	病情轻、中度者：环丙沙星 10~15mg/kg i.v. q.12h.（最大剂量 <1.2g/d） 危重症者：氨苄西林 / 舒巴坦（50/25）mg/kg i.v. q.6h.+ 甲硝唑 7.5mg/kg i.v. q.8h.~q.6h.+（环丙沙星 10~15mg/kg i.v. q.12h.，最大剂量 <1.2g/d，或左氧氟沙星 10mg/kg i.v. q.12h.，最大剂量 750mg/d）；或氨苄西林 / 舒巴坦（50/25）mg/kg i.v. q.6h.+ 甲硝唑 7.5mg/kg i.v. q.8h.~q.6h.+（庆大霉素 5~7mg/kg i.v. q.24h.，	1. 外科手术对控制感染源头十分重要 2. 除非血或腹腔标本培养存在感染，否则不需要经验性覆盖 MRSA、肠球菌和白念珠菌 3. 对青霉素、头孢菌素过敏 氨曲南 30mg/kg i.v. q.6h.+ 甲硝唑 7.5mg/kg i.v. q.8h.~q.6h.（或环丙沙星或左氧氟沙星，剂量同左述）+ 甲硝唑 7.5mg/kg i.v. q.8h.~q.6h. 4. 选用氨基糖苷类药物时应监测血药浓度并严格掌握禁忌证和关注耳肾毒性

（续表）

感染	伴随状况	病原体	首选治疗	备选治疗	备注
细菌性腹膜炎	继发性，常见于各种腹腔脏器穿孔所致			或阿米卡星 15mg/kg i.v. q.24h.，或妥布霉素 5~7mg/kg i.v. q.24h.）	5. 选择环丙沙星、左氧氟沙星、莫西沙星时应严格掌握适应证，权衡利弊且知情同意下谨慎使用 6. 疗程不少于 2 周
急性坏死性胰腺炎并感染		肠杆菌目、肠球菌属、金黄色葡萄球菌、表皮葡萄球菌、厌氧菌、念珠菌	哌拉西林 / 他唑巴坦（8：1）（100/12.5）mg/kg i.v. q.6h.；或替卡西林 / 克拉维酸（15：1）（75/5）mg/kg i.v. q.6h.；或头孢哌酮钠 / 舒巴坦（2：1）（以头孢哌酮剂量计算），开始 30mg/kg i.v. q.8h.，以后根据病情可调整为 15~50mg/kg i.v. q.8h.；或厄他培南 30mg i.v. q.24h. 疑为念珠菌： 加用氟康唑 3~6mg/kg i.v. q.24h.，严重者 12mg/kg i.v. q.24h. 或谨慎使用卡泊芬净，首剂 70mg/（m^2·次）i.v. q.24h.，第 2 天开始 50mg/（m^2·次）i.v. q.24h. MRSA/MRCNS 可能： 万古霉素 15mg/kg i.v. q.8h.（目标谷浓度：15~20mg/L）；或去甲万古霉素 12mg/kg i.v. q.8h.~q.6h.；或替考拉宁 10mg/kg i.v. q.12h. 连续 3 次，随后 10mg/kg i.v. q.24h.	亚胺培南 / 西司他丁 20mg/kg i.v. q.6h.，或美罗培南 20~40mg/kg i.v. q.8h. 疑为念珠菌： 加用伊曲康唑 1.5~2.5mg/kg i.v. q.12h.	1. 经验治疗前需做脓液培养（病情恶化时 CT 引导下穿刺） 2. 疗程 2~4 周，念珠菌感染 6~8 周或更长

（续表）

感染	伴随状况	病原体	首选治疗	备选治疗	备注
心血管感染					
感染性心内膜炎	天然瓣膜	草绿色链球菌、其他链球菌、肠球菌、葡萄菌属	经验治疗：万古霉素 10~15mg/kg i.v. q.12h.~q.8h.（目标谷浓度：10~15mg/L）+头孢曲松钠 50~80mg/kg i.v. q.24h. 可+庆大霉素 5~7mg/kg i.v. q.24h. 或 2.5mg/kg i.v. q.8h. 1. 草绿色链球菌（甲型溶血性链球菌） （1）青霉素 MIC≤0.12mg/L：青霉素 3 万~5 万 U/kg i.v. q.6h.~q.4h.。若头孢曲松钠 MIC<0.5mg/L： 头孢曲松钠 50~80mg/kg i.v. q.24h. （2）青霉素 MIC>0.12~0.5mg/L：青霉素 5 万 U/kg i.v. q.6h.+庆大霉素 5~7mg/kg i.v. q.24h. 或 2.5mg/kg i.v. q.8h.。若头孢曲松钠 MIC<0.5mg/L：头孢曲松钠 50~80mg/kg i.v. q.24h. （3）青霉素 MIC≥0.5mg/L： （请感染科会诊） 青霉素 5 万~7.5 万 U/kg i.v. q.6h.+庆大霉素 5~7mg/kg i.v. q.24h.；或 2.5mg/kg i.v. q.8h.；或氨苄西林 50mg/kg i.v. q.6h.+庆大霉素 5~7mg/kg i.v. q.24h.；或 2.5mg/kg i.v. q.8h.。若头孢曲松钠 MIC<0.5μg/ml：头孢曲松钠 50~80mg/kg i.v. q.24h.+庆大霉素 5~7mg/kg i.v. q.24h. 或 2.5mg/kg i.v. q.8h.	（青霉素 5 万 U/kg i.v. q.6h.~q.4h.，或头孢曲松钠 50mg/kg i.v. q.24h.）+庆大霉素 5~7mg/kg i.v. q.24h. 或 2.5mg/kg i.v. q.8h.；或万古霉素 15mg/kg i.v. q.12h.；或达托霉素 7~12mg/kg i.v. q.24h.	1. 如病情并非紧急，经验治疗前应多次血培养并严格掌握诊断标准 2. 如血培养阳性应及时根据药物敏感试验结果调整为目标治疗 3. 监测血药浓度，要注意其耳肾毒副作用 4. 有指征则手术干预 5. 疗程 4 周以上（其中庆大霉素 1 周） 6. 对青霉素和头孢曲松钠过敏者使用万古霉素 7. 万古霉素目标谷浓度：10~15mg/L

（续表）

感染	伴随状况	病原体	首选治疗	备选治疗	备注
感染性心内膜炎	天然瓣膜		2. MSSA、MSSE 可能（苯唑西林 37mg/kg i.v. q.6h.，或头孢唑林钠 25mg/kg i.v. q.8h.）+ 庆大霉素 5~7mg/kg i.v. q.24h. 或 2.5mg/kg i.v. q.8h. 3. MRSA，MRSE 可能 万古霉素 15mg/kg i.v. q.8h.+ 利福平 10mg/kg i.v. q.24h.+ 庆大霉素 5~7mg/kg i.v. q.24h. 或 2.5mg/kg i.v. q.8h.		
	人工瓣膜（儿童罕见）	表皮葡萄球菌、金黄色葡萄球菌、甲型溶血性链球菌 少见：革兰氏阴性杆菌、肠球菌、念珠菌属	1. MSSA、MSSE 可能：（苯唑西林 37mg/kg i.v. q.6h. 或头孢唑林钠 25mg/kg i.v. q.8h.）± 利福平 10mg/kg i.v. q.24h. ± 庆大霉素 5~7mg/kg i.v. q.24h. 或 2.5mg/kg i.v. q.8h. 2. MRSA、MRSE 可能：（万古霉素 15mg/kg i.v. q.8h.；或去甲万古霉素 12mg/kg i.v. q.8h.；或替考拉宁 10mg/kg i.v. q.12h. 连续 3 次，随后 10mg/kg i.v. q.24h.）± 利福平 10mg/kg i.v. q.24h.+ 庆大霉素 5~7mg/kg i.v. q.24h. 或 2.5mg/kg i.v. q.8h. 3. 念珠菌可能：两性霉素 B 脂质体 3~5mg/kg i.v. q.24h.，滴速每小时 1~2mg/kg+ 氟胞嘧啶 12.5~50mg/kg i.v. q.8h.~q.6h.；谨慎使用卡泊芬净，首剂 70mg/m^2 i.v. q.24h. 第 1 天，第二天开始 50mg/m^2 i.v. q.24h.，或氟康唑 3~6mg/kg i.v. q.24h.；严重者 12mg/kg i.v. q.24h.		1. 人造瓣膜者疗程需长至 6 月或以上；庆大霉素 2 周 2. 使用庆大霉素应监测药物血药浓度和耳肾毒性。万古霉素目标谷浓度：10~15mg/L 3. 加用利福平前须鉴定病原及其药物敏感试验 4. 外科会诊
心包炎	细菌性心包炎	金黄色葡萄球菌、肺炎链球菌、A 群链球菌（GAS）、肠杆菌目	1. MSSA 可能：苯唑西林 37mg/kg i.v. q.6h.；或氯唑西林 5~12.5mg/kg i.v. q.6h.；或头孢曲松钠 50~80mg/kg i.v. q.24h.	头孢吡肟 50mg/kg i.v. q.8h.；或（万古霉素 15mg/kg i.v. q.8h.，或替考拉宁 10mg/kg i.v. q.12h. 连续 3 次，随后 10mg/kg i.v. q.24h.，	1. 儿童细菌性心包炎已少见，如诊断明确，及时引流 2. 经验治疗前应做血培养和药物敏感试验

（续表）

感染	伴随状况	病原体	首选治疗	备选治疗	备注
心包炎	细菌性心包炎		2. MRSA 可能：［万古霉素 15mg/kg i.v. q.8h.（目标谷浓度：15~20mg/L），或去甲万古霉素 12mg/kg i.v. q.8h.，或替考拉宁 10mg/kg i.v. q.12h. 连续 3 次，随后 10mg/kg i.v. q.24h.］± 利福平 10mg/kg i.v. q.24h.+ 庆大霉素 5~7mg/kg i.v. q.24h. 或 2.5mg/kg i.v. q.8h. 3. GAS 可能：青霉素 5~7.5 万 U/kg i.v. q.6h.	或利奈唑胺 10mg/kg i.v. q.8h.）+ 环丙沙星 10~15mg/kg i.v. q.12h.（最大剂量 <1.2g/d）	3. 注意药物过敏史 4. 使用庆大霉素时严格掌握适应证，并关注毒副作用 5. 因 MRSA 高度流行，故须选万古霉素为经验用药；必要时加用庆大霉素；病情严重者加用利福平 6. 产 ESBLs 大肠埃希菌、克雷伯菌感染者选用碳青霉烯类药物 7. 心包腔引流后一般疗程 2 周，CA-MRSA 感染者引流后 3~4 周
	念珠菌心包炎	念珠菌属	两性霉素 B 脂质体 3~5mg/kg i.v. q.24h.，滴速每小时 1~2mg/kg；或两性霉素 B 去氧胆酸盐 0.5~1mg / kg i.v. q.24h.；或谨慎使用卡泊芬净，首剂 $70mg/m^2$ i.v. q.24h. 第一天，第二天开始 $50mg/m^2$ i.v. q.24h.；后续治疗：氟康唑 6~12mg/kg i.v. q.24h.		1. 病情稳定后氟康唑继续治疗 2. 疗程 6~8 周或更长 3. 及时进行心包手术干预
风湿热伴心脏炎		A 群链球菌感染后免疫反应	阿司匹林、非甾体抗炎药（如泼尼松）		清除 A 群链球菌感染：青霉素 V 钾片 250mg p.o. q.8h.，疗程 10 天。可参考“1-12 抗感染药物在预防非手术相关感染时的应用”

（续表）

感染	伴随状况	病原体	首选治疗	备选治疗	备注
血流感染					
新生儿血流感染	早期发病（日龄 <7 天）	B 群链球菌、大肠埃希菌为主；还有李斯特菌、肺炎链球菌、脑膜炎球菌	新生儿体重 <2kg： 日龄 0~7 天：氨苄西林 50mg/kg i.v. q.12h. ±（头孢吡肟 30mg/kg i.v. q.12h.，或头孢他啶 50mg/kg i.v. q.12h.） 日龄 8~28 天：氨苄西林 50mg/kg i.v. q.8h. ±（头孢吡肟 30mg/kg i.v. q.12h.，或头孢他啶 50mg/kg i.v. q.8h.） 新生儿体重≥2kg： 日龄 0~7 天：氨苄西林 50mg/kg i.v. q.8h. ±（头孢吡肟 30mg/kg i.v. q.12h.，或头孢他啶 50mg/kg i.v. q.12h.） 日龄 8~28 天：氨苄西林 50mg/kg i.v. q.6h. ±（头孢吡肟 30mg/kg i.v. q.12h.，或头孢他啶 50mg/kg i.v. q.8h.）		1. 获取血培养并根据药物敏感试验结果调整用药 2. 疗程至少 2 周，具体依不同病原菌和感染部位以及性质而异
	晚期发病（日龄 8~28 天）	B 群链球菌、大肠埃希菌、肺炎链球菌、脑膜炎球菌、金黄色葡萄球菌、流感嗜血杆菌 b	经验治疗：氨苄西林 50mg/kg i.v. q.6h.+（头孢噻肟钠 50mg/kg i.v. q.8h.；或头孢曲松钠 50~80mg/kg i.v. q.24h.）；或氨苄西林 50mg/kg i.v. q.6h.+ 庆大霉素 5~7mg/kg i.v. q.24h. 或 2.5mg/kg i.v. q.8h. MSSA、MSSE 可能： （苯唑西林 37mg/kg i.v. q.6h.，或氯唑西林 5~12.5mg/kg i.v. q.6h.）± 庆大霉素 5~7mg/kg i.v. q.24h. 或 2.5mg/kg i.v. q.8h. MRSA、MRSE 可能： （万古霉素 15mg/kg i.v. q.8h.，或去甲万古霉素 12mg/kg i.v. q.8h.）± 庆大霉素 5~7mg/kg i.v. q.24h. 或 2.5mg/kg i.v. q.8h.；或上列治疗方案 ± 利福平 10mg/kg i.v. q.12h.		如果万古霉素 MIC>2mg/L，可考虑换用达托霉素

（续表）

感染	伴随状况	病原体	首选治疗	备选治疗	备注
婴幼儿和年长儿血流感染	社区获得性、非中性粒细胞减少	肺炎链球菌、脑膜炎球菌、金黄色葡萄球菌；流感嗜血杆菌少见	（头孢噻肟钠 50mg/kg i.v. q.8h.，或头孢曲松钠 50~80mg/kg i.v. q.24h.）+（万古霉素 15mg/kg i.v. q.6h.，或去甲万古霉素 12mg/kg i.v. q.8h.，或达托霉素 7~12mg/kg i.v. q.24h.）	氨曲南 30mg/kg i.v. q.6h.+ 利奈唑胺 10mg/kg i.v. q.8h.	1. 经验治疗主要考虑肺炎链球菌和社区获得性 MRSA，也需覆盖革兰氏阴性杆菌 2. β - 内酰胺类过敏者使用氨曲南 3. 疗程不少于 2 周
	医院获得性	葡萄球菌属、肠球菌属、大肠埃希菌、肺炎克雷伯菌等、铜绿假单胞菌、不动杆菌属、厌氧菌、真菌	1. 基本方案：哌拉西林 / 他唑巴坦（8：1）（100/12.5）mg/kg i.v. q.6h.；或氨苄西林 / 舒巴坦（2：1）[（25~75）/（12.5~37.5）] mg/kg i.v. q.6h.；或替卡西林 / 克拉维酸（15：1）（75/5）mg/kg i.v. q.6h. 2. 有铜绿假单胞菌、不动杆菌属感染可能：头孢他啶 50mg/kg i.v. q.8h.；或头孢哌酮钠 / 舒巴坦（2：1）（以头孢哌酮剂量计算），开始 30mg/kg i.v. q.8h.，以后根据病情可调整为 15~50mg/kg i.v. q.8h.；或美罗培南 20~40mg/kg i.v. q.8h.；或亚胺培南 / 西司他丁 15~25mg/kg i.v. q.6h. 3. 有厌氧菌可能：基本方案 + 甲硝唑 7.5mg/kg i.v. q.8h.~q.6h. i.v. 4. 有真菌风险：伏立康唑 6mg/kg i.v. q.12h.，1 天，第 2 天始 4mg/kg i.v. q.12h.；或泊沙康唑 6mg/kg i.v. q.12h.，第 2 天起 6mg/kg i.v.q.24h. 5. 有 MRSA 可能：万古霉素 15mg/kg i.v. q.8h.；或去甲万古霉素 12mg/kg i.v. q.8h.；或达托霉素 7~12mg/kg i.v. q.24h.；或替考拉宁 10mg/kg i.v. q.12h. 连续 3 次，随后 10mg/kg i.v. q.24h.		1. 疑有静脉导管感染、MRSA 定植、血培养生长革兰氏阳性球菌等情况时应及时加万古霉素 2. 抗菌药物疗程 4 周；抗真菌感染疗程 4~6 周或更长

（续表）

感染	伴随状况	病原体	首选治疗	备选治疗	备注
婴幼儿和年长儿血流感染	免疫受损宿主（如中性粒细胞减少、烧伤等）	凝固酶阴性葡萄球菌、金黄色葡萄球菌、假单胞菌、肠杆菌目、棒状杆菌、念珠菌、曲霉菌	1. 轻中度感染：头孢曲松钠 50mg/kg i.v. q.24h.；或头孢他啶 50mg/（kg · 次）i.v. q.8h.~q.6h.；或头孢哌酮钠 / 舒巴坦（2：1）（以头孢哌酮剂量计算），开始 30mg/kg i.v. q.8h.，以后根据病情可调整为 15~50mg/kg i.v. q.8h.；或哌拉西林 / 他唑巴坦（8：1）（100/12.5）mg/kg i.v. q.6h. 2. 重症感染：美罗培南 20~40mg/kg i.v. q.8h.；或亚胺培南 / 西司他丁 15~25mg/kg i.v. q.6h. 3. 有革兰氏阳性菌（包括 MRSA）感染危险因素：加用万古霉素 15mg/kg i.v. q.8h.；或去甲万古霉素 12mg/kg i.v. q.8h.；或达托霉素 7~12mg/kg i.v. q.24h. 4. 有念珠菌感染可能：两性霉素 B 脂质体 3~5mg/kg i.v. q.24h.，滴速每小时 1~2mg/kg；或氟康唑 3~6mg/kg i.v. q.24h.，严重者 12mg/kg i.v. q.24h. 或谨慎使用卡泊芬净，首剂 70mg/（m^2 · 次）i.v. q.24h.，第 2 天始 50mg/（m^2 · 次）i.v. q.24h.；或伏立康唑 6mg/kg i.v. q.12h. 1 天，第 2 天始 4mg/kg i.v. q.12h.		
	血管导管相关性血流感染	金黄色葡萄球菌、凝固酶阴性葡萄球菌、革兰氏阴性需氧杆菌、念珠菌	1. 无 MRSA 感染危险因素：苯唑西林 37mg/kg i.v. q.6h. 2. MRSA 可能：万古霉素 15mg/kg i.v. q.8h.；或达托霉素 7~12mg/kg i.v. q.24h.。或替考拉宁 10mg/kg i.v. q.12h. 连续 3 次，随后 10mg/kg i.v. q.24h. 3. 革兰氏阴性需氧杆菌：哌拉西林 / 他唑巴坦（8：1）（100/12.5）mg/kg i.v. q.6h.；或替卡西林 / 克拉维酸（15：1）（75/5）mg/kg i.v. q.6h.；或美罗培南 20~40mg/kg i.v. q.8h.；或亚胺培南 / 西司他丁 15~25mg/kg i.v. q.6h. 4. 念珠菌可能：两性霉素 B 脂质体 3~5mg/（kg · 次）i.v. q.24h.，滴速每小时 1~2mg/kg；或氟康唑 3mg/（kg · 次）i.v. q.24h.，严重者 12mg/（kg · 次）i.v. q.24h.；或谨慎使用卡泊芬净，首剂 70mg/（m^2 · 次）i.v. q.24h.，第 2 天始 50mg/（m^2 · 次）i.v. q.24h.；或伏立康唑 6mg/kg i.v. q.12h. 1 天，第 2 天始 4mg/kg i.v. q.12h.		1. 如有念珠菌感染，应及时拔除血管内导管，并尽可能停用抗菌药物 2. 如有真菌感染应外科介入 3. 抗菌药物疗程 4 周，抗真菌感染疗程 4~6 周或更长

（续表）

感染	伴随状况	病原体	首选治疗	备选治疗	备注
婴幼儿和年长儿血流感染	胃肠外营养	凝固酶阴性葡萄球菌、金黄色葡萄球菌、念珠菌	万古霉素 15mg/kg i.v. q.8h.；或去甲万古霉素 12mg/kg i.v. q.8h.；或达托霉素 7~12mg/kg i.v. q.24h. 念珠菌感染可能：氟康唑 3~6mg/kg i.v. q.24h.，严重者 12mg/kg i.v. q.24h.；或谨慎使用卡泊芬净，首剂 70mg/（m²·次）i.v. q.24h.，第 2 天始 50mg/（m²·次）i.v. q.24h.；或两性霉素 B 脂质体 3~5mg/kg i.v. q.24h.，滴速每小时 1~2mg/kg		如有念珠菌感染，应拔除导管，并尽可能停用抗菌药物
	持续输注脂肪乳	凝固酶阴性葡萄球菌	万古霉素 15mg/kg i.v. q.8h.；或去甲万古霉素 12mg/kg i.v. q.8h.		停用脂肪乳
感染性休克（菌血症休克、脓毒症休克）		革兰氏阴性需氧杆菌（如流感嗜血杆菌）、革兰氏阳性需氧球菌（如肺炎链球菌、葡萄球菌）	（美罗培南 20~40mg/kg i.v. q.8h.，或亚胺培南 / 西司他丁 15~25mg/kg i.v. q.6h.，或头孢吡肟 50mg/kg i.v. q.8h.）+（万古霉素 15mg/kg i.v. q.8h.，或去甲万古霉素 12mg/kg i.v. q.8h.，或替考拉宁 10mg/kg i.v. q.12h. 连续 3 次，随后 10mg/kg i.v. q.24h.） 或［哌拉西林 / 他唑巴坦（100/12.5）mg/kg i.v. q.6h.；或替卡西林 / 克拉维酸（75/5）mg/kg i.v. q.6h.；或头孢哌酮 / 舒巴坦（30/15）mg/kg i.v. q.12h.~q.8h.］+（万古霉素 15mg/kg i.v. q.8h.；或去甲万古霉素 12mg/kg i.v. q.8h.；或替考拉宁 10mg/kg i.v. q.12h. 连续 3 次，随后 10mg/kg i.v. q.d.）	［头孢曲松钠 50mg/kg i.v. q.24h.；或阿莫西林 / 克拉维酸（30/6）mg/kg i.v. q.8h.~q.6h.；或氨苄西林 / 舒巴坦（25~75/12.5~37.5）mg/kg i.v. q.6h.］+（万古霉素 15mg/kg i.v. q.8h.；或替考拉宁 10mg/kg i.v. q.12h. 连续 3 次，随后 10mg/kg i.v. q.24h.）	治疗原发病并予抗休克治疗：扩充血容积、糖皮质激素、血管活性药物、调整血糖水平、静脉滴注免疫球蛋白等

（续表）

感染	伴随状况	病原体	首选治疗	备选治疗	备注
葡萄球菌中毒休克综合征	手术 / 创口感染、烧伤	产毒素金黄色葡萄球菌	苯唑西林 37mg/kg i.v. q.6h.；或氯唑西林 5~12.5mg/kg i.v. q.6h. MRSA 可能：万古霉素 15mg/kg i.v. q.8h.；或去甲万古霉素 12mg/kg i.v. q.8h.	头孢唑林钠 25mg/kg i.v. q.8h. MRSA 可能： 替考拉宁 10mg/kg i.v. q.12h. 连续 3 次，随后 10mg/kg i.v. q.24h.；或利奈唑胺 10mg/kg i.v. q.8h.；或达托霉素 7~12mg/kg i.v. q.24h.	使用抗菌药物同时可静脉滴注免疫球蛋白
链球菌中毒休克综合征	伴有侵袭性感染，如坏死性筋膜炎、水痘继发链球菌感染等	A、B、C、F 和 G 群链球菌	青霉素 5 万 ~7.5 万 U/kg i.v. q.6h.~q.4h.+ 克林霉素 7.5mg/kg i.v. q.24h.	头孢曲松钠 50mg/kg i.v. q.24h.+ 克林霉素 7.5mg/kg i.v. q.24h. β - 内酰胺类过敏者，可选择万古霉素 15mg/kg i.v. q.8h.；或去甲万古霉素 12mg/kg i.v. q.8h.；或利奈唑胺 10mg/kg i.v. q.8h.	1. ≤4 岁，克林霉素慎用 2. 克林霉素应用时严格按配液要求和滴注速度进行 3. 注意药物过敏史，警惕青霉素脑病发生 4. 有明确感染灶须清创或切除 5. 使用抗菌药物同时可静脉滴注免疫球蛋白 6. 注意我国链球菌群细菌对大环内酯类和克林霉素耐药率高
破伤风毒素介导全身发热综合征	可不发热	破伤风杆菌	青霉素 5 万 U/kg，i.v. q.6h.	甲硝唑 7.5mg/kg，i.v. q.8h.~q.6h.	清创、破伤风免疫球蛋白、破伤风类毒素、对症等综合治疗

（续表）

感染	伴随状况	病原体	首选治疗	备选治疗	备注
骨关节感染					
婴幼儿和年长儿骨髓炎（血行性）	小婴儿（<4个月）	金黄色葡萄球菌、革兰氏阴性杆菌（如大肠埃希菌等）、B群溶血性链球菌	1. MSSA可能：（萘夫西林15~25mg/kg p.o. q.6h.，或苯唑西林37mg/kg i.v. q.6h.）+（头孢他啶50mg/kg i.v. q.8h.，或头孢吡肟50mg/kg i.v. q.8h.） 2. MRSA可能：（万古霉素15mg/kg i.v. q.8h.，或去甲万古霉素12mg/kg i.v. q.8h.）+（头孢他啶50mg/kg i.v. q.8h.，或头孢吡肟50mg/kg i.v. q.8h.） 3. 对糖肽类、β-内酰类过敏或毒性反应者：利奈唑胺10mg/kg i.v./p.o. q.8h.+氨曲南30mg/kg i.v. q.6h.		1. 经验治疗前应做骨髓组织及血培养和药物敏感试验 2. 化脓性链球菌、肺炎链球菌、流感嗜血杆菌疗程2~3周，金黄色葡萄球菌、肠杆菌目疗程3~4周 3. 新生儿患者按日龄和体重计算剂量（3-3-1儿童常用抗菌药物、抗病毒药物的剂量和用法）
	婴幼儿和年长儿（≥4个月~18岁）	金黄色葡萄球菌、A群溶血性链球菌、革兰氏阴性杆菌（少见）、金氏金氏菌	1. MSSA可能：苯唑西林37mg/kg i.v. q.6h.；或萘夫西林15~25mg/kg p.o. q.6h. 2. MRSA可能：万古霉素15mg/kg i.v. q.8h.；或去甲万古霉素12mg/kg i.v. q.8h. 3. 万古霉素不能耐受：（利奈唑胺10mg/kg i.v. q.8h.，或达托霉素7~12mg/kg i.v. q.24h.）+利福平10mg/kg i.v. q.24h.（日最大量0.6g） 4. MRSA可能+涂片见革兰氏阴性杆菌：以上治疗方案+（头孢他啶50mg/kg i.v. q.8h.，或头孢吡肟50mg/kg i.v. q.8h.） 5. 革兰氏阴性杆菌可能：头孢他啶50mg/kg i.v. q.8h.；或头孢吡肟50mg/kg i.v. q.8h.；或阿莫西林/克拉维酸（30/6）mg/kg i.v. q.8h.~q.6h.；或氨苄西林/舒巴坦（2：1）[（25~75）/（12.5~37.5）] mg/kg i.v. q.6h.；或哌拉西林/他唑巴坦（8：1）（100/12.5）mg/kg i.v. q.6h.；或头孢曲松钠50~80mg/kg i.v. q.24h.；或头孢噻肟钠50mg/kg i.v. q.8h.		

（续表）

感染	伴随状况	病原体	首选治疗	备选治疗	备注
化脓（细菌）性关节炎	小婴儿（<3 个月）	金黄色葡萄球菌、肠杆菌目、B 组溶血性链球菌	1. MSSA 可能：（苯唑西林 37mg/kg i.v. q.6h.，或头孢唑林钠 25mg/kg i.v. q.8h.）+（头孢曲松钠 50mg/kg i.v. q.24h.，或头孢噻肟钠 50mg/kg i.v. q.8h.） 2. MRSA 可能：（万古霉素 15mg/kg i.v. q.8h.，或替考拉宁 10mg/kg i.v. q.12h. 连续 3 次，随后 10mg/kg i.v. q.24h.）+（头孢曲松钠 50mg/kg i.v. q.24h.，或头孢噻肟钠 50mg/kg i.v. q.8h.） 3. 肠杆菌感染可能：头孢曲松钠 50~80mg/kg i.v. q.24h.，或头孢噻肟钠 50mg/kg i.v. q.8h.；或阿莫西林 / 克拉维酸（30/6）mg/kg i.v. q.8h.~q.6h.；或哌拉西林 / 他唑巴坦（8：1）（100/12.5）mg/kg i.v. q.6h.		1. 应在经验治疗前做血和关节腔液培养，关节腔液涂片找菌 2. 根据细菌学及药物敏感试验及时调整用药；可以采用序贯疗法 3. 抗菌药物治疗同时应重视关节腔充分引流 4. 无须腔内注射抗菌药物 5. 化脓性链球菌、肺炎链球菌、流感嗜血杆菌疗程 2~3 周，金黄色葡萄球菌、肠杆菌目疗程 3~4 周 6. 新生儿患者按日龄和体重计算剂量（见“3-3-1 儿童常用抗菌药物、抗病毒药物的剂量和用法”）
	婴幼儿和年长儿（3 个 月～18 岁）	金黄色葡萄球菌、A 群溶血性链球菌、肺炎链球菌、流感嗜血杆菌、革兰氏阴性杆菌	1. MRSA 高流行区：（万古霉素 15mg/kg i.v. q.8h.，或替考拉宁 10mg/kg i.v. q.12h. 连续 3 次，随后 10mg/kg i.v. q.24h.）+（头孢曲松钠 50mg/kg i.v. q.24h.，或头孢噻肟钠 50mg/kg i.v. q.8h.） 2. MRSA 低流行区：（头孢唑林钠 25mg/kg，i.v. q.8h.；或苯唑西林 37mg/kg i.v. q.6h.）+（头孢曲松钠 50mg/kg i.v. q.24h.，或头孢噻肟钠 50mg/kg i.v. q.8h.） 3. 肠杆菌感染可能：哌拉西林 / 他唑巴坦（8：1）（100/12.5）mg/kg i.v. q.6h.；或阿莫西林 / 克拉维酸（30/6）mg/kg i.v. q.8h.~q.6h.		

（续表）

感染	伴随状况	病原体	首选治疗	备选治疗	备注
尿路感染					
上尿路感染		大肠埃希菌（约占80%），变形杆菌、粪肠球菌也较多见，少数为金黄色葡萄球菌、凝固酶阴性葡萄球菌、化脓性链球菌等	1. 口服 阿莫西林 10~15mg/ kg p.o. q.8h.~q.6h.，或阿莫西林 / 克拉维酸（7：1 口服剂）15~25mg/kg p.o. q.8h.~q.6h.；或头孢呋辛酯 50mg/kg p.o. q.8h. 2. 静脉滴注 阿莫西林 / 克拉维酸（5：1 注射剂）30mg/kg i.v. q.8h.~q.6h.；或头孢曲松钠 50~80mg/kg i.v. q.24h.；或头孢噻肟钠 50~100mg/kg i.v. q.8h. 3. 产 ESBL 肠杆菌 美罗培南 20~40mg/kg i.v. q.8h.；或哌拉西林 / 他唑巴坦（8：1）（100/12.5）mg/kg i.v. q.6h.	口服：头孢泊肟酯 4mg/kg p.o. q.12h.；或磷霉素 2g p.o. 单剂 静脉滴注：阿米卡星 15mg/kg i.v. q.24h. 或 5mg/kg i.v. q.8h.；妥布霉素 5~7mg/kg i.v. q.24h. 或 2.5mg/kg i.v. q.8h.；或庆大霉素 5~7mg/kg i.v. q.24h. 或 2.5mg/kg i.v. q.8h.；或环丙沙星 10~15mg/kg i.v. q.12h.（最大剂量 <1.2g/d）；或磷霉素 50~75mg/kg i.v. q.8h.	1. 经验用药前应留取尿标本以做培养及药物敏感试验 2. 复杂性尿路感染和耐药菌感染可能时，常常推荐联合用药 3. 小于 6 个月的婴儿或伴肾功能损害者不选用 SMZ/TMP、呋喃妥因 4. 应尽可能选择肾毒性小或副作用少的抗菌药物；选用氨基糖苷类药物时应检测血药浓度并严格掌握禁忌证和关注耳肾毒性；推荐 1 次 /d 用药 5. 选择环丙沙星时应严格掌握适应证，权衡利弊且知情同意下谨慎使用。 6. 多采用 10~14 天的常规疗程（静脉滴注和口服序贯治疗） 7. 充分饮水 8. 有手术适应证者应择期进行
下尿路感染		肠杆菌目、粪链球菌，偶为混合感染	1. 口服 阿莫西林 10~15mg/kg p.o. q.8h.~q.6h.，必要时 20~25mg/kg p.o. q.8h.~q.6h.；或头孢呋辛酯 15mg/kg p.o. q.12h.；或头孢克肟 1.5~3mg/kg，重症者可加量至 6mg/kg p.o. q.12h. 2. 静脉滴注 阿莫西林 / 克拉维酸（5：1 注射剂）30mg/kg i.v. q.8h.~q.6h.；或头孢曲松钠 50~80mg/kg i.v. q.24h.；或头孢噻肟钠 50mg/kg i.v. q.8h.	SMZ/TMP（5：1 口服剂）20~30mg/kg p.o. q.12h.（以 SMZ 剂量计算）	

（续表）

感染	伴随状况	病原体	首选治疗	备选治疗	备注
复杂性尿路感染	伴有先天畸形、结石、输尿管反流等	大肠埃希菌比例下降；其他肠杆菌目、铜绿假单胞菌、肠球菌增加。金黄色葡萄球菌少见	哌拉西林/他唑巴坦（8：1注射剂）（100/12.5）mg/kg i.v. q.6h.；或美罗培南 20~40mg/kg i.v. q.8h.；或替卡西林/克拉维酸（15：1注射剂）（75/5）mg/kg i.v. q.6h. 肠球菌可能：替考拉宁 10mg/kg i.v. q.12h. 连续3次，随后 10mg/kg i.v. q.24h.	头孢他啶 50mg/kg i.v. q.8h.；或头孢吡肟 50mg/kg i.v. q.8h.	1. 序贯治疗，疗程延长至14~28天 2. 有适应证者手术治疗 3. 复杂性尿路感染和耐药菌株感染可能时，多推荐联合用药
复发性尿路感染的预防	存在发生尿路感染危险因素的婴幼儿；Ⅲ～Ⅴ度膀胱输尿管反流和伴有反复发热的患者		SMZ/TMP（5：1口服剂）（以SMZ剂量计算）20~30mg/kg p.o. q.n.（睡前）		1. 不推荐首次尿路感染后就预防性应用药物 2. 预防用药的具体疗程尚须摸索
皮肤与软组织感染					
毛囊炎、疖、痈、脓肿	轻度	金黄色葡萄球菌	局部治疗为主：2%莫匹罗星软膏，20%鱼石脂软膏，2~3次/d		1. 如不发热，脓肿直径<5cm，以切开引流、热敷为主，无须使用抗菌药物 2. 根据药物敏感试验结果调整为目标治疗 3. 应用磺胺类药物前应详细询问过敏史；2个月以下婴儿禁用磺胺类药物 4. 鱼石脂软膏不得用于皮肤溃烂处 5. 克林霉素4岁以下慎用，新生儿禁用 6. 多西环素限用于8岁及8岁以上患儿
	重度，伴脓毒症状	金黄色葡萄球菌	1. MSSA：苯唑西林 37mg/kg i.v. q.6h.；或头孢唑林钠 25mg/kg i.m./i.v. q.8h.；或头孢呋辛 50mg/kg i.m./i.v. q.8h.；或头孢克洛 10~15mg/kg p.o. q.8h. 2. MRSA：万古霉素 15mg/kg i.v. q.8h.；或去甲万古霉素 12mg/kg i.v. q.8h.；或利奈唑胺 10mg/kg i.v./p.o. q.8h.	1. MSSA 氯唑西林 5~12.5mg/kg p.o. q.6h.；或氯唑西林 12~25mg/kg i.m./i.v. q.8h.~q.6h.；或 SMZ/TMP（5：1制剂）20~30mg/kg p.o./i.v. q.12h.（以SMZ剂量计算）；或克林霉素 7.5mg/kg p.o./i.v. q.8h.；或多西环素 2.2mg/kg p.o./i.v. q.12h. 2. MRSA 达托霉素 7~12mg/kg i.v. q.24h.；或替考拉宁首剂负荷剂量 10mg/kg i.v. q.12h. 连续3次，随后 10mg/kg i.v. q.24h.	

（续表）

感染	伴随状况	病原体	首选治疗	备选治疗	备注
脓疱病	非大疱性：常继发于损伤、昆虫叮咬、水痘、疥疮	A 群溶血性链球菌、金黄色葡萄球菌	1% 过氧化氢或 2% 莫匹罗星软膏或 2% 夫西地酸，局部外用，2~3 次 /d，疗程 5 天	头孢呋辛酯 10~15mg/kg p.o. q.12h. β - 内酰胺类过敏者：阿奇霉素第 1 天 10mg/ kg p.o. q.24h.，后 4 天 5mg/kg p.o. q.24h.；或克拉霉素 7.5mg/kg p.o. q.12h.；或红霉素 12.5mg/kg p.o. q.6h.	1. 1% 过氧化氢不适用于眼周围病变 2. 抗菌药物口服疗程 7~14 天
	大疱性：葡萄球菌烫伤样皮肤综合征（SSSS）	产毒素金黄色葡萄球菌（含 MSSA 和 MRSA）	1. MSSA：外用 1% 过氧化氢或莫匹罗星软膏；同时苯唑西林 37mg/kg i.v. q.6h.；或头孢唑林钠 25mg/kg i.m./i.v. q.8h.；或阿莫西林 / 克拉维酸（30/6)mg/kg i.v. q.8h.~q.6h.；或氨苄西林 / 舒巴坦（25~75/12.5~37.5）mg/kg i.v. q.6h. 2. MRSA：外用莫匹罗星软膏，同时万古霉素 15mg/kg i.v. q.8h.；或去甲万古霉素 12mg/kg i.v. q.8h.；或 SMZ/TMP（5∶1 制剂）20~30mg/kg p.o./i.v. q.12h.（以 SMZ 剂量计算）；或多西环素 2.2mg/kg p.o./i.v. q.12h.（限用于≥8 岁）	1. MSSA：氯唑西林 12~25mg/kg i.m./i.v. q.8h.~q.6h. 2. MRSA：替考拉宁首剂负荷剂量 10mg/kg i.v. q.12h. 连续 3 次，随后 10mg/kg i.v. q.24h.；或利奈唑胺 10mg/kg i.v. q.8h.；或达托霉素：1~2 岁，10mg/kg i.v. q.24h.；2~6 岁，9mg/kg i.v. q.24h.；7~11 岁，7mg/kg i.v. q.24h.；12~17 岁，5mg/kg i.v. q.24h.	1. 病灶广泛、有危险因素者须全身用药 2. 新生儿脓疱病需静脉应用抗菌药物 3. 禁用糖皮质激素 4. 抗菌药物疗程 7~14 天
新生儿头皮脓肿		金黄色葡萄球菌、链球菌等	苯唑西林：足月儿 0~7 天 25mg/kg i.v. q.8h.；8~28 天 37mg/kg i.v. q.6h.。或氯唑西林 12.5mg/kg i.v. q.8h.。或头孢噻肟钠：足月儿 0~7 天 50mg/kg i.v. q.12h.；8~28 天 50mg/kg i.v. q.8h.		1. 疗程 7~14 天 2. 早产儿、低出生体重儿剂量详见“3-3-1 儿童常用抗菌药物、抗病毒药物的剂量和用法”

（续表）

感染	伴随状况	病原体	首选治疗	备选治疗	备注
新生儿脐炎	脐带处理不卫生	金黄色葡萄球菌、大肠埃希菌、克雷伯菌、B群链球菌	轻者局部处理为主：2% 碘酒或 75% 酒精清洗消毒，每天 2~3 次 脓液明显、有脐周扩散、伴全身症状者：苯唑西林：足月儿 0~7 天 25mg/kg i.v. q.8h.；8~28 天 37mg/kg i.v. q.6h.；或头孢唑林钠：足月儿 0~7 天 25mg/kg i.v. q.12h.；8~28 天 25mg/kg i.v. q.8h.；或头孢噻肟钠：足月儿 0~7 天 50mg/kg i.v. q.12h.；8~28 天 50mg/kg i.v. q.8h.	氯唑西林：足月儿 12.5mg/kg i.v. q.8h.；或哌拉西林 / 他唑巴坦：足月儿（100/12.5）mg/kg i.v. q.8h.	1. 疗程 10~14 天 2. 早产儿、低出生体重儿剂量详见 3-3-1 儿童常用抗菌药物、抗病毒药物的剂量和用法
蜂窝织炎	四肢	A 群链球菌，偶见其他链球菌；金黄色葡萄球菌	青霉素 5 万 U/kg i.v. q.6h.；或苯唑西林 37mg/kg i.v. q.6h.；或头孢唑林钠 25mg/kg i.v. q.8h. 疑为 MRSA 所致：万古霉素 15mg/kg i.v. q.8h.；或去甲万古霉素 12mg/kg i.v. q.8h.；或利奈唑胺 10mg/kg p.o./i.v. q.8h.	β - 内酰胺类过敏者：阿奇霉素 10mg/kg i.v. q.24h.；或克拉霉素 7.5mg/kg p.o. q.12h.；或红霉素 12.5mg/kg i.v. q.6h.	1. 抬高患肢 2. 阿奇霉素疗程 3~5 天，其余药物疗程 7~14 天，眼眶蜂窝织炎延长至 2~3 周
	面颊	流感嗜血杆菌	头孢呋辛 50mg/kg i.v. q.8h.；或头孢曲松钠 50mg/kg i.v. q.24h.	阿莫西林 / 克拉维酸（30/6）mg/kg i.v. q.8h.~q.6h.；或氨苄西林 / 舒巴坦（25~75/12.5~37.5）mg/kg i.v. q.6h.；或 SMZ/TMP（5∶1 制剂）20~30mg/kg i.v. q.12h.（以 SMZ 剂量计算）	

（续表）

感染	伴随状况	病原体	首选治疗	备选治疗	备注
葡萄球菌烫伤样皮肤综合征	早产儿易发生；新生儿与年幼儿童皮肤剥脱易致革兰氏阴性菌二重感染	产毒素金黄色葡萄球菌	同本表“脓疱病”部分内容		早产儿、低出生体重儿剂量详见“3-3-1 儿童常用抗菌药物、抗病毒药物的剂量和用法”
性传播疾病					
梅毒	早期	梅毒螺旋体	苄星青霉素 5 万 U/kg(最大量≤240 万 U) i.m. 单剂 1 次	头孢曲松钠 50mg/kg i.v./i.m. q.24h.，疗程 10~14 天 青霉素过敏：阿奇霉素 20mg/kg p.o. 单剂 1 次；或多西环素 2.2mg/kg p.o. q.12h.，疗程 15 天	1. 应用青霉素类药物前应详细询问过敏史，注射前应先皮试 2. 多西环素限用于 8 岁及 8 岁以上患儿 3. 选用多西环素及头孢曲松钠治疗必须进行血清学随访 4. 赫氏反应新生儿少见，但可发生于婴儿后期与儿童 5. 治疗中断 1 天重新全程治疗 6. 有症状者眼科检查
	晚期梅毒（病程 1 年以上）	梅毒螺旋体	苄星青霉素：剂量同上，i.m. q.w. 共 3 次	头孢曲松钠 50mg/kg i.v./i.m. q.24h.，疗程 10~14 天 青霉素过敏：或多西环素 2.2mg/kg p.o. q.12h.，疗程 30 天	
	神经梅毒	梅毒螺旋体	青霉素 5 万 ~7.5 万 U/kg（最大 600 万 U）i.v. q.6h.，10~14 天；	头孢曲松钠 50mg/kg i.v./i.m. q.24h.，疗程 14 天	
	先天性梅毒	梅毒螺旋体	青霉素 5 万 U/kg i.v. q.12h.（出生 1~7 天）或 q.8h.（出生后 >7 天），疗程 10~14 天；>1 月龄：青霉素 5 万 ~7.5 万 U/kg i.v. q.6h.~q.4h.，疗程 10 天	普鲁卡因青霉素 5 万 U/kg i.m. q.24h.，10 天；或头孢曲松钠：日龄≤30 天 75mg/kg i.v./i.m. q.24h.；日龄 >30 天 100mg/kg i.v./i.m. q.24h.。疗程 10~14 天	

（续表）

感染	伴随状况	病原体	首选治疗	备选治疗	备注
淋病	新生儿局灶性感染（结膜炎、尿道炎）	淋病奈瑟球菌	头孢曲松钠 50mg/kg（最大剂量 125mg）i.m./i.v. 单剂 1 次 + 阿奇霉素 10mg/kg p.o. q.24h.，疗程 5 天	头孢噻肟钠 100mg/kg i.m./i.v. 单剂 1 次 + 阿奇霉素 10mg/kg p.o. q.24h.，疗程 5 天	1. 头孢曲松钠不得用于高胆红素血症的新生儿，尤其是早产儿的治疗，以免引起胆红素脑病 2. 新生儿期，头孢曲松钠不得与钙剂在同一静脉通道滴注，否则可能导致头孢曲松钠的钙盐沉降的危险 3. 儿童尿道炎多合并沙眼衣原体感染，故治疗时须覆盖细菌和沙眼衣原体 4. 结膜感染者立即反复用生理盐水局部冲洗，直至局部不再有分泌物积聚 5. 脑膜炎者需更高剂量，疗程延长，至少 14 天，详细参阅本表“脑膜炎”部分内容和“3-3-2 儿童化脓性脑膜炎抗菌药物静脉滴注剂量和用法”
	新生儿播散性感染（脓毒症、脑膜炎、关节炎）或头皮脓肿	淋病奈瑟球菌	头孢曲松钠 25~50mg/kg i.m./i.v. q.24h.，7~10 天（如有脑膜炎疗程为 14 天）+ 阿奇霉素 10mg/kg p.o. q.24h.，疗程 5 天	头孢噻肟钠 33~50mg/kg i.v. q.8h.，疗程 7 天 + 阿奇霉素 10mg/kg p.o. q.24h.，疗程 5 天	
	儿童结膜炎	淋病奈瑟球菌	头孢曲松钠 1g i.m. 单剂 1 次 + 阿奇霉素 20mg/kg p.o. 单剂 1 次	头孢克肟 4mg/kg p.o. q.12h.；或头孢泊肟酯 5mg/kg p.o. q.12h.；或头孢唑肟 50mg/kg i.v. q.8h.~q.6h.；或头孢噻肟钠 33~50mg/kg i.v. q.8h.，疗程 7 天 β- 内酰胺类过敏：阿奇霉素 10mg/kg i.v. q.24h.，疗程 3~5 天	

（续表）

感染	伴随状况	病原体	首选治疗	备选治疗	备注
淋病	儿童尿道炎、咽炎	淋病奈瑟球菌	头孢曲松钠 250mg i.m. 单剂 1 次 +（阿奇霉素 20mg/kg p.o. 单剂 1 次或红霉素 12.5mg/kg p.o. q.6h.），疗程 7 天；或多西环素 2.2mg/kg p.o. q.12h.（限用于≥8 岁），疗程 7 天		
	儿童播散性感染（脓毒症、关节炎、关节炎 - 皮炎综合征）	淋病奈瑟球菌	头孢曲松钠 50mg/kg i.m./i.v. q.24h.，疗程 7~14 天 + 阿奇霉素 20mg/kg p.o.，单剂 1 次		
	儿童脑膜炎、心内膜炎	淋病奈瑟球菌	头孢曲松钠：（脑膜炎 50mg/kg i.v. q.12h.，14 天；心内膜炎 50mg/kg i.v. q.24h.，疗程至少 28 天）+ 阿奇霉素 20mg/kg p.o. 单剂 1 次		
免疫功能缺陷儿童感染					
中性粒细胞减少症伴发热	低危患儿	革兰氏阴性需氧杆菌、耐甲氧西林金黄色葡萄球菌	阿莫西林 / 克拉维酸（30/6）mg/kg i.v. q.8h.~q.6h.；或氨苄西林 / 舒巴坦［（25~75）/（12.5~37.5）］mg/kg i.v. q.6h.；或头孢吡肟 50mg/kg i.v. q.8h.；或头孢他啶 50mg/kg i.v. q.8h.。有阳性球菌感染者加用万古霉素 15mg/kg i.v. q.8h.	亚胺培南 / 西司他丁 15~25mg/kg i.v. q.6h.； 或美罗培南 20~40mg/kg i.v. q.8h. 有阳性球菌感染者加用万古霉素 15mg/kg i.v. q.8h.	分析可能病原的参考： 1. 伴明显黏膜炎、腹痛、腹泻等消化道症状或尿路感染症状，提示革兰氏阴性菌感染可能性大 2. 出现外周静脉留置导管（PICC）等留置导管周围红肿疼痛或应用导管输液时出现发热、寒战等相关血流感染表现时，以革兰氏阳性球菌感染可能性大

（续表）

感染	伴随状况	病原体	首选治疗	备选治疗	备注
	高危患儿	革兰氏阴性需氧杆菌、耐甲氧西林金黄色葡萄球菌	头孢他啶 50mg/kg i.v. q.8h.；或头孢吡肟 50mg/kg i.v. q.8h.；或亚胺培南 / 西司他丁 15~25mg/kg i.v. q.6h.；或美罗培南 20~40mg/kg i.v. q.8h.；或哌拉西林钠 / 他唑巴坦（100/12.5）mg/kg i.v. q.6h.；或头孢哌酮 / 舒巴坦开始（30/15）mg/kg i.v. q.8h.，以后据病情调整为（15~50/7.5~25）mg/kg i.v. q.8h. 有阳性球菌感染者加用万古霉素 15mg/kg i.v. q.8h.	首选方案 +（万古霉素 15mg/kg i.v. q.8h. 或去甲万古霉素 12mg/kg i.v. q.8h.）	3. 出现牙周感染、回盲部或直肠周围感染者需考虑厌氧菌感染 4. 若出现口腔黏膜白斑、肺部影像学提示胸膜下团块影时应考虑侵袭性真菌感染 5. 替考拉宁可用于 VanB 型万古霉素耐药肠球菌感染
中性粒细胞减少症伴发热	经验治疗 5 天仍无效	念珠菌、曲霉菌可能	氟康唑 3~6mg/kg i.v. q.24h.，严重者 12mg/kg i.v. q.24h.；伏立康唑 6mg/kg p.o./i.v. q.12h. 1 天，第二天始 4mg/kg p.o./i.v. q.12h.；或两性霉素 B 脂质体 3~5mg/kg i.v. q.24h.，滴速每小时 1~2mg/kg；或卡泊芬净首剂 $70mg/m^2$ i.v. q.24h.，第 2 天始 $50mg/m^2$ i.v. q.24h.，最大剂量 <70mg/d	伊曲康唑 1.5~2.5mg/kg p.o. q.12h.；或两性霉素 B 去氧胆酸盐开始 0.05~0.1mg/kg，递增至 1.0mg/kg i.v. q.24h. 或 q.o.d.，每次静脉滴注应大于 6 小时；泊沙康唑第 1 天 6mg/kg i.v. q.12h.，第 2 天起 6mg/kg i.v. q.24h.	
	嗜麦芽窄食单胞菌		替卡西林 / 克拉维酸（75/5）mg/kg i.v. q.6h.	头孢他啶 50mg/kg i.v. q.8h.；或头孢哌酮 / 舒巴坦开始（30/15）mg/kg i.v. q.8h.，以后据病情调整为（15~50/7.5~25）mg/kg i.v. q.8h.	

（续表）

感染	伴随状况	病原体	首选治疗	备选治疗	备注
中性粒细胞减少症伴发热	耐万古霉素肠球菌		达托霉素 7~12mg/kg i.v. q.24h.；或利奈唑胺 10mg/kg i.v. q.8h.；或替考拉宁首剂负荷剂量 10mg/kg i.v. q.12h. 连续 3 次，随后 10mg/kg i.v. q.24h.	氨苄西林 75mg/kg i.v. q.6h.（限敏感菌株）	
注： 1. 中性粒细胞减少是指外周血中性粒细胞绝对计数（ANC）低于 1.0×10^9~1.5×10^9/L。当 ANC 低于 0.5×10^9/L 称之为粒细胞缺乏（粒缺）；若 ANC 低于 0.1×10^9/L 为严重粒缺 2. 发热是指单次口腔温度≥38.3℃或 >38.0℃持续 1 小时以上 3. 具有以下危险因素之一者属于高危患者：①预期粒缺持续时间 >7 天；②合并有下列临床问题，如血流动力学不稳定、口腔或胃肠道或肛周黏膜炎、精神状态改变、血管内导管感染、新的肺部浸润病灶、低氧血症或潜在慢性肺部疾病；③肝、肾功能损害。无以上因素之一者为低危患者					
儿童非手术相关感染抗菌药物预防性应用					
风湿热复发	适用于有风湿性心脏病的儿童	A 群链球菌	苄星青霉素 60 万 ~120 万 U i.m. 每月 1 次	青霉素 V 8~12mg/kg p.o. q.8h.~q.6h. 青霉素过敏者：红霉素 12.5mg/kg p.o. q.6h.	1. 原有心肌炎病史者预防用药疗程需 10 年或用药至 25 岁；无心肌炎病史者用药 5 年，或至 18 岁 2. 不能坚持长疗程者，可定期（每月 1~2 次）做咽拭子培养，发现 A 群链球菌时给予普鲁卡因青霉素 i.m.，10 天
百日咳	家庭接触预防：7 岁以下密切接触者	百日咳鲍特菌	红霉素 12.5mg/kg p.o. q.6h.，疗程 14 天	阿奇霉素 10mg/kg p.o. q.24h.；或克拉霉素 7.5mg/kg p.o. q.12h.；或依托红霉素 12.5mg/kg p.o. q.6h.；或 SMZ/TMP（5∶1 制剂）20~30mg/kg p.o. q.12h.（以 SMZ 剂量计算）	应用磺胺类药物前应详细询问过敏史，对 2 个月以下婴儿禁用

（续表）

感染	伴随状况	病原体	首选治疗	备选治疗	备注
流行性脑脊髓膜炎	高危因素：发病前一周接触≥4小时，或接触患者鼻咽分泌物	脑膜炎球菌	头孢曲松钠（<15岁125mg；≥16岁250mg）i.m.单剂1次	利福平：>1月龄10mg/kg，p.o. q.12h. 4剂；<1月龄5mg/kg，p.o. q.12h. 4剂	
结核病	有开放性肺结核接触者；结核菌素试验（PPD）试验新近转阳	结核分枝杆菌	异烟肼5~10mg/kg p.o.顿服q.24h.，疗程6个月至1年		
新生儿眼炎	妊娠期妇女有淋病或沙眼衣原体尿道炎	淋病奈瑟球菌；沙眼衣原体	四环素、红霉素或硝酸银局部外用		出生时立即应用，并密切随访
甲型流行性感冒	甲型流行性感冒流行时，婴幼儿接触后预防	甲型流行性感冒病毒	奥司他韦： 3~8月龄3mg/kg p.o. q.24h.，10天 9~11月龄3.5mg/kg p.o. q.24h.，10天	玛巴洛沙韦（12岁以上）：体重40~80kg：40mg单剂；体重≥80kg：80mg单剂	1. 奥司他韦用于3月龄以上 2. 参见“2-4病毒感染目标治疗”
新生儿淋病	母亲患有淋病	淋病奈瑟球菌	头孢噻肟100mg/kg i.v.单剂1次		

3–3 儿童常用抗菌药物、抗病毒药物以及化脓性脑膜炎抗菌药物的剂量和用法

3–3–1 儿童常用抗菌药物、抗病毒药物的剂量和用法

注：1. 本表推荐剂量均系针对相应年龄及肾功能正常儿童的剂量；2. 剂量格式及顺序：以给药剂量、给药频次（最大剂量 g/d）表示（除特殊注明者例外）。

药物	用药途径	剂量以“mg/（kg · 次）给药频次”表示				
		体重≤2kg		体重 >2kg		日龄 >28 天
		日龄 0~7 天	日龄 8~28 天	日龄 0~7 天	日龄 8~28 天	
青霉素类						
青霉素 /U · kg^{-1}	i.v.	5 万 U q.12h.	7.5 万 U q.8h.	5 万 U q.8h.	5 万 U q.6h.	5 万 U q.6h.~q.4h.（最大剂量 1 200 万 ~ 2 000 万 U/d）
青霉素 V	p.o.					8~20 q.8h.~q.6h.（最大剂量 3g/d）
氨苄西林钠	p.o.				5~20 q.6h.	
氨苄西林钠	i.v.	50 q.12h.	75 q.12h.	50 q.8h.	50 q.8h.~q.6h.	50 q.6h.；脑膜炎：75~100 q.6h.
氨苄西林钠 / 舒巴坦（2∶1）注射剂	i.v.					以氨苄西林剂量计算：25~75 q.6h.
阿莫西林	p.o.				常规剂量 10~15 q.8h.~q.6h.；大剂量 20~25 q.8h.~q.6h.	
阿莫西林 / 克拉维酸（7∶1）	p.o.			以阿莫西林剂量计算：15 q.12h.	以阿莫西林剂量计算：15 q.12h.	以阿莫西林剂量计算：22.5 q.12h.
阿莫西林 / 克拉维酸（14∶1）	p.o.					以阿莫西林剂量计算：45 q.12h.
阿莫西林 / 克拉维酸（5∶1）注射剂	i.v.	以阿莫西林剂量计算，开始 30 q.12h.，以后据病情可调整为 30 q.8h.			以阿莫西林剂量计算：30 q.8h.~q.6h.	

（续表）

药物	用药途径	剂量以“mg/（kg·次）给药频次”表示				
		体重≤2kg		体重>2kg		日龄>28天
		日龄0~7天	日龄8~28天	日龄0~7天	日龄8~28天	
阿莫西林/舒巴坦（1：1）	p.o.	以阿莫西林剂量计算，开始30 q.12h.，以后据病情可调整为30 q.8h.				9月龄~2岁：125/次；>2岁~6岁：250/次；>6岁~12岁：500/次；>12岁：500~1 000/次 q.8h.
阿莫西林/舒巴坦（2：1）注射剂	i.v.	以阿莫西林剂量计算，开始30 q.12h.，以后据病情可调整为30 q.8h.			以阿莫西林剂量计算：30 q.8h.~q.6h.	
苯唑西林钠	i.v.	25 q.12h.	25 q.8h.	25 q.8h.	37.5 q.6h.	37.5~50 q.6h.（最大剂量8~12g/d）
双氯西林	p.o.					7.5~15 q.6h.
氯唑西林钠	i.v.	12.5 q.12h.	12.5 q.8h.	12.5 q.8h.	12.5 q.8h.	12.5~25 q.8h.~q.6h.
美洛西林钠	i.v.	75 q.12h.	75 q.8h.	75 q.12h.	75 q.8h.	50~75 q.6h.
羧苄西林钠	i.v.	25~50 q.12h.	50 q.8h.	50 q.12h.	50 q.8h.	50 q.8h.（脑膜炎75 q.6h.）
哌拉西林钠	i.v.	50 q.12h.	100 q.12h.	100 q.12h.	100 q.8h.	100 q.6h.
哌拉西林/他唑巴坦（8：1）注射剂	i.v.	50/6.25 q.12h.	100/12.5 q.12h.	100/12.5 q.12h.	100/12.5 q.8h.	100/12.5 q.6h.
替卡西林/克拉维酸（15：1）注射剂	i.v.	75/5 q.12h.	75/5 q.8h.	75/5 q.8h.	75/5 q.6h.	75/5 q.6h.
头孢菌素类						
头孢唑林钠	i.m./i.v.	25 q.12h.	25 q.8h.	50 q.12h.	50 q.8h.	50 q.8h.（最大剂量6g）

（续表）

药物	用药途径	剂量以“mg/（kg·次）给药频次”表示				
		体重≤2kg		体重>2kg		日龄>28天
		日龄0~7天	日龄8~28天	日龄0~7天	日龄8~28天	
头孢拉定	p.o.					25~50 q.8h.
头孢氨苄	p.o.					6.25~25 q.6h.（最大量 4g/d）
头孢羟氨苄	p.o.					15~25 q.12h.（最大量 2g/d）
头孢硫脒	i.v./i.m.					15~25 q.8h.~q.6h.
头孢克洛	p.o.					10~15 q.8h.（最大量 1g/d）
头孢丙烯	p.o.					15 q.12h.（最大剂量 1g/d）
头孢呋辛钠	i.v./i.m.	50 q.12h.	50 q.8h.	50 q.8h.	50 q.8h.	50 q.8h.，脑膜炎 80 q.8h.
头孢呋辛酯	p.o.					10~15 q.12h.（最大剂量 1g/d）
氯碳头孢	p.o.					7.5~15 q.12h.（最大剂量 0.8g/d）
头孢地尼	p.o.					8 q.12h. 或 16 q.24h.（最大剂量 0.3g/d）
头孢克肟	p.o.					4 q.12h. 或 8 q.24h.
头孢布烯	p.o.					4.5 q.12h.（最大剂量 1g/d）
头孢泊肟酯	p.o.					5 q.12h.（最大剂量 0.4g/d）
头孢妥仑匹酯	p.o.					3~6 q.8h.（最大剂量 0.6g/d）
头孢唑肟钠	i.v./i.m.					50 q.8h.~q.6h.
头孢西丁钠	i.v.			20 q.12h.	20 q.12h.	20~40 q.6h.

（续表）

药物	用药途径	剂量以“mg/（kg·次）给药频次”表示				
		体重≤2kg		体重 >2kg		日龄 >28 天
		日龄 0~7 天	日龄 8~28 天	日龄 0~7 天	日龄 8~28 天	
头孢美唑钠	i.v.					15~50 q.8h.
头孢他啶	i.v./i.m.	50 q.12h.	50 q.8h.	50 q.12h.	50~70 q.8h.	50~70 q.8h.，囊性纤维化 75 q.6h.
头孢噻肟钠	i.v./i.m.	50 q.12h.	50 q.8h.	50 q.12h.	50 q.8h.	50 q.6h.，脑膜炎 75 q.6h.
头孢曲松钠	i.v./i.m.			50 q.24h.	50 q.24h.	50 q.24h.，脑膜炎 50 q.12h.
头孢哌酮钠	i.v.	15~50 q.12h.	15~50 q.8h.	15~50 q.12h.	15~50 q.8h.	15~50 q.8h.~q.6h.
头孢哌酮钠 / 舒巴坦（2∶1）注射剂	i.v.	以头孢哌酮剂量计算，开始 30 q.12h.，以后据病情可调整为 15~50 q.8h.				
头孢吡肟	i.v./i.m.	30 q.12h.	30 q.12h.	50 q.12h.	50 q.12h.	非假单胞菌 50 q.12h.，假单胞菌 50 q.8h.
碳青霉烯类						
亚胺培南 / 西司他丁[2]	i.v.			25 q.12h.	25 q.8h.	15~25 q.6h.（最大剂量 2~4g/d）
美罗培南	i.v.	20 q.12h.	20 q.8h.	20 q.12h.	20 .8h.	20 q.8h.； 脑膜炎 40 q.8h.（最大剂量 2~4g/d）
帕尼培南 / 倍他米隆	i.v.	10~20 q.12h.	10~20 q.8h.	10~20 q.12h.	10~20 q.8h.	10~20 q.8h.；脑膜炎 30 q.8h.
厄他培南	i.v.					15 q.12h.（最大剂量 1g/d）
大环内酯类						
红霉素	i.v./p.o.	10 q.6h.	10 q.6h.	10 q.6h.	10 q.6h.	10 q.6h.

（续表）

药物	用药途径	剂量以“mg/（kg·次）给药频次”表示				
		体重≤2kg		体重 >2kg		日龄 >28 天
		日龄 0~7 天	日龄 8~28 天	日龄 0~7 天	日龄 8~28 天	
依托红霉素	p.o.	10 q.6h.	10 q.6h.	10 q.6h.	10 q.6h.	10 q.6h.
琥乙红霉素	p.o.	10 q.6h.	10 q.6h.	10 q.6h.	10 q.6h.	10 q.6h.
阿奇霉素	p.o./i.v.	10 q.24h.	10 q.24h.	10 q.24h.	10 q.24h.	10 q.24h.
克拉霉素	p.o.					7.5 q.12h.（最大剂量 1g/d）
罗红霉素	p.o.					3~5 q.12h.
四环素类（限≥ 8 岁）[3]						
四环素	p.o.	6.25~12.5 q.6h.（最大剂量 2g/d）				
多西环素	p.o./i.v.	1~2 q.12h.（最大剂量 0.2g/d，最长疗程 21 天）				
米诺环素	p.o.	2 q.12h.				
替加环素 [4]	i.v.	除非没有其他可用的抗菌药物，儿童患者不推荐使用替加环素；某些情况下必须使用者，使用者年龄要 >8 岁，剂量：50mg/ 次 i.v. q.12h.				
糖肽类						
万古霉素	i.v.	12.5 q.12h.	15 q.12h.	18 q.12h.	22 q.12h.	10~15 q.8h.~q.6h.，脑膜炎 15 q.6h.
	p.o.					艰难梭菌感染 10 q.6h.
去甲万古霉素	i.v.	10 q.12h.	12 q.12h.	15 q.12h.	17 q.12h.	12 q.8h.~q.6h.
替考拉宁	i.v.	<2 个月首剂负荷剂量 16，1 次，随后 8 q.24h.；其他年龄 10 q.12h.，3 次，随后 10mg q.24h.				

（续表）

药物	用药途径	剂量以“mg/（kg·次）给药频次”表示				
		体重≤2kg		体重>2kg		日龄>28天
		日龄0~7天	日龄8~28天	日龄0~7天	日龄8~28天	
酯肽类						
达托霉素	i.v.	复杂性皮肤及皮肤软组织感染（cSSSI）：1~2岁10 q.24h.；2 ~6岁9 q.24h.；7~11岁7 q.24h.；12~17岁5 q.24h. 金黄色葡萄球菌菌血症/血流感染：1~6岁12 q.24h.；7~11岁9 q.24h.；12~17岁7 q.24h. 均应在30~60分钟内i.v.给药；最长给药疗程为14天				
噁唑酮类						
利奈唑胺	p.o./i.v.	10 q.12h.	10 q.8h.	10 q.8h.	10 q.8h.	10 q.8h.，>12岁600mg/次q.12h.
氨基糖苷类[5]						
阿米卡星	i.v.	7.5 q.24h.~q.18h.	7.5 q.12h.	7.5 q.12h.	15 q.24h.或5 q.8h.	
庆大霉毒	i.v.	2.5 q.24h.~q.18h.	2.5 q.12h.	2.5 q.12h.	5~7 q.24h.或2.5 q.8h.	
妥布霉素	i.v.	2.5 q.24h.~q.18h.	2.5 q.12h.	2.5 q.12h.	5~7 q.24h.或2.5 q.8h.	
氟喹诺酮类[6]						
美国FDA 2019年批准用于囊性纤维化、吸入性炭疽病和复杂性尿路感染。日本于2009年推出甲苯磺酸托氟沙星，目前批准的适应证：大环内酯类耐药肺炎支原体肺炎、霍乱、青霉素高度耐药肺炎链球菌肺炎、耐药化脓性中耳炎、囊性纤维化和炭疽病。由于其在动物实验中对幼年动物负重关节的软骨发育呈现剂量和疗程依赖性的损害，我国对使用喹诺酮类建议：原则上避免用于18岁以下未成年儿童。但面对广泛耐药的革兰氏阴性杆菌感染、大环内酯类耐药肺炎支原体肺炎、囊性纤维化和炭疽病等，在无其他低毒高效的抗菌药物可供使用时，尤其在重症患儿可权衡利弊限制性选用氟喹诺酮类						
环丙沙星	p.o.	10~20 q.12h.（最大剂量1.5g/d）				
	i.v.	10~15 q.12h.（最大剂量<1.2/d）				

（续表）

药物	用药途径	剂量以“mg/（kg·次）给药频次”表示				
		体重≤2kg		体重 >2kg		日龄 >28 天
		日龄 0~7 天	日龄 8~28 天	日龄 0~7 天	日龄 8~28 天	
左氧氟沙星	i.v./p.o.	7.5 q.12h.		12.5 q.12h.		12.5 q.12h.（最大剂量 750mg/d）
甲苯磺酸托氟沙星	p.o.	6 q.12h.（最大剂量 180mg/ 次，360mg/d） 目前在国内上市有片剂 150mg/ 片 在日本已使用 10 年余，发现其对关节影响很小，又称为“儿童喹诺酮”				
莫西沙星	i.v./p.o.	3 个月 ~2 岁：6 q.12h.；>2~6 岁：5 q.12h.；>6~12 岁：4 q.12h.（最大剂量 0.4g/d）；>12~18 岁（体重 <45kg）：4 q.12h.				
其他抗菌药物						
氨曲南	i.v./i.m.	30 q.12h.	30 q.8h.	30 q.8h.	30 q.6h.	30 q.6h.
利福平	p.o./i.v.	10 q.24h.，脑膜炎球菌感染预防：10 q.12h.				
夫西地酸	p.o.	1~5 岁 250/ 次 q.8h.，≥6 岁 250~500/ 次 q.8h.				
磺胺甲基异噁唑	p.o.					首剂 50，以后 25 q.12h.。注意：婴幼儿慎用
复方磺胺甲基异噁唑（5：1）	p.o./i.v.				20~30 q.12h.，肺孢子菌病 30~50 q.12h.（以 SMZ 剂量计算）	
克林霉素	p.o./i.v./i.m.	5 q.8h.	5 q.8h.	7 q.8h.	9 q.6h.	10 q.8h.
磷霉素氨丁三醇	p.o.（尿路感染）	p.o. 1g 单剂				1~12 岁 2g 单剂；>12 岁 3g 单剂

（续表）

药物	用药途径	剂量以“mg/（kg·次）给药频次”表示				
		体重≤2kg		体重 >2kg		日龄 >28 天
		日龄 0~7 天	日龄 8~28 天	日龄 0~7 天	日龄 8~28 天	
磷霉素	i.v.	静脉滴注（资料极有限，针对 MDR 革兰氏阴性菌感染）。早产儿（胎龄 + 生后周龄）<40 周：50 q.12h.；新生儿（胎龄 + 生后周龄）40~44 周：66.7 q.8h.；28 天 ~1 岁（≤10kg）：66.7~100 q.8h.；>1~12 岁（10~40kg）：50~100 q.6h.；>12 岁：1.5~4g q.8h.~q.6h.				
多黏菌素 E 甲磺酸盐（1mg 基质 =3 万 IU）	i.v.	0.625~1.25 q.6h.，或 1.25~2.5 q.12h.。囊性纤维化病儿童：体重≤40kg：2.5~5.0，q.8h.；体重 >40kg，考虑使用成人推荐剂量				
多黏菌素 B 硫酸盐（≥2 岁）（1mg=1 万 IU）	i.v.	0.75~1.25 q.12h.，每次静脉滴注 1~1.5 小时				
氯霉素	i.v.	25 q.24h.	25 q.24h.	25 q.24h.	15 q.12h.	12.5~25 q.6h.（最大剂量 2~4g/d）
抗厌氧菌感染药物						
甲硝唑	p.o./i.v.	7.5 q.24h.	7.5 q.12h.	7.5 q.12h.	15 q.12h.	7.5~10 q.6h.
替硝唑	p.o./i.v.	3 岁以上治疗贾第虫病和阿米巴病 50 q.24h.，1~5 天（最大剂量 2g/d）				
奥硝唑	p.o./i.v.					>3 岁 10 q.12h.
抗分枝杆菌药物（最大剂量 g/d）						
异烟肼	p.o.	10~15 q.24h.（0.3）；或 20~30 q.24h. 每周 2 次（0.9）				
利福平	p.o.	10~20 q.24h. 或 5~10 q.12h.（0.6）				
利福霉素钠	i.v.	5~15 q.12h.				
吡嗪酰胺	p.o.	15~30 q.24h.（2.0）；或 50 q.24h. 每周 2 次（2.0）				

（续表）

药物	用药途径	剂量以“mg/（kg・次）给药频次”表示				
		体重≤2kg		体重>2kg		日龄>28天
		日龄0~7天	日龄8~28天	日龄0~7天	日龄8~28天	
链霉素（2岁以上）	i.m.					20~40 q.24h.（1.0）
卡那霉素	i.m.	15~30 q.24h.，或 7.5~15 q.12h.（1.0）				
乙胺丁醇	p.o.	15~25 q.24h.（2.5）				
乙硫异烟胺	p.o.	7.5~10 q.12h.（1.0）				
利福布汀	p.o.	10~20 q.24h.（0.3）；预防鸟 - 胞内分枝杆菌复合群（MAC）5 q.24h.（0.3）				
对氨基水杨酸	p.o./i.v.	口服：50~75 q.12h.~q.6h.；静脉滴注 200~300 q.24h.				
环丝氨酸	p.o.	5~7.5 q.12h.（1.0）				
卷曲霉素	p.o.	15~30 q.24h. 或 7.5~15 q.12h.（1.0）				
抗真菌药物						
制霉菌素	p.o.	早产儿 10 万 U q.6h.；婴儿 20 万 U q.6h.；儿童、青少年 50 万 U q.6h.				
两性霉素 B 去氧胆酸盐	i.v.				开始 0.05~0.1，递增至 1.0 q.24h./ q.48h. 每次静脉滴注应 >6 小时	
两性霉素 B 脂质复合体	i.v.				5 q.24h.，滴速每小时 1~2mg/kg	
氟康唑	p.o./i.v.	念珠菌感染：浅表型 6 q.24h.；侵袭性感染 12 q.24h.；预防用药及隐球菌 3~6 q.24h.				
伊曲康唑（口服混悬液）	p.o.	2.5~5.0 q.12h.				

（续表）

药物	用药途径	剂量以“mg/（kg·次）给药频次”表示				
		体重≤2kg		体重 >2kg		日龄 >28 天
		日龄 0~7 天	日龄 8~28 天	日龄 0~7 天	日龄 8~28 天	
伏立康唑	p.o./i.v.	6~10 q.12h.（生物利用度和代谢变化大，调整至谷浓度 1~6mg/L）				
泊沙康唑	i.v./p.o.	注射液（≥2 岁）300mg/ 支：预防用药 2~18 岁 负荷剂量 6mg/kg q.12h. 第 1 天，维持剂量 6mg/kg q.24h.；治疗用药 13~18 岁 负荷剂量 6mg/kg q.12h. 第 1 天；维持剂量 6mg/kg q.24h. 口服混悬液（≥13 岁）40mg/ml：治疗口咽部念珠菌感染，负荷剂量 100mg q.12h. 第 1 天，维持剂量 100mg q.24h.，共使用 13 天；治疗耐伊曲康唑或氟康唑的口咽部念珠菌感染，400mg q.12h.；预防侵袭性曲霉菌或念珠菌感染，200mg q.8h. 肠溶片（≥2 岁）100mg/ 片：预防用药 2~18 岁（>40kg）负荷剂量 300mg q.12h. 第 1 天，维持剂量 300mg q.24h.；治疗用药 13~18 岁 负荷剂量 300mg q.12h. 第 1 天；维持剂量 300mg q.24h.				
氟胞嘧啶	p.o./i.v.				12.5~50 q.8h.~q.6h.	
卡泊芬净	i.v.	>3 个月：负荷量 70mg/m² q.24h.，之后 50mg/m² q.24h.（日最大剂量 70mg/m²）				
米卡芬净	i.v.	>4 个月：念珠菌病 2 q.24h.（100mg/d）；念珠菌性食道炎，体重 <30kg：3 q.24h.，>30kg：2.5 q.24h.（0.15g/d）				
特比萘芬	p.o.	体重 <20kg：67.5mg/d；20~40kg：125mg/d；>40kg：250mg/d（成人剂量）				
抗病毒药						
利巴韦林 7	p.o./i.v.				5 q.8h.；严重腺病毒肺炎：第 1 天 10 i.v. q.8h.，随后 5 i.v. q.8h.，疗程 7~10 天	
膦甲酸钠	i.v.	40~60 q.8h.				
阿昔洛韦	i.v.	新生儿单纯疱疹：20 q.8h.（最大剂量 1g/d）；3 月龄以上单纯疱疹病毒脑炎：10~15 q.8h.；免疫缺损者单纯疱疹、水痘：10 q.8h.。疗程 7~10 天；脑炎 14~21 天				

（续表）

药物	用药途径	剂量以“mg/（kg·次）给药频次”表示				
		体重≤2kg		体重 >2kg		日龄 >28 天
		日龄 0~7 天	日龄 8~28 天	日龄 0~7 天	日龄 8~28 天	
伐昔洛韦	p.o.	≥3 个月，单纯疱疹：6 q.8h.，疗程 7 天；水痘 - 带状疱疹：10 q.8h.，疗程 10~14 天				
更昔洛韦	p.o./i.v.	有症状的先天性 CMV 感染：6 q.12h.；CMV 治疗或实体器官移植后 CMV 预防：5 q.12h.；免疫抑制患儿治疗或预防性用药：2.5 q.12h. 或 5 q.24h.				
缬更昔洛韦	p.o.	有症状的先天性 CMV 感染：16 q.12h.；美国 FDA 批准用于 4 个月 ~16 岁接受实体器官移植儿童，移植后的 CMV 感染预防：16 q.24h.，术后 10 天内开始服用，直至移植后 100 天				
西多福韦	i.v.	CMV 和腺病毒感染：诱导治疗 5mg/kg 每周 1 次；抑制治疗 3mg/kg 每周 1 次或 5mg/kg 每 2 周 1 次。均须同时水化并服用丙磺舒，以降低其肾毒性				
喷昔洛韦	皮肤外用	1% 乳膏外用治疗 12 岁以上复发性口周疱疹：每 2 小时 1 次，疗程 4 天（尽早使用） 静脉用治疗严重带状疱疹，儿童不推荐使用				
奥司他韦	p.o.	流感治疗用药：0~8 月龄，3 q.12h.；9~11 月龄，3.5 q.12h.；≥1 岁儿童，2 q.12h. 早产儿剂量：据母亲末次月经后的校正年龄（孕周 + 生后周龄，postmenstrual age）估算。<38 周，1.0 q.12h.；38~40 周，1.5 q.12h.；>40 周，3 q.12h. 疗程 5 天，免疫功能低下者、并发肺炎者应延长疗程 接触后预防用药：3~8 月龄，3 q.24h.；9~11 月龄，3.5 q.24d.；≥1 岁儿童，2 q.24h.。疗程 10 天 季节性预防用药：仅限于高危人群，上述接触后预防用药剂量，疗程 6 周				
扎那米韦	吸入	干粉吸入剂，流感用药：<7 岁不宜使用。≥7 岁治疗用药：每次 2 喷（5mg/ 喷）q.12h.，5 天（总量≤20mg/d）；≥7 岁接触后预防用药：每次 2 喷（10mg）q.24h.，10 天				
金刚烷胺[8]	p.o.	<1 岁不宜使用。1~8 岁：2~4 p.o. q.12h.（总量≤150mg/d）；9~12 岁：100mg/ 次 q.12h.				

（续表）

药物	用药途径	剂量以“mg/（kg·次）给药频次”表示				
		体重≤2kg		体重>2kg		日龄>28天
		日龄0~7天	日龄8~28天	日龄0~7天	日龄8~28天	
帕拉米韦	i.v.	流感治疗用药：新生儿6单剂；3月龄以下8单剂；3月龄~17岁10单剂（最大量0.6/d）。静脉滴注15~30分钟				
玛巴洛沙韦	p.o.	限≥12岁、体重>40kg流感患者使用。体重40~80kg：40单剂；体重>80kg：80单剂				
阿比多尔	p.o.	俄罗斯药品说明书：用于≥2岁儿童。治疗用药：2~6岁，50mg/次；7~12岁：100mg/次；>13岁，200mg/次，均q.8h.，疗程3~5天。预防用药：每3天服1次，连服3周；接触流感患者的高危人群1次/d，连服2周				
拉米夫定	p.o. 100mg/片	慢性乙肝：≥2岁3（最大剂量100mg/d）q.24h.。HIV感染：新生儿2、儿童4（最大剂量150mg/次）q.12h.				
普通干扰素α	i.h.	慢性乙肝：≥1岁，300万~600万IU/m^2，隔天或每周3次				
聚乙二醇干扰素α2a	i.h.	104μg/m^2（最大剂量180μg），每周一次				
恩替卡韦（乙肝初始）	p.o. 0.5mg/片	≥2岁：体重10~11kg，0.15mg/次q.24h.；体重11~14kg，0.2mg/次q.24h.；体重14~17kg，0.25mg/次q.24h.；体重17~20kg，0.3mg/次q.24h.；体重20~23kg，0.35mg/次q.24h.；体重23~26kg，0.4mg/次q.24h.；体重26~30kg，0.45mg/次q.24h.；体重>30kg，0.5mg/次q.24h.				
替诺福韦酯	p.o. 300mg/片	≥2岁（体重≥10kg）慢性乙肝和HIV感染：8（最大剂量300mg），q.24h.。或基于：体重<12kg，80mg/次q.24h.；体重12~14kg，100mg/次q.24h.；体重14~17kg，120mg/次q.24h.；体重17~22kg，150mg/次q.24h.；体重22~28kg，200mg/次q.24h.；体重28~35kg：250mg/次q.24h.；体重>35kg，300mg/次q.24h.（最大剂量300mg/d）				
丙酚替诺福韦	p.o.	≥12岁：1片（25mg）q.24h.				
阿德福韦酯	p.o.	≥12岁：1片（10mg）q.24h.				

（续表）

药物	用药途径	剂量以“mg/（kg · 次）给药频次”表示				
		体重≤2kg		体重>2kg		日龄>28天
		日龄0~7天	日龄8~28天	日龄0~7天	日龄8~28天	
来迪哌韦/索磷布韦	p.o.	≥3岁丙肝（1、4、5和6基因型）：体重<17kg，（33.75/150）mg/次；体重17~35kg，（45/200）mg/次；体重>35kg，（90/400）mg/次。均为q.24h.，疗程12周				
索磷布韦/维帕他韦	p.o.	≥6岁（体重≥17kg）。丙肝（全基因型）：体重17~30kg，（200/50）mg/次，q.24h.；体重>30kg，（400/100）mg/次，q.24h.，疗程12周				
格卡瑞韦/哌伦他韦	p.o.	≥12岁（体重≥50kg）。丙肝（全基因型）：（300/100）mg/次，q.24h。疗程：初治无肝硬化者8周，代偿性肝硬化者12周；经治复发患者酌情延长				
抗逆转录病毒药物						
阿巴卡韦（ABC）	p.o.	新生儿/婴幼儿：不建议使用。儿童：8 q.12h.；青少年：同成人量300mg/次q.12h.				
恩曲他滨（FTC）	p.o.	口服液：0~3月龄，3 q.24h.；3月龄~17岁，6 q.24h.（最大剂量240mg）；≥18岁，240mg/次q.24h. 胶囊：体重>33kg，200mg/次q.24h.				
司他夫定（D4T）	p.o.	年龄0~13天：0.5 q.12h.；≥14天：体重<30kg，1 q.12h.（最大剂量30mg/次），体重≥30kg，30mg/次q.12h.				
齐多夫定（AZT）	p.o.	预防用药：新生儿出生体重<2kg 2 q.12h.，体重2~2.5kg 10mg/次q.12h.；体重>2.5kg 15mg/次q.12h.，疗程：用至满4~6周龄 治疗用药：新生儿/婴幼儿2 q.6h.；儿童160mg/㎡ q.8h.；青少年同成人量300mg/次q.12h.				
奈韦拉平（NVP）	p.o.	预防用药：新生儿出生体重<2kg，2；体重2~2.5kg，10mg/次；>2.5kg，15mg/次q.24h.。疗程：用至满4~6周龄。6周龄~6月龄，20mg/次q.24h.；6~9月龄，30mg/次q.24h.；9月龄以上至断奶时，40mg/次q.24h. 治疗用药：新生儿/婴幼儿，5；<8岁，4；≥8岁，7（治疗头14天为q.24h.，无严重不良反应后改为q.12h.）。青少年同成人量200mg/次q.12h.				

（续表）

药物	用药途径	剂量以“mg/（kg·次）给药频次”表示				
		体重≤2kg		体重 >2kg		日龄 >28 天
		日龄 0~7 天	日龄 8~28 天	日龄 0~7 天	日龄 8~28 天	
依非韦伦（EFV）	p.o.	新生儿~3 岁不推荐使用。体重 15~25kg：200~300mg/ 次 q.24h.；体重 25~40kg：300~400mg/ 次 q.24h.；体重 >40kg：600mg/ 次 q.24h.				
洛匹那韦 / 利托那韦（LPV/r）	p.o.	体重 7~15kg：12/3 q.12h.；体重 15~40kg：10/2.5 q.12h.；青少年同成人量（400/100）/ 次 q.12h.				
茚地那韦（IDV）	p.o.	新生儿～婴儿：未批准使用；青少年：800mg/ 次 + 利托那韦 100mg/ 次 q.12h.				
阿扎那韦（ATV）	p.o.	青少年：400mg/ 次 q.24h.，或 300mg/ 次 + 利托那韦 100mg/ 次 q.24h.				
达芦那韦（DRV）	p.o.	青少年同成人量 600mg/ 次 q.24h.，同时服用利托那韦 100mg/ 次 q.12h.				
拉替拉韦（RAL）（又称雷特格韦）	p.o. 剂型：混悬液 / 咀嚼片 / 糖衣片	剂量：除新生儿剂量为 mg/（kg·次）外，其余均为 mg/ 次 1. 混悬液 （1）年龄≥4 周者。体重 3~4kg：20 q.12h.；体重 4~6kg：30 q.12h.；体重 6~8kg：40 q.12h.；体重 8~11kg：60 q.12h.；体重 11~14kg：80 q.12h.；体重 14~20kg：100 q.12h.。已有试用在新生儿（估计胎龄≥37 周、体重≥2kg 者）[mg/（kg·次）] 出生 ~7 天：1.5 q.24h.；8~28 天：3 q.12h.；>4 周：见前 2. 咀嚼片：患者年龄 2~12 岁。体重 11~14kg：75 q.12h.；体重 14~20kg：100 q.12h.；体重 20~28kg：150 q.12h.；体重 28~40kg：200 q.12h.；体重 >40kg：300 q.12h. 3. 糖衣片：患者体重 >25kg。同成人量：400 q.12h.，初治或加用 400，总量 1.2g/d				
多替拉韦（DTG）	p.o.	>6 岁且体重 >15kg 50mg/ 次 q.24h.；在三线治疗方案中需要调整为 50mg/ 次 q.12h.				

注：

1. 本表单列了儿童抗肝炎病毒药物和抗逆转录病毒药物，此乃儿科临床迫切之需，推荐剂量据年龄及其体重尽可能精准，供临床使用时参考。
2. 亚胺培南 / 西司他丁有导致癫痫的风险，故脑膜炎患儿无使用指征。

3. 四环素类抗菌药物会引起牙齿黄染及牙釉质发育不良，限用于≥8 岁儿童。
4. 替加环素属甘氨酰环素类抗菌药物，其分子结构上与四环素类很相似。2015 年 1 月中国 SFDA 批准其适用于 18 岁及 18 岁以上人群的复杂性腹腔感染（cIAI）、复杂性皮肤和皮肤软组织感染（cSSSI）和社区获得性细菌性肺炎（CABP）。
5. 氨基糖苷类不宜作为儿科轻～中度感染和门急诊的一线用药，其有明确耳、肾毒性，小儿应尽量避免使用，根据我国《抗菌药物临床应用指导原则》，仅限在应用指征明确又无其他毒性低的抗菌药物可供选用时方可选用。建议治疗过程中宜严密观察，应进行血药浓度监测、个体化给药，有条件者应检测听力和耳毒性敏感基因（线粒体 DNA 1555 位点突变）。
6. 表中列出环丙沙星、左氧氟沙星和甲苯磺酸托氟沙星的儿童使用推荐剂量，氧氟沙星、莫西沙星等均尚无推荐剂量。根据我国《抗菌药物临床应用指导原则》，喹诺酮类抗菌药物应避免用于 18 岁以下未成年患儿。面对广泛耐药的革兰氏阴性杆菌感染、大环内酯类耐药肺炎支原体肺炎、囊性纤维化、炭疽病等，在无其他低毒高效的抗菌药物可供使用时，尤其在重症患儿可权衡利弊限制性选用氟喹诺酮类。
7. 利巴韦林对 RSV 感染患儿已不推荐使用：每天 18~20 小时雾化吸入操作困难、药物对医护人员毒性以及缺乏有确切疗效的随机对照研究资料。
8. 乙型流感病毒对金刚烷胺固有耐药，甲型流感病毒 H_1N_1、H_3N_2，人禽流感病毒 H_5N_1、H_7N_9 目前对其耐药率均高，各国指南已不推荐使用本药。

表 3-3-2　儿童化脓性脑膜炎抗菌药物静脉滴注剂量和用法

抗菌药物	剂量以“mg/（kg·次）给药频次”表示，给药途径均为静脉滴注		
	年龄 0~7 天	年龄 8~28 天	年龄 >28 天
青霉素	5 万 ~7.5 万 U q.12h.~q.8h.	5 万 ~7.5 万 U q.8h.~q.6h.	5 万 ~7.5 万 U q.6h.~q.4h.
氨苄西林钠	75 q.8h.	75 q.6h.	75 q.6h.
苯唑西林	25 q.12h.~q.8h.	50 q.8h.~q.6h.	50 q.6h.
头孢呋辛	80 q.12h.~q.8h.	80 q.8h.	80 q.8h.
头孢噻肟钠	50~75 q.12h.~q.8h.	50~75 q.8h.~q.6h.	50~100 q.8h.~q.6h.
头孢曲松钠	50 q.24h.	50 q.12h.	50 q.12h.
头孢他啶	50~75 q.12h.~q.8h.	50 q.8h.~q.6h.	50 q.8h.~q.6h.
头孢吡肟	30~50 q.12h.	30~50 q.12h.	50 q.8h.
氯霉素	25 q.24h.	25 q.24h.~q.12h.	25 q.8h.~q.6h.
庆大霉素[1]	2.5 q.12h.	2.5 q.8h. 或 5~7 q.24h.	2.5 q.8h. 或 5~7 q.24h.
阿米卡星[1]	7.5~10 q.12h.	10 q.8h.	10 q.8h.
妥布霉素[1]	2.5 q.12h.	2.5 q.8h.	2.5 q.8h.
万古霉素[2]	10~15 q.12h.~q.8h.	10~15 q.8h.~q.6h.	15 q.6h.
利福平[3]		5~10 q.12h.	10 q.24h.~q.12h.
美罗培南	40 q.8h.	40 q.8h.	40 q.8h.
帕尼培南 / 倍他米隆			30 q.8h.
复方磺胺甲基异噁唑			（30/6）~（50/10）q.12h.~q.6h.

说明：①对极低出生体重儿（<2 000g）建议使用剂量下限并延长用药间隔。②对青霉素敏感肺炎链球菌（PSSP）脑膜炎患儿，可以首选大剂量青霉素静脉滴注。利福平不宜单独使用，利福平适用于对 β－内酰胺类抗生素严重过敏的 PSSP 脑膜炎者。对青霉素不敏感肺炎链球菌（PNSP）脑膜炎者，选择头孢曲松钠或头孢噻肟钠联合万古霉素治疗。③氯霉素注射剂，美国儿科学会批准可用于婴幼儿和儿童脑膜炎，对 PNSP 脑膜炎并不推荐，因为届时细菌虽可被抑制，但不能被杀灭。④推荐美罗培南、帕尼培南 / 倍他米隆用于婴幼儿和儿童脑膜炎，其引起癫痫危险性远低于亚胺培南 / 西司他丁。亚胺培南 / 西司他丁有导致癫痫的风险，故脑膜炎患儿无使用指征。

注：1. 用药期间需监测药物血清峰值浓度和谷浓度。
2. 维持血清谷浓度为 15~20mg/L。
3. 推荐最大剂量是 600mg/d。

3-4 我国疫苗接种的主要种类与程序

3-4-1 国家免疫规划疫苗儿童免疫程序表（2021 年版）[1]

疫苗种类				接种年（月）龄														
名称与接种途径[2]		缩写	剂量	出生时	1 个月	2 个月	3 个月	4 个月	5 个月	6 个月	8 个月	9 个月	18 个月	2 岁	3 岁	4 岁	5 岁	6 岁
乙肝疫苗 i.m.		HepB	10μg 或 20μg	1	2					3								
卡介苗 i.d.		BCG	0.1ml	1														
脊髓灰质炎疫苗	脊髓灰质炎灭活疫苗 i.m.	IPV	0.5ml			1	2											
	脊灰减毒活疫苗 p.o.	OPV	1 粒或 2 粒					3								4		
百日咳、白喉、破防风疫苗	百白破混合疫苗 i.m.	DTaP	0.5ml				1	2	3				4					
	白破疫苗 i.m.	DT	0.5ml															5
麻疹 - 流行性腮腺炎 - 风疹活疫苗 i.h.		MMR	0.5ml								1		2					
流行性乙型脑炎减毒活疫苗或流行性乙型脑炎灭活疫苗[3] i.h.		JE-L	0.5ml								1			2				
		JE-I	0.5ml								1、2			3				4
A 群流脑多糖疫苗 i.h.		MPSV-A	0.5ml							1		2						

（续表）

疫苗种类			接种年（月）龄														
名称与接种途径[2]	缩写	剂量	出生时	1个月	2个月	3个月	4个月	5个月	6个月	8个月	9个月	18个月	2岁	3岁	4岁	5岁	6岁
流脑A、C群多糖菌苗 i.h.	MPSV-AC	0.5ml												3			4
甲肝减毒活疫苗或甲肝灭活疫苗[4]	HepA-L	0.5ml 或 1.0ml										1					
	HepA-I	0.5ml										1	2				

注：1. 本表所列免疫规划疫苗又称Ⅰ类疫苗，是指政府免费向公民提供，公民应当依照政府的规定受种的疫苗。

2. 接种途径：p.o.，口服；i.m.，肌内注射；i.d.，皮内注射；i.h.，皮下注射。

3. 选择流行性乙型脑炎减毒活疫苗接种时，采用两剂次接种程序。选择流行性乙型脑炎灭活疫苗接种时，采用四剂次接种程序；流行性乙型脑炎灭活疫苗第1、2剂间隔7~10天。

4. 选择甲肝减毒活疫苗接种时，采用一剂次接种程序。选择甲肝灭活疫苗接种时，采用两剂次接种程序。

5. 免疫程序表所列各疫苗剂次的接种时间，是指可以接种该剂次疫苗的最小接种年（月）龄。

6. 儿童年（月）龄达到相应疫苗的起始接种年（月）龄时，应尽早接种，建议在下述推荐的年龄之前完成国家免疫规划疫苗相应剂次的接种：

（1）乙肝疫苗第1剂：出生后24小时内完成。

（2）卡介苗：<3月龄完成。

（3）乙肝疫苗第3剂、脊髓灰质炎第3剂、百白破混合疫苗第3剂、麻风疫苗、流行性乙型脑炎减毒活疫苗第1剂或流行性乙型脑炎灭活疫苗第2剂：<12月龄完成。

（4）A群流脑多糖疫苗第2剂：<18月龄完成。

（5）麻疹－流行性腮腺炎－风疹活疫苗、甲肝减毒活疫苗或甲肝灭活疫苗第1剂、百白破联合疫苗第4剂：<24月龄完成。

（6）流行性乙型脑炎减毒活疫苗第2剂或流行性乙型脑炎灭活疫苗第3剂、甲肝灭活疫苗第2剂：<3周岁完成。

（7）流脑 A、C 群多糖菌苗第 1 剂：<4 周岁完成。

（8）脊髓灰质炎第 4 剂：<5 周岁完成。

（9）白破疫苗及流脑 A、C 群多糖菌苗第 2 剂、流行性乙型脑炎灭活疫苗第 4 剂：<7 周岁完成。

7. 未按照推荐年龄完成国家免疫规划规定剂次接种的小于 18 周岁人群，在补种时掌握以下原则：

（1）应尽早进行补种，尽快完成全程接种，优先保证国家免疫规划疫苗的全程接种。

（2）只须补种未完成的剂次，无须重新开始全程接种。

（3）当遇到无法使用同一厂家同种疫苗完成接种程序时，可使用不同厂家的同种疫苗完成后续接种。

（4）具体补种建议详见《国家卫生健康委关于印发国家免疫规划疫苗儿童免疫程序及说明（2021 年版）的通知》的附件：《国家免疫规划疫苗儿童免疫程序及说明》（2021 年版）中各疫苗的补种原则部分。

8. 目前国内尚有众多Ⅱ类疫苗，是指自愿选择自费接种的疫苗，包括狂犬疫苗、口服轮状疫苗、流感疫苗、流感嗜血杆菌 b 结合疫苗（Hib）、肺炎球菌结合疫苗（PCV13）等，见“3-4-3 非免疫规划（Ⅱ类，自费）疫苗一览表”。

3–4–2　HIV 感染母亲所生儿童接种国家免疫规划疫苗建议

疫苗	HIV 感染儿童		HIV 感染状况不详儿童		HIV 未感染儿童
	有症状或有免疫抑制	无症状和无免疫抑制	有症状或有免疫抑制	无症状	
乙肝疫苗	√	√	√	√	√
卡介苗	×	×	暂缓接种	暂缓接种	√
脊髓灰质炎灭活疫苗	√	√	√	√	√
脊髓灰质炎减毒活疫苗	×	×	×	×	√
百白破混合疫苗	√	√	√	√	√
白破疫苗	√	√	√	√	√
麻疹 - 流行性腮腺炎 - 风疹活疫苗	×	√	×	√	√
流行性乙型脑炎灭活疫苗	√	√	√	√	√
流行性乙型脑炎减毒活疫苗	×	×	×	×	√
A 群流脑多糖疫苗	√	√	√	√	√
流脑 A、C 群多糖菌苗	√	√	√	√	√
甲肝减毒活疫苗	×	×	×	×	√
甲肝灭活疫苗	√	√	√	√	√

注：1. 暂缓接种，当确认儿童 HIV 抗体阴性后再补种，确认 HIV 抗体阳性儿童不予接种。
2. “√”表示“无特殊禁忌”，“×”表示“禁止接种”。

3-4-3　非免疫规划（Ⅱ类，自费）疫苗一览表

疫苗名称	推荐接种人群	建议接种程序
流感嗜血杆菌 b 结合疫苗	2 月龄 ~5 岁儿童	根据不同起种月龄，按说明书接种 1~4 剂。以下为目前主要的几种接种程序： （1）自 3 月龄开始，每隔 1 个月或 2 个月接种 1 剂，共 3 剂；在 18 月龄加强接种 1 剂。6~12 月龄儿童，每隔 1 个月或 2 个月接种 1 剂，共 2 剂；在 18 月龄加强接种 1 剂。1~5 周岁儿童，仅接种 1 剂次 （2）6 月龄以下，从 2 月龄开始，每隔 1 个月接种 1 剂，共 3 剂；在 18 月龄加强接种 1 剂。6~12 月龄儿童，隔 1 或 2 个月接种 1 剂，共 2 剂；在 18 月龄加强接种 1 剂。1~5 周岁儿童，仅接种 1 剂 （3）2~6 月龄，从 2 或 3 月龄开始，每隔 1 或 2 个月接种 1 剂，共 3 剂。6~12 月龄，每隔 1 或 2 个月接种 1 剂，共 2 剂；18 月龄加强 1 剂。1~5 周岁儿童，仅接种 1 剂 （4）小于 6 个月婴儿，间隔 1 或 2 个月，连续接种 3 次，18 月龄加强接种 1 次。6~12 月龄婴儿，间隔 1 或 2 个月接种 1 次，共 2 次，18 月龄加强接种 1 次。1~5 周岁，仅接种 1 次
13 价肺炎球菌多糖结合疫苗（进口）	6 周龄 ~15 月龄	基础免疫在 2、4、6 月龄各接种 1 剂，加强免疫在 12~15 月龄接种 1 剂
13 价肺炎球菌多糖结合疫苗（国产）	6 周龄 ~5 岁儿童	2~6 月龄（最小满 6 周龄）婴儿：共接种 4 剂；推荐首剂在 2 月龄（最小满 6 周龄）接种，基础免疫接种 3 剂，每剂次接种间隔 2 个月；于 12~15 月龄时加强接种第 4 剂。推荐首剂在 3 月龄接种，基础免疫接种 3 剂，每剂次接种间隔 1 个月；于 12~15 月龄时加强接种第 4 剂 7~11 月龄婴儿：基础免疫接种 2 剂，接种间隔至少 2 个月；于 12 月龄以后加强接种 1 剂（第 3 剂），与第 2 剂接种至少间隔 2 个月 12~23 月龄幼儿：接种 2 剂，接种间隔至少 2 个月 2~5 岁儿童：接种 1 剂
23 价肺炎球菌多糖疫苗	2~59 岁慢性病、体弱、免疫功能低下人群；≥60 岁易感人群	常规接种 1 剂（加强接种至少间隔五年）

（续表）

疫苗名称	推荐接种人群	建议接种程序
轮状病毒疫苗（国产）	2月龄~3岁儿童	每年接种1剂
轮状病毒疫苗（进口）	6~32周婴儿	全程免疫共3剂。6~12周龄开始口服第1剂，每剂接种间隔4~10周；第3剂接种不应晚于32周龄
甲、乙型肝炎联合疫苗	≥16岁易感人群	第0、1、6个月各1剂
重组戊型肝炎疫苗（大肠埃希菌）	≥16岁易感人群	第0、1、6个月各1剂
水痘减毒活疫苗	≥1岁易感人群	按说明接种1~2剂
流感疫苗	≥6月龄易感人群；患有慢性病、体弱、免疫功能低下人群	儿童剂型常规接种2剂（间隔4周） 成人剂型1剂
霍乱疫苗	≥2岁有感染危险的人群	第0、7、28天各1剂（初免）
EV71病毒疫苗	6月龄~5岁易感人群	接种2剂（间隔1月）
ACYW135流脑多糖疫苗	≥3岁易感人群	接种2剂
流脑-Hib联合疫苗	6月~5岁龄易感人群	按说明书接种1~3剂
流行性腮腺炎疫苗	8月龄~17月龄易感人群	接种1剂
百白破-Hib联合疫苗（四联疫苗）	3月龄~5岁，替代白百破疫苗和Hib疫苗	3、4、5、18月龄各1剂
百白破-Hib-IPV联合疫苗（五联疫苗）	2月龄~5岁，替代白百破疫苗、脊髓灰质炎疫苗和Hib疫苗	2、3、4、18月龄各1剂
人乳头瘤病毒疫苗（进口双价）	9~45岁女性	推荐于0、1和6月分别接种1剂次，共接种3剂

（续表）

疫苗名称	推荐接种人群	建议接种程序
人乳头瘤病毒疫苗（国产双价）	9~45 岁女性	推荐于 0、1 和 6 月分别接种 1 剂次，共接种 3 剂 对 9~14 岁女性也可以选择采用 0、6 月分别接种 1 剂次（间隔不小于 5 个月）的免疫程序
人乳头瘤病毒疫苗（四价）	20~45 岁女性	推荐于 0、2 和 6 月分别接种 1 剂次，共接种 3 剂
人乳头瘤病毒疫苗（九价）	16~26 岁女性	按照 0、2、6 月分别接种 1 剂次，共接种 3 剂
重组带状疱疹疫苗（CHO 细胞）	50 岁以上成人	免疫程序为 2 剂，第 2 剂与第 1 剂间隔 2~6 个月
狂犬病疫苗	疑似狂犬动物咬伤暴露或高危人群	暴露后：四针法（第 0 天 2 剂，第 7、21 天各 1 剂）或五针法（第 0、3、7、14、28 天各 1 剂） 暴露前：第 0、7、21 天（或 28 天）各 1 剂
吸附破伤风疫苗	发生创伤机会较多的人群，妊娠期妇女	无破伤风类毒素免疫史者：全程免疫 3 剂，第 1 年接种 2 剂，间隔 4~8 周；第 2 年再接种 1 剂。一般每 10 年加强 1 剂，如遇特殊情况也可 5 年加强 1 剂 经全程免疫和加强免疫者：自最后 1 次注射后 3 年以内受伤的，不须注射；超过 3 年者，加强注射 1 剂 用含破伤风类毒素的混合制剂已全程免疫者：每 10 年加强注射 1 剂 妊娠期妇女：可在妊娠期第 4 个月注射第 1 剂，6~7 个月注射第 2 剂

说明：1. 表中所列为全部非免疫规划（Ⅱ类，自费）疫苗，全国各省市（Ⅱ类，自费）疫苗种类不尽一致。

2. 麻疹发病年龄后移，使我国有些省、市近年把麻疹疫苗纳入大、中专（包括中学生）入学新生和新兵入伍的接种常规。

3. 在流动人口集中的地方流脑暴发流行仍有发生，因此在这类地域及大型建筑工地周围的人群、开放城市人群等均应接种流脑菌苗。流行性乙型脑炎的高发年龄虽然是 15 岁以下的少年儿童，但成人的发病率仍占相当的比例。从非流行区到流行区工作的人员应接种流行性乙型脑炎疫苗。

4. 其他疫苗接种情况包括从事环卫和污物处理的工人应做破伤风菌苗接种，酌情还可做破伤风菌苗、伤寒菌苗、霍乱菌苗、脊灰疫苗等接种；从事医学微生物实验的人员，直接接触如鼠疫杆菌、炭疽杆菌等检验工作，也应做相应的疫苗接种。

3–4–4　中国特殊疫苗接种

疫苗	接种对象月（年）龄	接种剂次	接种部位	接种途径	接种剂量	备注
出血热疫苗（双价）	16~60 周岁	3	上臂外侧三角肌	肌内注射	1ml	接种第 1 剂次后 14 天接种第 2 剂次，第 3 剂次在第 1 剂次接种后 6 个月接种
炭疽疫苗	炭疽疫情发生时，病例或病畜间接接触者及疫点周围高危人群	1	上臂外侧三角肌附着处 皮上划痕	皮上划痕	0. 05ml（2 滴）	病例或病畜的直接接触者不能接种
钩端螺旋体疫苗	流行地区可能接触疫水的 7~60 岁高危人群	2	上臂外侧三角肌附着处	皮下注射	成人第 1 剂 0.5ml，第 2 剂 1.0ml；7~13 岁剂量减半；必要时 7 岁以下儿童依据年龄、体重酌量注射，不超过成人剂量的 1/4	接种第 1 剂次后 7~10 天接种第 2 剂次

参考文献

[1] 国家卫生计生委医政医管局，国家卫生计生委合理用药专家委员会 . 国家抗微生物治疗指南［M］.2 版 . 北京：人民卫生出版社，2017.
[2] GILBERT D N，CHAMBERS H F，SAAG M S，et al.The Sanford guide to antimicrobial therapy 2020［M］. 50th ed. Sperryville：Antimicrobial Therapy，Inc，2020.
[3] BRADLEY J S，NELSON J D，BARNETT E D，et al. 2021 Nelson's pediatric antimicrobial therapy［M］. 26th ed. Itasca：the American Academy of Pediatrics，2020.
[4]《中国国家处方集》编委会 . 中国国家处方集：化学药品与生物制品卷儿童版［M］. 北京：人民军医出版社，2013.
[5] 汪复，张婴元 . 实用抗感染治疗学［M］.3 版 . 北京：人民卫生出版社，2020.

［6］陈新谦，金有豫，汤光．陈新谦新编药物学［M］.18 版．北京：人民卫生出版社，2018.
［7］汪复，张婴元．抗菌药物临床应用指南［M］.3 版．北京：人民卫生出版社，2020.
［8］《抗菌药物临床应用指导原则》修订工作组．抗菌药物临床应用指导原则［M］．（2015 年版）．北京：人民卫生出版社，2015.
［9］NICE. Impetigo：antimicrobial prescribing（NICE guideline）［EB/OL］．［2022-03-21］.https://www.nice.org.uk/guidance/ng153.
［10］CHERRY J D，HARRISON G J，KAPLAN S L，et al. Feigin and Cherry's textbook of pediatric infectious diseases［M］. 8th ed. Philadelphia：Elsevier，2018.
［11］方峰，俞蕙．小儿传染病学［M］.5 版．北京：人民卫生出版社，2020.
［12］张爱知，马伴吟．实用药物手册［M］.6 版．上海：上海科学技术出版社，2011.
［13］WALD E R，APPLEGATE K E，BORDLEY C，et al. Clinical practice guideline for the diagnosis and management of acute bacterial sinusitis in children aged 1 to 18 Years［J］. Pediatrics，2013，132（1）：e262-e280.
［14］许政敏，张建基．儿童急性中耳炎诊疗：临床实践指南（2015 年制定）［J］．中国实用儿科杂志，2016，31（2）：81-84.
［15］LIEBERTHAL A S，CARROLL A E，CHONMAITREE T，et al. The diagnosis and management of acute otitis media［J］. Pediatrics，2013，131（3）：e964-e999.
［16］刘大波，谷庆隆．儿童急性扁桃体炎诊疗：临床实践指南（2016 年制定）［J］．中国实用儿科杂志，2017，32（3）：161-164.
［17］李昌崇，尚云晓，沈叙庄，等．儿童社区获得性肺炎管理指南（2013 修订）（上）［J］．中华儿科杂志，2013，51（10）：745-752.
［18］李昌崇，尚云晓，沈叙庄，等．儿童社区获得性肺炎管理指南（2013 修订）（下）［J］．中华儿科杂志，2013，51（11）：856-862.
［19］国家卫生健康委办公厅，国家中医药局办公室．儿童社区获得性肺炎诊疗规范（2019 年版）（国卫办医函〔2019〕138 号）［EB/OL］．［2022-03-21］. https://bgs.satcm.gov.cn/zhengcewenjian/2019-02-13/9022.html.
［20］The Pneumonia Etiology Research for Child Health（PERCH）Study Group. Causes of severe pneumonia requiring hospital admission in children without HIV infection from Africa and Asia：the PERCH multi-country case-control study［J］. Lancet，2019，394（10200）：757-779.
［21］国家卫生健康委办公厅，国家中医药管理局办公室．儿童腺病毒肺炎诊疗规范（2019 年版）（国卫办医函〔2019〕582 号）［EB/OL］．［2022-

03-21］. https://yzs.satcm.gov.cn/zhengcewenjian/2019-06-27/10116.html.

［22］刘瀚旻，陆权，洪建国，等. 儿童肺炎支原体感染治疗的系统评价［J］. 中华儿科杂志，2016，54（2）：111-118.

［23］KRUTIKOVA M，RAHMANB A，TIBERI S. Necrotizing pneumonia（aetiology，clinical features and management）［J］. Curr Opin Pulm Med，2019，25（3）：225-232.

［24］DE BENEDICTIS F M，KEREM E，CHANG A B，et al. Complicated pneumonia in children［J］. Lancet 2020，396（10253）：786-798.

［25］郭燕，胡付品，朱德妹，等. 儿童临床分离碳青霉烯类耐药肠杆菌科细菌的耐药性变迁［J］. 中华儿科杂志，2018，56（12）：907-914.

［26］BRADLEY J S，BYINGTON C L，SHAH S S，et al. The management of community-acquired pneumonia in infants and children older than 3 months of age：clinical practice guidelines by the Pediatric Infectious Diseases Society and the Infectious Diseases Society of America［J］. Clin Infect dis，2011，53（7）：617-630.

［27］WANG J G，CUI H R，HU Y S. Assessment of the risk of musculoskeletal adverse events associated with fluoroquinolone use in children. A meta-analysis［J］. Medicine，2020，99：34（e21860）.

［28］岩田敏，野村伸彦，尾内一信. 托氟沙星作为儿童喹诺酮类药物上市10年的回顾［J］. 诊疗与新药，2020，57：971-978.

［29］World Health Organization. Pneumococcal conjugate vaccines in infants and children under 5 years of age：WHO position paper，February 2019［J］. Wkly Epidemiol Rec，2019，94（8）：85-103.

［30］刘恩梅，陈慧中，钱渊，等. 毛细支气管炎诊断、治疗与预防专家共识（2014年版）［J］. 中华儿科杂志，2015，53（3）：168-171.

［31］国家呼吸系统疾病临床医学研究中心，中华医学会儿科学分会呼吸学组，中国医师协会呼吸医师分会儿科呼吸工作委员会，等. 儿童呼吸道合胞病毒感染诊断、治疗和预防专家共识［J］. 中华实用儿科临床杂志，2020，35（4）：241-250.

［32］GRIFFIN M P，YUAN Y，THERESE T，et al. Single-dose nirsevimab for prevention of RSV in preterm infants［J］. N Engl J Med，2020，383：415-425.

［33］DALEY C L，M. IACCARINO J，LANGE C. Treatment of nontuberculous mycobacterial pulmonary disease：an official ATS/ERS/ESCMID/IDSA clinical practice guideline［J］. Eur Respir J，2020，56：2000535.

[34] AAP Policy Statement. Recommendations for prevention and control of influenza in children，2020–2021 [J] .Pediatrics，2020，146（4）：e2020024588.
[35] World Health Organization. Global influenza strategy 2019-2030 [EB/OL] . [2022-03-21] .https：//creative commons. org/licenses/by-ncsa/3.0/igo. 2019.
[36] UYEKI T M，BERNSTEIN H H，BRADLEY J S，et al. Clinical practice guidelines by the Infectious Diseases Society of America：2018 update on diagnosis，treatment，chemoprophylaxis，and institutional outbreak management of seasonal influenza [J] .Clin Infect Dis，2019，68（6）：e1-e47.
[37] 中华医学会儿科学分会神经学组 . 儿童社区获得性细菌性脑膜炎诊断与治疗专家共识 [J] . 中华儿科杂志，2019，57（8）：584-591.
[38] LI C，FENG W Y，LIN A W，et al. Clinical characteristics and etiology of bacterial meningitis in Chinese children>28 days of age，January 2014-December 2016：a multicenter retrospective study [J] . Int J Infect Dis，2018，74（1）：47-53.
[39] VAN DE BEEK D，CABELLOS C，DZUPOVA O，et al. ESCMID guideline：diagnosis and treatment of acute bacterial meningitis [J] . Clin Microbiol Infect，2016，22（suppl）：S37-S62.
[40] ASGEIRSSON H，THALME A，WEILAND O. Staphylococcus aureus bacteraemia and endocarditis epidemiology and outcome：a review [J] . Infect Dis（Lond），2018，50（3）：175-192.
[41] 国家卫生健康委办公厅，国家中医药局办公室 . 儿童急性感染性腹泻病诊疗规范（2020 年版）[EB/OL] . [2022-03-21] http：//www.nhc.gov.cn/yzygj/s7659/202009/5c03bafd1db74fb68e2a74afa2ed08c1.shtml
[42] SANTOS R P，TRISTRAM D.A practical guide to the diagnosis，treatment，and prevention of neonatal infections [J] . Pediatr Clin N Am，2015，62（2）：491-508.
[43] BEN-ZVI L，SEBAG D，IZHAKI G，et al. Diagnosis and management of infectious arthritis in children [J] . Cur infect Dis Reports，2019，21（7）：23.
[44] MCTAGGART S，DANCHIN M，DITCHFIELD M，et al. KHA-CARI guideline：Diagnosis and treatment of urinary tract infection in children [J] .

Nephrology，2015，20（2）：55-60.

[45] BUETTCHER M，TRUECK J，NIEDERER-LOHER A，et al. Swiss consensus recommendations on urinary tract infections in children [J]. Eur J Pediatr，2021，180（3）：663-674.

[46] KNITSCH W，VINCENT J L，UTZOLINO S，et al. A randomized，placebo-controlled trial of preemptive antifungal therapy for the prevention of invasive candidiasis following gastrointestinal surgery for intra-abdominal infections [J]. Clin Infect Dis，2015，61（11）：1671-1678.

[47] 中国医师协会血液科医师分会，中国侵袭性真菌感染工作组. 血液病/恶性肿瘤患者侵袭性真菌病的诊断标准与治疗原则（第六次修订版）[J]. 中华内科杂志，2020，59（10）：754-763.

[48] PATTERSON T F，THOMPSON G R，DENNING D W，et al. Practice guidelines for the diagnosis and management of aspergillosis：2016 update by the Infectious Diseases Society of America [J]. Clin Infect Dis，2016，63（4）：e1-e60.

[49] PAPPAS P G，KAUFFMAN C A，ANDES D R，et al. Clinical practice guideline for the management of candidiasis：2016 update by the Infectious Diseases Society of America [J]. Clin Infect Dis，2016，62（4）：e1-e50.

[50] KAUSHIK A，KEST H. The role of antifungals in pediatric critical care invasive fungal infections [J]. Crit Care Res Pract，2018，http://doi.org/10.1155/2018/8469585.

[51] STEVENS D L，BISNO A L，CHAMBERS H F，et al. Practice guidelines for the diagnosis and management of skin and soft tissue infections：2014 update by the Infectious Diseases Society of America [J]. Clin Infect Dis，2014，59（2）：e10-e52.

[52] 中国疾病预防控制中心性病控制中心，中华医学会皮肤性病学分会性病组，中国医师协会皮肤科医师分会性病亚专业委员会. 梅毒、淋病和生殖道沙眼衣原体感染诊疗指南（2020年）[J]. 中华皮肤科杂志，2020，53（3）：168-179.

第 4 章　抗微生物药物的药学特征

4–1　抗菌药物的超说明书使用意见

定义	超说明书使用又称未注册使用（off-label uses，unlabeled uses），其包括抗菌药物的超适应证、超剂量、超疗程、超越适应人群以及改变说明书中所规定的用药途径、用药间隔时间等
现状	抗菌药物的超说明书使用是一种在临床上已存在的、门急诊和病房较普遍的现象，特别在儿童、重症患者的超说明书用法较为普遍，尤其多见于新生儿、早产儿、低出生体重儿、各年龄期危重儿和耐药菌感染的患儿，超说明书使用在 50% 以上
缘由	抗菌药物超说明书使用原因包括：病情需要使用某一抗菌药物，又无其他可替代的药物；抗菌药物在临床应用中不断有新的发现与经验积累，适应证在扩大；部分特殊群体（如儿童、老人、妊娠期妇女等），医学伦理学限制，许多抗菌药物没有上市前相关药理学和临床研究资料；新药开发和药物临床注册试验周期长；药品说明书更新滞后，定期更新说明书的制度规定不健全；制药企业的不恰当推广和医生自身的不良习惯和行为等
使用条件	超说明书使用抗菌药物在某些特定情况下有一定价值，但临床不应随意超适应证使用抗菌药物；只有患者面临没有可替代药物治疗的感染，处方者基于充分的证据，权衡对患者利弊并充分征得患者（或监护人）同意后才考虑超适应证使用
风险与危害	选择超说明书用药将承担较大的风险，我国尚无法律、法规对超说明书用药有明确解释。而《中华人民共和国侵权责任法》《中华人民共和国执业医师法》《中华人民共和国药品管理法》中涉及的相关条款均不支持超说明书用药，超说明书用药的行为缺乏法律保护。超说明书用药存在可能出现不良反应和毒副作用，存在造成医疗纠纷、医疗事件的可能性
对策	1. 政府部门应鼓励制药企业开发抗菌药物新适应证、适应人群以及用法用量，特别要重视加快开发适用于儿童的抗菌药物及其剂型 2. 应加快药物临床注册的周期 3. 应定期更新药品说明书，在有证据支持的前提下适时、及时地增添适应证、修改用法用量等 4. 药物临床试验与超说明书用药是完全不同的临床实践，应禁止试验性、研究性超说明书用药 5. 严禁出于制药企业、医生私利的抗菌药物的超说明书用药

（续表）

对策	6. 出于疾病治疗所需的超说明书用药必须是为了患者的利益、又无其他可替代药物选择情况下，届时必须权衡利弊，保障患者利益最大化，必须考虑到并监控药物不良反应 7. 有医学证据支持的超说明书使用某药，应该有高等级的循证证据、应报药事管理委员会和伦理委员会批准并备案后方可使用，应同时提供可能存在的风险及应急预案 8. 应保障患者（或监护人）对超说明书用药的知情权和自主选择权，宜签署知情同意书 9. 医疗机构需要建立超说明书使用抗菌药物的规范管理流程

4-2 抗微生物药物药动学特点和常用剂量

药品分类	给药剂量、途径	血清药物峰浓度 /mg·L^{-1}	蛋白结合率 /%	血清半衰期 /h	肾排泄 /%	胆汁排泄 /%（胆 / 血峰浓度）	脑脊液 / 血药浓度比 /%	透过血胎屏障	乳汁浓度 / 血药浓度比 /%	生物利用度 /%	餐后给药	空腹给药	餐后或空腹给药	临床常用给药方案
青霉素类														
青霉素	200 万 U i.v.	20	45~65	0.5	75	19（5）	5~10	可以	5~20					i.m. 80 万 ~200 万 U t.i.d. 或 q.i.d. i.v. 160 万 ~240 万 U q.6h.~q.4h.
普鲁卡因青霉素	30 万 U i.m.	1.6		0.5	60~90									i.m. 30 万 ~60 万 U q.d. 或 b.i.d.
苄星青霉素	120 万 U i.m.	0.15	60											i.m. 60 万 ~120 万 U b.i.w. 或 q.m.
青霉素 V	0.5g p.o.	3~5	65	0.5	55			可以		60~73		√		p.o. 0.25g q.i.d. 或 t.i.d.
苯唑西林	0.5g i.v.	30~40	90~94	0.5	40	10（0.25）	10~15							i.v. 1~2g q.6h.~q.4h.
氟氯西林	0.25g p.o.	6~10	95	0.5	50~65					30~50		√		p.o. 0.25g q.i.d.
氨苄西林	2g i.v.	47	18~22	1.2	70	（1~30）	13~14	可以						i.v. 2~4g q.8h.~q.6h.
氨苄西林	1g p.o.	7.6	20~25	1.0~1.5	70			可以		50				p.o. 0.5~1g q.i.d.
磺苄西林	2g i.v.	240	50	2.5~3.2	80	30								i.v. 2g q.6h.
阿莫西林	500mg p.o.	5.5~7.5	17~20	1.2~1.5	60	（1~30）	13~14	可以		80			√	p.o. 0.5~1g q.6h. 或 q.8h.
阿莫西林 / 克拉维酸（2∶1）	250/125mg p.o.	5.6/3.4	20/30	1.4/1.1	60/50	（阿莫西林 1~30）		可以		97/75			√	p.o. 0.375g q.8h.

（续表）

药品分类	给药剂量、途径	血清药物峰浓度 /mg · L^{-1}	蛋白结合率 /%	血清半衰期 /h	肾排泄 /%	胆汁排泄 /%（胆 / 血峰浓度）	脑脊液 / 血药浓度比 /%	透过血胎屏障	乳汁浓度 / 血药浓度比 /%	生物利用度 /%	餐后给药	空腹给药	餐后或空腹给药	临床常用给药方案
阿莫西林 / 克拉维酸（7：1）	875/125mg p.o.	11.6/2.2	18/25	1.4/1.1	60/50	（阿莫西林 1~30）	ND	可以		80/30~98			√	p.o. 1g q.12h.
阿莫西林 / 克拉维酸（14：1）	600/43mg p.o. 儿童	15.7/1.7	18/25	1.4/1.1	50~70/ 25~40	（阿莫西林 1~30）		可以		80/30~98			√	p.o. 45mg/kg q.12h.
阿莫西林 / 克拉维酸（16：1）	2 000/150mg p.o. 成人	17/2.1	18/25	1.4/1.1	60~80/ 30~50	（阿莫西林 1~30）		可以		80/30~98			√	2 000mg/125mg q.12h.
阿莫西林 / 克拉维酸（5：1）	1 000/200mg i.v.	105/28.5	18/25	1.4/1.1	60/50	（阿莫西林 1~30）		可以						i.v. 1.2g q.8h.~q.6h.
氨苄西林 / 舒巴坦（2：1）	2/1g i.v.	109~150/ 48~88	28/38	1.4/1.7	75~85/ 75~85	（氨苄西林 1~30）	低							i.v. 1.5~3g q.6h.
替卡西林	3g i.v.	260	45	1.2	80		40	可以						i.v. 3g q.4h. 或 q.6h.
替卡西 / 克拉维酸（15：1）	3.2g i.v.	330/8	45/25	1.2/1.0	60~70/ 35~45									i.v. 1.6~3.2g q.8h.~q.6h.
哌拉西林	4g i.v.	400	17~22	0.6~1.2	49~68	10~20（>1）	30		很少					i.v. 2~4g q.6h.~q.4h.
哌拉西林 / 他唑巴坦（8：1）	3.375g i.v.	242/24	16/48	1/1	73.8/90.2	（>1）								i.v. 3.375~4.5g q.8h.~q.6h.
美洛西林	2g i.v.	152	42	0.75	50~55	1.65~7.0	17~25	可以						i.v. 2~4g q.8h.~q.6h.
阿洛西林	3g i.v.	250~300	40	1	60~65	5.3		可以	少量					i.v. 2~4g q.6h.
头孢菌素类														
头孢唑林钠	1 000mg i.v.	188	74~86	1.9	70~80	0.13（0.29~3）	1~4	可以	较低					i.v. 0.5~1g q.8h.~q.6h.

（续表）

药品分类	给药剂量、途径	血清药物峰浓度 /mg·L^{-1}	蛋白结合率 /%	血清半衰期 /h	肾排泄 /%	胆汁排泄 /%（胆 / 血峰浓度）	脑脊液 / 血药浓度比 /%	透过血胎屏障	乳汁浓度 / 血药浓度比 /%	生物利用度 /%	餐后给药	空腹给药	餐后或空腹给药	临床常用给药方案
头孢拉定	500mg p.o.	11~18	6~10	1	95	少量	5~10	可以	少量				√	p.o. 0.25~0.5g t.i.d.
头孢拉定	500mg i.v.	46	6~10	0.8~1	95	少量	8~12	可以	少量					i.v. 1~2g q.8h.~q.6h.
头孢氨苄	500mg p.o.	18	5~15	1	80~90	1~4（0.216）		可以	少量	90		√	√	p.o. 0.25~0.5g q.i.d.
头孢羟氨苄	500mg p.o.	16	20	1.5	86	（0.22）		可以	可以	90			√	p.o. 0.5~1g b.i.d.~t.i.d.
头孢硫脒	1g i.v.	68.93 ± 6.86	23	1.19 ± 0.12	90		难		可以					i.v. 1~2g q.12h.~q.8h.
头孢呋辛	1.5g i.v.	100	33~50	1.5	100	（0.35~0.88）	17~88	可以	可以	52				i.v. 0.75~1.5g q.8h.
头孢呋辛酯	250mg p.o.	4.1	33~50	1.5	100	（0.35~0.88）		可以	可以	52	√			p.o. 0.25~0.5g b.i.d. 或 t.i.d.
头孢替安	0.5g i.v.	65	8	0.6~1.1	主要	少量	难	可以	微量					i.v. 1~2g q.8h.
头孢丙烯	500mg p.o.	10.5	36	1.5	60				少量	95		√		p.o. 0.5g b.i.d. 或 t.i.d.
头孢克洛	500mg p.o.	13	22~26	0.8	60~85	0.05（>0.6）		可以	少量	93		√		p.o. 0.25~0.5g t.i.d.
头孢唑肟	1g i.v.	60	30	1.7	80	（0.34~0.8）			少量					i.v. 1~2g q.12h.~q.8h.
头孢噻肟钠	1g i.v.	100	30~51	1.5	80	0.01~0.1（0.15~0.75）	10	可以	少量					i.v. 1~2g q.8h.~q.6h.
头孢曲松钠	1g i.v.	150	85~95	8	50~60	40~50（2~5）	10~20	可以	少量					i.v. 1~2g q.24h.
头孢哌酮	1g i.v.	178.2	70~93.5	2	20~30	>40	难	可以	少量					i.v. 1~2g q.8h.
头孢哌酮 / 舒巴坦（1∶1）	2/2g i.v.	236.8/130.2	70~90/38	1.7/1	25/84	>40/<10		可以	少量					i.v. 2~4g q.12h.~q.8h.
头孢他啶	1g i.v.	69	<10	1.9	80~90	（0.13~0.54）	20~40	可以	可以					i.v. 1~2g q.8h.

（续表）

药品分类	给药剂量、途径	血清药物峰浓度 /mg · L^{-1}	蛋白结合率 /%	血清半衰期 /h	肾排泄 /%	胆汁排泄 /%（胆 / 血峰浓度）	脑脊液 / 血药浓度比 /%	透过血胎屏障	乳汁浓度 / 血药浓度比 /%	生物利用度 /%	餐后给药	空腹给药	餐后或空腹给药	临床常用给药方案
头孢他啶 / 阿维巴坦（4：1）	2/0.5g q.8h.	90.4/14.6	<10/5.7~8.2	2.76/2.71	80~90/97		20~40/?	可以	可以					i.v. 2.5g q.8h.
头孢地尼	300mg p.o.	1.6	60~70	1.7	30.8				无	25			√	p.o. 100mg t.i.d.
头孢克肟	50/100/200mg p.o.	0.69/1.18/1.95	65	3~4	20~25	（8）		可以		40~50			√	p.o. 100mg t.i.d.
头孢布烯	400mg p.o	15	65	2.5						80		√		400mg p.o q.d.
头孢泊肟酯	200mg p.o.	2.3	21~29	2.3	80	（1.15）			极少	50~70	√			p.o. 100~200mg b.i.d. 或 t.i.d.
头孢托仑匹酯	6mg/kg q.8h.	2.85	88	1.68	17	30				16	√			p.o. 3~6mg/kg q.8h.
头孢吡肟	2g i.v.	164	20	2	85	（0.1~0.2）	10		少量					i.v. 1~2g q.12h.~q.8h.
头孢匹罗	1g i.v.	80~90	<10	1.8~2.2	80~90				可以					i.v. 1~2g q.12h.~q.8h.
头孢比罗酯	500mg i.v.	33	16	3.3	83.4									i.v. 500mg q.8h.
头孢地尔	2g i.v.	115	40~60	2~3	98.6									i.v. 2g q.8h.
其他 β – 内酰胺类														
头孢西丁	1g i.v.	110	65~79	0.8	85	（0.28）	3（炎症时）	可以	极少					i.v. 1~2g q.8h.~q.6h.
头孢美唑	1g i.v.	188	84	1	85~92		难	可以	极少					i.v. 1~2g q.12h.~q.8h.
头孢米诺	1g i.v.	100		2.5	90									i.v. 1g q.8h.
拉氧头孢	0.5g i.v.	44.3	52	1.5	93~99			可以	无					i.v. 1~2g q.8h.
氟氧头孢	1.0g i.v.	45	35	0.83	80~90		20	可以	少量					i.v. 1~2g q.12h.~q.6h.

（续表）

药品分类	给药剂量、途径	血清药物峰浓度 /mg·L⁻¹	蛋白结合率 /%	血清半衰期 /h	肾排泄 /%	胆汁排泄 /%（胆 / 血峰浓度）	脑脊液 / 血药浓度比 /%	透过血胎屏障	乳汁浓度 / 血药浓度比 /%	生物利用度 /%	餐后给药	空腹给药	餐后或空腹给药	临床常用给药方案
氨曲南	1g i.v.	90	56	1.7	60~70	12（1.15~4）	3	可以	可以					i.v. 2g q.12h.~q.8h.
亚胺培南 / 西司他丁	500/500mg i.v.	21~58/21~55	20/40	1/1	70~76	少	8.5	可以						i.v. 0.5~1g q.8h.~q.6h.
美罗培南	1g i.v.	49	2	1.03	70	（0.3~3）	2							i.v. 1~2g q.8h.
厄他培南	1g i.v.	154	95	4.5	80	（0.1）		可以	可以					i.v. 1~2g q.24h.
法罗培南	300mg p.o.	13.8	88~90	1.31					可以	72~84		√		p.o. 150~300mg t.i.d.
氨基糖苷类														
链霉素	0.5g i.m.	15~20	20~30	2.4~2.7	80~98	（0.1~0.6）	很少	可以	可以					i.m. 0.5g q.12h.
庆大霉素	80mg i.v.；1mg/kg i.m.	4~6；4	0~30	2~3	50~93	（0.1~0.6）	不易	可以	很少					i.v./i.m. 1~1.7mg/kg q.8h.
妥布霉素	1mg/kg i.m.	3.7	0~10	1.9~2.2	85~93	（0.1~0.6）	0~30	可以	较低					i.m./i.v. 2~3mg/kg q.12h.~q.8h.
阿米卡星	200mg i.m.	12	0~10	2~2.5	84~92	（0.1~0.6）	0~30	可以						i.v./i.m. 15mg/kg q.24h.
奈替米星	1mg/kg i.m.；2mg/kg i.v.	3.76/16.5	0~10	2~2.5	80	（0.1~0.6）	0~30	可以	可以					i.v./i.m. 100~200mg q.12h.~q.8h.
依替米星	0.2g i.v.	19.79	25	1.5	80									i.v./i.m. 100mg q.12h.~q.8h.
异帕米星	400mg i.v.	21.5	3.46~6.30	1.84	80			可以	少量					i.v./i.m. 400mg q.24h.
普卓米星	15mg/kg i.v.	51~74	20	3.5	87									i.v. 15mg/kg，q.d.
新霉素	p.o.			2~4	80~90		10~20	可以	很少	<3			√	p.o. 250~500mg q.i.d.

（续表）

药品分类	给药剂量、途径	血清药物峰浓度 /mg·L^{-1}	蛋白结合率 /%	血清半衰期 /h	肾排泄 /%	胆汁排泄 /%（胆 / 血峰浓度）	脑脊液 / 血药浓度比 /%	透过血胎屏障	乳汁浓度 / 血药浓度比 /%	生物利用度 /%	餐后给药	空腹给药	餐后或空腹给药	临床常用给药方案
四环素类														
四环素	250mg p.o.	1.5~2.2	26~67	6~12	48~60	（2~32）	差	差	60~80	30~40		√		p.o. 0.25~0.5g q.i.d.
多西环素	100mg p.o.	1.5~2.1	60~95	18	35~40	（2~32）	26	可以	较高	>90	√			p.o. 首次 200mg，以后 100mg，q.d.~b.i.d.
米诺环素	200mg p.o.	2~3.5	55~75	16	5~10	（2~32）		可以	较高	76~83			√	p.o. 0.1g q.12h.，首剂加倍
替加环素	50mg i.v.	0.63	71~89	42	33	（1.38）	5.9~10.6							i.v. 首剂 100mg 后 50mg q.12h.
奥马环素	100mg i.v./300mg p.o.	2.1/0.95	20	16.4/15	14.4					34.5		√		i.v. 200mg 第 1 天后 100mg q.24h. p.o. 300mg b.i.d. 第 1 天后 300mg q.d.
依拉环素	1mg/kg i.v.	1.825（稳态）	79~90	20	少									i.v. 1mg/kg q.12h.
大环内酯类														
红霉素	500mg p.o.	0.1~2	70~74	2~4	2~5	主要	2~13	可以	>50	18~45		√		p.o. 250mg q.6h. 或 500mg q.12h.
琥乙红霉素	500mg p.o.	1.46		1.2~2.6	10	主要	难	可以	可以			√		p.o. 400mg q.i.d.
阿奇霉素	500mg p.o.	0.41	7~51	68	6	>50				37			√	p.o. 第 1 天 500mg，第 2~5 天 250mg q.d.
阿奇霉素	500mg i.v.	3.6	7~51	68	11	>50								i.v. 500mg q.d.，至少连续 2 天后改为口服 500mg q.d.

（续表）

药品分类	给药剂量、途径	血清药物峰浓度 /mg · L^{-1}	蛋白结合率 /%	血清半衰期 /h	肾排泄 /%	胆汁排泄 /%（胆 / 血峰浓度）	脑脊液 / 血药浓度比 /%	透过血胎屏障	乳汁浓度 / 血药浓度比 /%	生物利用度 /%	餐后给药	空腹给药	餐后或空腹给药	临床常用给药方案
地红霉素	500mg p.o.	0.4	15~30	44	2	81~97				10	√			p.o. 500mg q.d.
罗红霉素	150mg p.o.	6.6~7.9	96	8.4~15.5	7.4				很低			√		p.o. 150mg b.i.d. 或 300mg q.d.
克拉霉素	500mg p.o.	3~4	65~70	5~7	40	<30（70）	难		可以	50	√			p.o. 500mg q.12h.
酰胺醇类														
氯霉素	1g p.o.	18	25~50	4.1	85~90	3	45~89	可以	可以	80~90		√		p.o. 1.5~3g q.8h.~q.6h. i.v. 0.5~1g q.12h.
林可霉素类														
林可霉素	500mg p.o.	3	77~82	4~6	9~13	40	不可	可以	可以			√		p.o. 1.5~2g/d t.i.d.~q.i.d.
林可霉素	600mg i.v.	15.9	77~82	4~6	4.9~30.3		不可	可以	可以					i.v. 0.6g q.12h.~q.8h.
克林霉素	150/300mg p.o.	2.5/4	92~94	2.4~3		（2.5~3）	不可	可以	可以	90			√	p.o. 150~300mg q.i.d.
克林霉素	300mg i.v.	14.7	92~94	2.4~3	28	（2.5~3）	不可	可以	可以					i.v. 0.6~2.4g/d b.i.d.~q.i.d.
糖肽类及多肽类														
万古霉素	500mg i.v.	23	55	6	85	少量	7~14	可以	可以					i.v. 500mg q.6h. 或 1g q.12h.
去甲万古霉素	400mg i.v.	25.18	55	6~8	81.1	少量	不易	可以	可以					i.v. 400mg q.6h. 或 800mg q.12h.
替考拉宁	6mg/kg i.v.	60~70	90~95	70~100	80		难							i.v. 6~12mg/kg q.12h. 3 次，维持 6~12mg/kg q.d.

（续表）

药品分类	给药剂量、途径	血清药物峰浓度 /mg · L^{-1}	蛋白结合率 /%	血清半衰期 /h	肾排泄 /%	胆汁排泄 /%（胆 / 血峰浓度）	脑脊液 / 血药浓度比 /%	透过血胎屏障	乳汁浓度 / 血药浓度比 /%	生物利用度 /%	餐后给药	空腹给药	餐后或空腹给药	临床常用给药方案
达托霉素	4~6mg/kg i.v.	58~99	93	8~9	78		0~8							i.v. 4~6mg/kg q.24h.
多黏菌素 E（甲磺酸）	100 万 U i.v.（约 33mg 基质）	前体：5~7.5 活性药：0.83	约 50	前体：1.6~2.7 活性药：6.3~12	前体：70~80 活性药：少	无	<5							i.v.：900 万 U 负荷剂量，900 万 U 分 2~3 次给药
多黏菌素 B（硫酸）	1.5mg/kg i.v. q.12h.	2.8	60	4.5~6	<5	无	不能							i.v. 2.5mg/kg 负荷剂量后 1.5mg/kg q.12h.；鞘内注射：1~5mg/d
硝基呋喃类														
呋喃妥因	100mg p.o.	<1	60	0.3~1	30~40	部分	难	难	少量	90		√		p.o. 50~100mg t.i.d.~ q.i.d.
呋喃唑酮	100mg p.o.	1.7~3.3			主要					<5		√		p.o. 100mg t.i.d.~q.i.d.
硝基咪唑类														
甲硝唑	200mg p.o.	12	<5	6~14	60~80	（1）	43	可以	可以	100			√	p.o. 400~600mg t.i.d.
甲硝唑	500mg i.v.	20~25	<5	6~14	60~80	（1）	43	可以	可以					i.v. 7.5mg/kg q.8h.~q.6h.，首剂 15mg/kg
替硝唑	2g p.o.	48	12	13	32~37		80	可以	较高	48	√			p.o.：1g q.d.，首剂加倍
替硝唑	0.8g i.v.	14~21	12	12.6	32~37		80	可以	较高					i.v. 0.8g q.d.
奥硝唑	1.5g p.o.	30	<15	14	63	4.1	可以			>90			√	p.o. 500mg b.i.d.
左旋奥硝唑	0.5g i.v.	8.63 ± 2.57		12.80 ± 1.25										i.v. 0.5g q.12h.

（续表）

药品分类	给药剂量、途径	血清药物峰浓度 /mg·L^{-1}	蛋白结合率 /%	血清半衰期 /h	肾排泄 /%	胆汁排泄 /%（胆 / 血峰浓度）	脑脊液 / 血药浓度比 /%	透过血胎屏障	乳汁浓度 / 血药浓度比 /%	生物利用度 /%	餐后给药	空腹给药	餐后或空腹给药	临床常用给药方案
吗啉硝唑	0.5g i.v.	10.8 ± 1.88	22~27	5.75 ± 0.67	70									i.v. 0.5g q.8h.~q.6h.
磺胺类药及甲氧苄啶														
磺胺甲噁唑	2g p.o.	80~100	60~70	10	84.5	少量	40	可以	可以	70~90				p.o. 800mg q.12h.
磺胺嘧啶	2g p.o.	30~60	38~48	10	60~85	少量	50~80	可以	可以	>70				p.o. 首剂 2g，以后 1g b.i.d.
磺胺嘧啶	i.v.		38~48	10	60~85	少量	50~80	可以	可以					i.v. 1~1.5g q.8h.
甲氧苄啶	160mg p.o.	1.5	44	8~10	66.8		50	可以	可以	>90				p.o. 0.16g q.12h.
复方磺胺甲噁唑（5：1）	800/160mg p.o. i.v	p.o 60/1.72 i.v 105/9	70/44	9/11	84.5/66.8	（0.4~2）	40/50	可以	可以	p.o. 70~90				p.o./i.v. 800/160mg q.12h.
氟喹诺酮类														
吡哌酸	0.5g p.o.	3.8	30	3~3.5	58~68	20				30				p.o. 0.5g t.i.d.
诺氟沙星	0.4g p.o.	1.5	10~15	3~4	36~42	28~30（7）				30~40		√		p.o. 0.2g t.i.d.
氧氟沙星	0.4g p.o.	5.6	32	4.7~7	75~90	4（2）	30~50	可以	可以	98			√	p.o. 400mg q.12h.
氧氟沙星	0.4g i.v.	6.2	20~25	4.7~7	75~90	4（2）	30~50	可以	可以					i.v. 0.4g q.12h.
环丙沙星	0.2g p.o.	1.21	20~40	4	40~50	17（2.8~4.5）	30	可以	可以	70			√	p.o. 0.25~0.5g b.i.d. 或 t.i.d.
环丙沙星	0.4g i.v.	4.6	20~40	4	50~70	17（2.8~4.5）	26	可以	可以					i.v. 0.4g q.12h.~q.8h.
左氧氟沙星	0.5g p.o.	5.8	24~38	7	87	4	30~50			99			√	p.o. 0.5~0.75g q.d.
左氧氟沙星	0.5g i.v.	6.2	24~38	7	87	4	30~50							i.v. 0.5~0.75g q.d.
吉米沙星	0.32g p.o.	1.6	55~73	7	36	61				71			√	p.o. 0.32g q.d.

（续表）

药品分类	给药剂量、途径	血清药物峰浓度 /mg · L⁻¹	蛋白结合率 /%	血清半衰期 /h	肾排泄 /%	胆汁排泄 /%（胆 / 血峰浓度）	脑脊液 / 血药浓度比 /%	透过血胎屏障	乳汁浓度 / 血药浓度比 /%	生物利用度 /%	餐后给药	空腹给药	餐后或空腹给药	临床常用给药方案
莫西沙星	0.4g p.o.	4.5	30~50	10~14	20	60	>50			89			√	i.v. 0.4g q.d.
莫西沙星	0.4g i.v.	5.2	30~50	10~14	20	60	>50							i.v. 0.4g q.24h.
奈诺沙星	500mg p.o.	5.91	16	12.83	60~70								√	p.o. 500mg q.d.
甲苯磺酸托氟沙星	150mg p.o.	106	37.4	4.85	40~45.8	27（大鼠模型）	0.15	可以		100			√	成人：150mg q.8h.；儿童：6mg/kg q.12h.
其他抗菌药物														
磷霉素	2g i.v.	90	<10	3~5	90		20~50	可以	7					i.v. 2~4g q.8h.~q.6h.
磷霉素氨丁三醇 / 磷霉素钙	3g p.o.	36.1	<10		38		20~50			40/12			√	p.o. 3g q.d.
夫西地酸	0.5g i.v./p.o.	/30	97~99.8	15		（1~2）				91				i.v. 0.5g q.8h.
利奈唑胺	0.6g i.v.	12.9	31	5	30	9	60~70							i.v. 0.6g q.12h.
利奈唑胺	0.6g p.o.	12.7	31	5	30	9	60~70			100			√	p.o. 0.6g q.12h.
康替唑胺	800mg p.o.	26.4	90	2.63	2							√		p.o. 800mg b.i.d.
抗真菌药														
两性霉素 B（去氧胆酸盐）	起始 1~5mg，逐步增至 0.65mg/（kg · d）i.v.	2~4	91~95	24	主要		极少							i.v. 起始剂量 1~5mg 或 0.02~0.1mg/kg，以后每天或隔天增加 5mg，至 0.75~1mg/kg
两性霉素 B 脂质体	5mg/kg i.v. q.24h.	83		6.8			极少							i.v. 3~5mg/（kg · d），q.24h.

（续表）

药品分类	给药剂量、途径	血清药物峰浓度 /mg · L^{-1}	蛋白结合率 /%	血清半衰期 /h	肾排泄 /%	胆汁排泄 /%（胆 / 血峰浓度）	脑脊液 / 血药浓度比 /%	透过血胎屏障	乳汁浓度 / 血药浓度比 /%	生物利用度 /%	餐后给药	空腹给药	餐后或空腹给药	临床常用给药方案
氟康唑	400~800mg p.o.	6.7~14	10	20~50	>80		50~94			90			√	50~400mg q.d.，首剂加倍
氟康唑	400~800mg mg i.v.	6.7~14	10	20~50	>80		50~94							50~400mg q.d.，首剂加倍
伊曲康唑（胶囊）	200mg p.o. b.i.d.	1.1	99.8	34~42	35（代谢物）	54	0		很少	~55	√			p.o. 100~200mg q.d.~b.i.d.
伊曲康唑（口服液）	200mg p.o.（空腹）	2	99.8	40	40（代谢物）		0			~70		√		p.o. 200mg b.i.d. 2 天，维持 200mg q.d.
伊曲康唑	200mg i.v.	2.8	99.8	35	35	54	难							i.v. 200mg b.i.d. 2 天，维持 200mg q.d.
伏立康唑	200mg p.o. q.12h.	3	58	6	80~83	可以	22~100			96		√		400mg q.12h. 第 1 天，维持 200mg q.12h. p.o.
伏立康唑	4mg/kg i.v.（稳态）	3.06	58	6	>94	可以	22~100							i.v. 6mg/kg q.12h.，q.12h. 维持 4mg/kg q.12h.
泊沙康唑（口服液）	400mg p.o. b.i.d.	0.2~1	98~99	20~66	13		可以				√			p.o. 200mg t.i.d.
泊沙康唑（肠溶片）	300mg p.o. q.d.	2.1~2.9	98~99	20~66	13		可以			54	√			p.o. 300mg b.i.d. 第 1 天，后续 q.d.
泊沙康唑	300mg i.v. q.24h.	3.3	98~99	20~66	13		可以							i.v. 300mg q.12h. 第 1 天，后续 q.24h.

（续表）

药品分类	给药剂量、途径	血清药物峰浓度 /mg · L^{-1}	蛋白结合率 /%	血清半衰期 /h	肾排泄 /%	胆汁排泄 /%（胆 / 血峰浓度）	脑脊液 / 血药浓度比 /%	透过血胎屏障	乳汁浓度 / 血药浓度比 /%	生物利用度 /%	餐后给药	空腹给药	餐后或空腹给药	临床常用给药方案
艾沙康唑	200mg p.o./i.v.	7.5	99	130	46				可以	98			√	p.o./i.v. 200mg q.8h.，3 天后 q.d.
卡泊芬净	50mg i.v.	8.7	97	13	1.4	35		可以						i.v. 首剂 70mg，以后 50mg q.d.
米卡芬净	50/100mg i.v.	4.9/10.1	>99	15~17	15	71								i.v. 50~100mg q.24h.~q.12h.
特比萘芬	250mg p.o.	0.97	99	17	85				可以	40	√			p.o. 250mg q.d.
氟胞嘧啶	2g p.o.	30~40	50	2.5~6	90		60~90			78~90				p.o. 1 000~1 500mg q.i.d.
氟胞嘧啶	2g i.v.	50	50	3~6	90		60~90							i.v. 100~150mg /（kg · d）q.12h.~q.8h.
制霉菌素	50 万 U p.o.									不吸收				p.o. 50 万 ~100 万 U t.i.d.
利福霉素类														
利福平	0.6g p.o.	7	80	1.5~5	21~30	60~65	7~56	可以	可以	70~90		√		p.o. 0.45~0.6g q.d.
利福平	0.6g i.v.	17.5 ± 5.0	80	1.5~5	30	60~65	7~56	可以	可以					i.v. 0.6g q.24h.
利福霉素	0.5g i.v.			3~4		主要								i.v. 0.5g b.i.d.
利福布汀	0.3g p.o.	0.2~0.6	85	32~67	53	（3~5）	30~70			20	√			p.o. 0.3g q.d.
利福喷丁	0.6g p.o. q.72h.	15	98	13~14	17							√		p.o. 0.6g b.i.w.
利福昔明 -α	200mg p.o.	0.000 7~0.002	67.5	2~5						<0.4			√	p.o. 0.2g t.i.d.
抗结核药														
链霉素	见本表“氨基糖苷类”													

（续表）

药品分类	给药剂量、途径	血清药物峰浓度 /mg · L^{-1}	蛋白结合率 /%	血清半衰期 /h	肾排泄 /%	胆汁排泄 /%（胆 / 血峰浓度）	脑脊液 / 血药浓度比 /%	透过血胎屏障	乳汁浓度 / 血药浓度比 /%	生物利用度 /%	餐后给药	空腹给药	餐后或空腹给药	临床常用给药方案
异烟肼	0.3g p.o.	3~5	<10	0.7~4	70		90	可以	可以	100		√		p.o. 0.3~0.6g q.d.
异烟肼	i.v.		0~10	0.7~4	70		90	可以	可以					i.v. 0.3~0.6g q.24h.
乙胺丁醇	25mg/kg p.o.	2~6	10~30	4	50	20	10~50			80			√	p.o. 0.75g q.d.
吡嗪酰胺	20~25mg/kg p.o.	30~50	5~10	10~16			100			95			√	p.o. 15~30mg/kg q.d.
对氨基水杨酸钠	4g p.o.	9~35	50~60	0.75~1	85		10~50		可以				√	p.o. 8~12g/d t.i.d.~q.i.d.
对氨基水杨酸钠	i.v.		50~60	0.75~1	85		10~50		可以					i.v. 4~12g q.d.（从小剂量开始）
卷曲霉素	1g i.m.	30		2~5	50~60		<10	可以		100				i.m. 1g q.d.
乙硫异烟胺	250mg p.o.	2.2	30	2			100							p.o. 250~500mg b.i.d.
丙硫异烟胺	0.25g p.o.		10	3			可以	可以			√		√	p.o. 0.25g b.i.d. 或 t.i.d.
环丝氨酸	0.25g p.o. b.i.d.	25~30	<20	10	65		54~79			70~90				p.o. 10~15mg/kg.d，q.d. 或 b.i.d.
贝达喹啉	0.4g p.o.	3.3	>99	24~30	极少							√		p.o. 0.4g q.d. 3 周后，0.2g t.i.w.
德拉马尼	100mg p.o.	0.135	99.5	30~38	<5					25~47	√			p.o. 100mg b.i.d.
普瑞玛尼	200mg p.o.	2	86.4	17.4	1						√			p.o. 200mg q.d.
抗麻风药														
氨苯砜	100mg p.o.	1.1	70	10~50	70~85				可以	70~100				p.o. 50~100mg q.d.

（续表）

药品分类	给药剂量、途径	血清药物峰浓度 /mg · L^{-1}	蛋白结合率 /%	血清半衰期 /h	肾排泄 /%	胆汁排泄 /%（胆 / 血峰浓度）	脑脊液 / 血药浓度比 /%	透过血胎屏障	乳汁浓度 / 血药浓度比 /%	生物利用度 /%	餐后给药	空腹给药	餐后或空腹给药	临床常用给药方案
氯法齐明	100mg p.o.	0.7		70 天	0.01~0.41	可以	较低	可以	可以	45~62	√			p.o. 100mg q.d.
沙利度胺	25mg p.o.		55~66	5~7	92					高				p.o. 25~50mg q.i.d.
抗乙型肝炎病毒药														
拉米夫定	100mg p.o.	1.05	<36	5~7	70		2		可以	86			√	p.o. 100mg q.d.（乙肝）
阿德福韦酯	10mg p.o.	0.02	≤4	7.5	45					59			√	p.o. 10mg q.d.
恩替卡韦	0.5mg p.o.	4.2ng/ml	13	128~149	62~73		可以	可以	可以	100		√		p.o. 0.5mg q.d.
替比夫定	600mg p.o.	3.7	3.3	40~49	42								√	p.o. 600mg q.d.
替诺福韦酯	300mg p.o.	0.3	<7	17	70~80		1		可以	39			√	p.o. 300mg q.d.（乙肝）
富马酸丙酚替诺福韦（前体药）	25mg p.o.	0.18	80	0.51	代谢成替诺福韦后消除						√			p.o. 25mg q.d.
治疗丙型肝炎药物														
达卡他韦	60mg p.o.	0.18	99	12~15						67			√	p.o. 60mg q.d.
索磷布韦	400mg p.o.	0.6	61~65	0.5~0.75									√	p.o. 400mg q.d.
维帕他韦	100mg p.o.	0.26	>99.5	15									√	p.o. 100mg q.d.
雷迪帕韦	90mg p.o.	0.3	>99.8	47									√	p.o. 90mg q.d.
格卡瑞韦	100mg p.o.	0.6	97.5	6							√			p.o. 300mg q.d.
哌仑他韦	40mg p.o.	1.1	99.9	13							√			p.o. 120mg q.d.
司美匹韦	150mg p.o.		99.9	41										p.o. 150mg q.d.

（续表）

药品分类	给药剂量、途径	血清药物峰浓度 /mg · L⁻¹	蛋白结合率 /%	血清半衰期 /h	肾排泄 /%	胆汁排泄 /%（胆 / 血峰浓度）	脑脊液 / 血药浓度比 /%	透过血胎屏障	乳汁浓度 / 血药浓度比 /%	生物利用度 /%	餐后给药	空腹给药	餐后或空腹给药	临床常用给药方案
奥比他韦	12.5mg p.o.	0.082	99.9	21~25						48	√			p.o. 12.5mg q.d.
帕利普韦	75mg p.o.	0.19	98	5.5						53	√			p.o. 75mg q.d.
达沙布韦	250mg p.o.	0.67	99.5	5.5~6						70	√			p.o. 250mg b.i.d.
伏西瑞韦	100mg p.o.	0.19	>99	33							√			p.o. 100mg q.d.
艾尔巴韦	50mg p.o.	0.121	>99.9	24									√	p.o. 50mg q.d.
格佐匹韦	100mg p.o.	0.165	>98.8	31									√	p.o. 100mg q.d.
治疗获得性免疫缺陷综合征常用药物														
恩夫韦肽	90mg i.h.	5	92	3.8			1			84.3				i.h. 90mg b.i.d.
恩曲他滨	200mg p.o.	1.8	4	10	86		3			93	√			p.o. 200mg q.d.
沙奎那韦	600mg p.o.	0	97		1~3									p.o. 硬胶囊 600mg t.i.d./ 软胶囊 1 200mg t.i.d.
治疗流感药物														
奥司他韦	75mg p.o.	0.35	3	羧基化 6~10	主要	20				75	√			p.o. 75mg q.d./b.i.d.
扎那米韦	吸入		<10	2.5~5.1										吸入，预防流感 10mg q.d. 7 天；治疗 10mg b.i.d. 5 天
帕拉米韦	0.6g i.v.	46.8	<30	20	90									i.v.300~600mg q.d.
玛巴洛沙韦	40mg 单剂 p.o. 80mg 单剂 p.o.	108ng/ml 207ng/ml	92.9~93.9	79.1	3.3	80.1	不透过	无	500				√	体重 40kg~80kg 40mg 单剂；体重 >80kg 80mg 单剂

（续表）

药品分类	给药剂量、途径	血清药物峰浓度 /mg · L^{-1}	蛋白结合率 /%	血清半衰期 /h	肾排泄 /%	胆汁排泄 /%（胆 / 血峰浓度）	脑脊液 / 血药浓度比 /%	透过血胎屏障	乳汁浓度 / 血药浓度比 /%	生物利用度 /%	餐后给药	空腹给药	餐后或空腹给药	临床常用给药方案
阿比多尔	200mg p.o.	420ng/ml		10.55	极少					35.6				p.o.：0.2 t.i.d. 5 天
法维拉韦	400mg p.o. b.i.d.	43.83	54	5.2	90					>90		√		p.o.：1 600mg b.i.d. 1 天，600mg b.i.d. 4 天
抗疱疹病毒药物														
阿昔洛韦	200mg/400mg p.o.	0.56/1.2	9~33	2.5~3.5			可以	可以	可以	10~20			√	p.o.：400mg t.i.d.
阿昔洛韦	（5mg/kg）/（10mg/kg）i.v.	9.8/20.7	9~33	2.5			可以	可以	可以					i.v.：5~10mg/kg q.8h.
伐昔洛韦	500mg p.o.	5.6	13~18	3			可以	0.6~4.1	55					p.o.：1 000mg t.i.d.
泛昔洛韦	250mg/500mg p.o.	1.6~1.9/3.3~3.4	<20	2.3 ± 0.4	73				77				√	p.o.：250mg q.8h.
喷昔洛韦	5mg/kg i.v.		20	2	70									i.v.：5mg/kg q.12h.
更昔洛韦	3g p.o.	1~1.2	1~2	3.1~5.5			24~70	可以		6~9	√			p.o.：1 000mg t.i.d.
更昔洛韦	5mg/kg i.v.	8.3	1~2	3.5	主要		24~70	可以						i.v.：5mg/kg q.d.
阿糖腺苷	10mg/kg i.v.	3~6（代谢物）		3.3	41~53		33.3							i.v.：10mg/kg q.d.
膦甲酸钠	47~57mg/kg i.v.	575mmol/L	14~17	3.3~6.8	80~87		43		尚不明确					初始：60mg/kg q.8h.；维持：90~120mg/kg q.d.
其他抗病毒药物														
重组人干扰素 α-2b	i.m.			2~3	主要									i.m.：500 万 U q.d.

（续表）

药品分类	给药剂量、途径	血清药物峰浓度 /mg·L⁻¹	蛋白结合率 /%	血清半衰期 /h	肾排泄 /%	胆汁排泄 /%（胆 / 血峰浓度）	脑脊液 / 血药浓度比 /%	透过血胎屏障	乳汁浓度 / 血药浓度比 /%	生物利用度 /%	餐后给药	空腹给药	餐后或空腹给药	临床常用给药方案
聚乙二醇干扰素 α-2a	i.h.			3.7~8.5	主要	次要								i.h.：180μg q.w.
聚乙二醇干扰素 α-2b	i.h.			2~3	主要									i.h.：1~1.5μg/kg q.w.
利巴韦林	600mg p.o.	3.7	少量	44	30~55	15	67	可以	可以	64				p.o.：150~300mg t.i.d. i.v.：0.5~1g/d q.12h.
西多福韦	5mg.kg i.v.	19.6	<6	2.6										i.v.，5mg/kg q.w.，2 次后，q.o.w.
抗疟原虫药														
氯喹	p.o. 300mg	0.06~0.09	55	2.5~10 天	10~15			可以	可以	89	√			p.o.：首剂 1 000mg，第 2、3 天，500mg q.d.
氯喹	i.v.		55	2.5~10 天	10~15	8		可以	可以					第 1 天 1 500mg，第 2、3 天 500mg
羟氯喹	p.o. 200mg	50.3ng/ml	50	32~40 天	23~25		可以		少量	74	√			p.o.：首剂 800mg，6~8 小时后 400mg，第 2、3 天 400mg q.d.
哌喹	p.o.		>99	9.4 天	极少	主要				80~90		√		p.o.：首剂 600mg，第 2、3 天分别 600mg、300mg
奎宁	p.o.		70	8.5	主要		2~7	可以		76~88	√			p.o.：1.8g/d t.i.d. i.v.：5~10mg/kg q.12h.

（续表）

药品分类	给药剂量、途径	血清药物峰浓度 /mg · L^{-1}	蛋白结合率 /%	血清半衰期 /h	肾排泄 /%	胆汁排泄 /%（胆 / 血峰浓度）	脑脊液 / 血药浓度比 /%	透过血胎屏障	乳汁浓度 / 血药浓度比 /%	生物利用度 /%	餐后给药	空腹给药	餐后或空腹给药	临床常用给药方案
咯萘啶				2~3 天	1~2		可以			40				p.o.：首天 300mg/d b.i.d.，第 2、3 天各服 300mg i.v.：2~3mg/kg q.6h.~q.8h.
青蒿素	15mg/kg p.o.	0.09		2.27			可以				√			p.o.：首剂 1g，6~8 小时后再服 500mg，第 2、3 天各服 500mg i.m.：1 天 300mg，总量 900mg
双氢青蒿素	2mg/kg p.o.	0.71		1.57	0.1~0.15							√		p.o.：60mg q.d.，首剂加倍
蒿甲醚	10mg/kg i.m.	0.8	95.4	13	次要		可以							p.o.：首剂 3.2mg/kg q.d.，第 2~5 天 1.6mg/kg i.m.：首剂 160mg，此后 80mg q.d.，连用 5 天
青蒿琥酯	120mg i.v.			30min	少量	少量	可以							p.o.：100mg q.d.，连用 5 天，首剂加倍 i.v.：首剂 60mg，此后分别在第 4、24、48 小时各重复 1 次

（续表）

药品分类	给药剂量、途径	血清药物峰浓度 /mg · L^{-1}	蛋白结合率 /%	血清半衰期 /h	肾排泄 /%	胆汁排泄 /%（胆 / 血峰浓度）	脑脊液 / 血药浓度比 /%	透过血胎屏障	乳汁浓度 / 血药浓度比 /%	生物利用度 /%	餐后给药	空腹给药	餐后或空腹给药	临床常用给药方案
本芴醇	p.o.			24~72										p.o.：顿服，第 1 天 800mg，第 2、3 天各 400mg
伯氨喹	30mg p.o.	0.18~0.2		3.7~7.4	1		可以			高	√			p.o.：26.4~52.8mg q.d.，连用 14 天
乙胺嘧啶	25mg p.o.	0.1~0.3	87	96	10~20	少量			可以	高			√	p.o.：25mg b.i.d.，连用 3 天
磺胺多辛	0.5g p.o.	50~75		100~230	主要			可以	可以					p.o.：首次 1~1.5g，以后 0.5~1g，每 4~7 天服 1 次
抗利什曼原虫药														
葡萄糖酸锑钠	i.v./i.m.				>95（i.v.）/80（i.m.）									i.v./i.m.：600mg q.d.，连用 6~10 天
喷他脒	4mg/kg i.m.	0.3~0.5	69	10~20 天	主要		难							i.m./i.v.：4mg/kg q.d.
抗阿米巴原虫药														
硝基咪唑类	见本表抗菌药物部分													
双碘喹啉	p.o.				少量					低				p.o.：400~600mg t.i.d.，连用 14~21 天
依米丁	i.m.				主要	极少	较少							i.m.：1mg/kg q.d.，连用 6~10 天
抗丝虫药														
乙胺嗪	p.o. 6mg/kg	1.93		8	>70					80~85	√			p.o.：0.6g/d b.i.d.~t.i.d.，连用 7 天

（续表）

药品分类	给药剂量、途径	血清药物峰浓度 /mg · L⁻¹	蛋白结合率 /%	血清半衰期 /h	肾排泄 /%	胆汁排泄 /%（胆 / 血峰浓度）	脑脊液 / 血药浓度比 /%	透过血胎屏障	乳汁浓度 / 血药浓度比 /%	生物利用度 /%	餐后给药	空腹给药	餐后或空腹给药	临床常用给药方案
伊维菌素	12mg p.o.	0.05~0.08	93	20	1		难		少量	60		√		p.o.：单次 0.15~0.2mg/kg
抗吸虫药														
吡喹酮	40mg/kg p.o.	0.83	80	0.8~1.5	72		15~20	少	25	80~100	√			p.o.：40~60mg/kg b.i.d.~t.i.d.（不同感染剂量不同）
阿苯达唑	400mg p.o.	0.5~1.6	70	8~12	87		43			差	√			不同感染用法差异大
甲苯咪唑	500mg p.o.	0.014（空腹） 0.056（进食）	90~95	2.5~5.5	5~10					5~10	√			p.o.：100mg b.i.d.，连用 3~4 天
左旋咪唑	150mg p.o.	500		4	3							√		p.o.：1.5~2.5mg/（kg · d）q.d.

参考文献

［1］GILBERT D N，CHAMBERS H F，ELIOPOULOS G M，et al.The Sanford guide to antimicrobial therapy［M］. 51st ed.Sperryville，VA：Antimicrobial Therapy，Inc. 2021.

［2］《中国国家处方集》编委会 . 中国国家处方集［M］.2 版 . 北京：科学出版社，2020.

［3］陈新谦，金有豫，汤光 . 陈新谦新编药物学［M］.18 版 . 北京：人民卫生出版社，2018.

［4］国家药典委员会 . 中华人民共和国药典临床用药须知［M］.2015 年版 . 北京：中国医药科技出版社，2017.

［5］卫生部合理用药专家委员会 . 中国临床医师药师用药指南［M］.2 版 . 重庆：重庆出版社，2014.

4-3 常用抗菌药物的抗菌谱比较

4-3-1 常用抗菌药物的抗菌谱比较

<table>
<tr><th rowspan="2">微生物</th><th colspan="2">青霉素</th><th colspan="4">耐酶青霉素</th><th colspan="4">广谱青霉素</th><th colspan="4">抗假单胞菌青霉素</th><th colspan="4">碳青霉烯类</th><th rowspan="2">氨曲南</th><th colspan="5">氟喹诺酮类</th></tr>
<tr><th>青霉素</th><th>青霉素V</th><th>苯唑西林</th><th>双氯西林</th><th>氯唑西林</th><th>萘夫西林</th><th>阿莫西林</th><th>氨苄西林</th><th>阿莫西林/克拉维酸</th><th>氨苄西林/舒巴坦</th><th>替卡西林</th><th>替卡西林/克拉维酸</th><th>哌拉西林/他唑巴坦</th><th>哌拉西林</th><th>厄他培南</th><th>比阿培南</th><th>亚胺培南</th><th>美罗培南</th><th>环丙沙星</th><th>氧氟沙星</th><th>左氧氟沙星</th><th>莫西沙星</th><th>吉米沙星</th></tr>
<tr><td colspan="25">（1）本表为概括性，由于抗菌药物使用导致细菌耐药发生，各地区/医院间细菌耐药性差异巨大，本表所示抗菌谱主要指我国现阶段抗菌药物敏感性，并非各种抗菌药物上市之初的情况，临床用药最好根据各医疗机构细菌耐药情况选择
（2）此表主要依据国内近年来耐药监测结果，但由于监测药物、目标细菌所包括内容的限制，国内缺乏资料者则参考国外结果
（3）本表中：+ 表示敏感菌超过 60%；± 表示敏感率 30%~60%；0 表示敏感菌低于 30% 或者不适合选择；空白为无资料</td></tr>
<tr><td colspan="25">革兰氏阳性菌</td></tr>
<tr><td>甲氧西林敏感金黄色葡萄球菌（MSSA）</td><td>0</td><td>0</td><td colspan="4">+</td><td colspan="2">0</td><td>+</td><td>+</td><td>0</td><td>±</td><td>±</td><td>0</td><td>+</td><td>+</td><td>+</td><td>+</td><td>0</td><td>±</td><td>+</td><td>+</td><td>+</td><td>+</td></tr>
<tr><td>耐甲氧西林金黄色葡萄球菌（MRSA）</td><td>0</td><td>0</td><td colspan="4">0</td><td colspan="2">0</td><td>0</td><td>0</td><td>0</td><td>0</td><td>0</td><td>0</td><td>0</td><td>0</td><td>0</td><td>0</td><td>0</td><td>0</td><td>0</td><td>0</td><td>±</td><td>±</td></tr>
<tr><td>甲氧西林敏感凝固酶阴性葡萄球菌（MSCNS）</td><td>0</td><td>0</td><td colspan="4">+</td><td colspan="2">0</td><td>+</td><td>+</td><td>0</td><td>±</td><td>±</td><td>0</td><td>+</td><td>+</td><td>+</td><td>+</td><td>0</td><td>±</td><td>+</td><td>+</td><td>+</td><td>+</td></tr>
<tr><td>耐甲氧西林凝固酶阴性葡萄球菌（MRCNS）</td><td>0</td><td>0</td><td colspan="4">0</td><td colspan="2">0</td><td>0</td><td>0</td><td>0</td><td>0</td><td>0</td><td>0</td><td>0</td><td>0</td><td>0</td><td>0</td><td>0</td><td>0</td><td>0</td><td>±</td><td>±</td><td>±</td></tr>
<tr><td>链球菌 A、B、C、G 群</td><td>+</td><td>+</td><td colspan="4">+</td><td colspan="2">+</td><td>+</td><td>+</td><td>+</td><td>+</td><td>+</td><td>+</td><td>+</td><td>+</td><td>+</td><td>+</td><td>0</td><td>±</td><td>+</td><td>+</td><td>+</td><td>+</td></tr>
</table>

（续表）

<table>
<tr><th rowspan="2">微生物</th><th colspan="2">青霉素</th><th colspan="4">耐酶青霉素</th><th colspan="4">广谱青霉素</th><th colspan="4">抗假单胞菌青霉素</th><th colspan="4">碳青霉烯类</th><th rowspan="2">氨曲南</th><th colspan="5">氟喹诺酮类</th></tr>
<tr><th>青霉素</th><th>青霉素V</th><th>苯唑西林</th><th>双氯西林</th><th>氯唑西林</th><th>萘夫西林</th><th>阿莫西林</th><th>氨苄西林</th><th>阿莫西林/克拉维酸</th><th>氨苄西林/舒巴坦</th><th>替卡西林</th><th>替卡西林/克拉维酸</th><th>哌拉西林/他唑巴坦</th><th>哌拉西林</th><th>厄他培南</th><th>比阿培南</th><th>亚胺培南</th><th>美罗培南</th><th>环丙沙星</th><th>氧氟沙星</th><th>左氧氟沙星</th><th>莫西沙星</th><th>吉米沙星</th></tr>
<tr><td>肺炎链球菌</td><td>+</td><td>+</td><td colspan="4">+</td><td colspan="2">+</td><td>+</td><td>+</td><td>+</td><td>+</td><td>+</td><td>+</td><td>+</td><td>+</td><td>+</td><td>+</td><td>0</td><td>±</td><td>+</td><td>+</td><td>+</td><td>+</td></tr>
<tr><td>甲型溶血性链球菌</td><td>±</td><td>±</td><td colspan="4">±</td><td colspan="2">±</td><td>±</td><td>±</td><td>±</td><td>±</td><td>±</td><td>±</td><td>+</td><td>+</td><td>+</td><td>+</td><td>0</td><td>0</td><td>0</td><td>+</td><td>+</td><td>+</td></tr>
<tr><td>米勒链球菌群</td><td>+</td><td>+</td><td colspan="4">+</td><td colspan="2">+</td><td>+</td><td>+</td><td>+</td><td>+</td><td>+</td><td>+</td><td>+</td><td>+</td><td>+</td><td>+</td><td>0</td><td>±</td><td>±</td><td>±</td><td>±</td><td>±</td></tr>
<tr><td>粪肠球菌</td><td>+</td><td>0</td><td colspan="4">0</td><td colspan="2">+</td><td>+</td><td>+</td><td>±</td><td>±</td><td>+</td><td>+</td><td>±</td><td>±</td><td>±</td><td>±</td><td>0</td><td>±</td><td>±</td><td>+</td><td>+</td><td>+</td></tr>
<tr><td>屎肠球菌</td><td>0</td><td>0</td><td colspan="4">0</td><td colspan="2">±</td><td>±</td><td>±</td><td>±</td><td>±</td><td>±</td><td>±</td><td>0</td><td>0</td><td>0</td><td>0</td><td>0</td><td>0</td><td>0</td><td>0</td><td>±</td><td>±</td></tr>
<tr><td>JK 棒状杆菌</td><td>0</td><td>0</td><td colspan="4">0</td><td colspan="2">0</td><td>0</td><td>0</td><td>0</td><td>0</td><td>0</td><td>0</td><td>0</td><td></td><td>0</td><td>0</td><td>0</td><td>0</td><td>0</td><td>0</td><td>±</td><td>±</td></tr>
<tr><td>单核细胞增生李斯特菌</td><td>+</td><td>0</td><td colspan="4">0</td><td colspan="2">+</td><td>+</td><td>+</td><td>+</td><td></td><td>+</td><td>+</td><td></td><td>+</td><td>+</td><td>+</td><td>0</td><td>0</td><td>0</td><td>+</td><td>+</td><td>+</td></tr>
<tr><td>革兰氏阴性菌</td><td></td><td></td><td colspan="4"></td><td colspan="2"></td><td></td><td></td><td></td><td></td><td></td><td></td><td></td><td></td><td></td><td></td><td></td><td></td><td></td><td></td><td></td><td></td></tr>
<tr><td>淋病奈瑟球菌</td><td>0</td><td>0</td><td colspan="4">0</td><td colspan="2">0</td><td>0</td><td>0</td><td>0</td><td>0</td><td>0</td><td>0</td><td>+</td><td>+</td><td>+</td><td>+</td><td>+</td><td>±</td><td>±</td><td>±</td><td>±</td><td>+</td></tr>
<tr><td>脑膜奈瑟菌</td><td>+</td><td>0</td><td colspan="4">0</td><td colspan="2">+</td><td>+</td><td>+</td><td>+</td><td>+</td><td>+</td><td>+</td><td>+</td><td>+</td><td>+</td><td>+</td><td>+</td><td></td><td></td><td></td><td></td><td></td></tr>
<tr><td>卡他莫拉菌</td><td>0</td><td>0</td><td colspan="4">0</td><td colspan="2">0</td><td>+</td><td>+</td><td>0</td><td>+</td><td>+</td><td>±</td><td>+</td><td>+</td><td>+</td><td>+</td><td>+</td><td>+</td><td>+</td><td>+</td><td>+</td><td>+</td></tr>
<tr><td>流感嗜血杆菌</td><td>0</td><td>0</td><td colspan="4">0</td><td colspan="2">±</td><td>+</td><td>+</td><td>±</td><td>+</td><td>+</td><td>±</td><td>+</td><td>+</td><td>+</td><td>+</td><td>+</td><td>+</td><td>+</td><td>+</td><td>+</td><td>+</td></tr>
<tr><td>杜克嗜血杆菌</td><td>0</td><td>0</td><td colspan="4">0</td><td colspan="2">0</td><td>0</td><td>0</td><td></td><td></td><td>0</td><td>0</td><td></td><td></td><td></td><td></td><td></td><td>+</td><td></td><td>+</td><td></td><td></td></tr>
<tr><td>大肠埃希菌</td><td>0</td><td>0</td><td colspan="4">0</td><td colspan="2">±</td><td>+</td><td>+</td><td>+</td><td>+</td><td>+</td><td>±</td><td>+</td><td>+</td><td>+</td><td>+</td><td>±</td><td>±</td><td>±</td><td>±</td><td>±</td><td>±</td></tr>
</table>

（续表）

微生物	青霉素		耐酶青霉素				广谱青霉素				抗假单胞菌青霉素				碳青霉烯类					氟喹诺酮类				
	青霉素	青霉素V	苯唑西林	双氯西林	氯唑西林	萘夫西林	阿莫西林	氨苄西林	阿莫西林/克拉维酸	氨苄西林/舒巴坦	替卡西林	替卡西林/克拉维酸	哌拉西林/他唑巴坦	哌拉西林	厄他培南	比阿培南	亚胺培南	美罗培南	氨曲南	环丙沙星	氧氟沙星	左氧氟沙星	莫西沙星	吉米沙星
克雷伯菌属	0	0	0				0		+	+	0	+	+	±	+	+	+	+	±	±	±	±	±	±
产 ESBLs 大肠埃希菌 / 克雷伯菌属	0	0	0				±		±	0	0	±	±	0	+	+	+	+	0	±	±	±	±	±
产碳青霉烯酶大肠埃希菌 / 克雷伯菌属	0	0	0				0		0	0	0	0	0	0	0	0	0	0	0	0	0	0	0	0
奇异变形杆菌	0	0	0				±		+	+	+	+	+	+	+	+	±	+	+	+	+	+	+	+
普通变形杆菌	0	0	0				0		+	+	+	+	+	+	+	+	±	+	+	+	+	+	+	+
肠杆菌属	0	0	0				0		0	0	±	±	±	±	+	+	+	+	+	+	+	+	+	+
沙雷菌属	0	0	0				0		0	0	±	±	+	0	+	+	+	+	+	+	+	+	+	+
沙门菌属	0	0	0				±		+	+	±	+	+	±	+	+	+	+	+	+	+	+	+	+
志贺菌属	0	0	0				0		+	+	±	+	+	±	+	+	+	+	+	+	+	+	+	+
普鲁威登菌属	0	0	0				0		0	0	±	+	+	±	+	+	±	+	+	+	+	+	+	
摩根菌属	0	0	0				0		0	0	±	+	+	±	+	+	±	+	+	+	+	+		
枸橼酸菌属	0	0	0				0		0	0	±	+	+	±	+	+	+	+	+	+	+	+	+	+

（续表）

微生物	青霉素		耐酶青霉素				广谱青霉素				抗假单胞菌青霉素				碳青霉烯类				氨曲南	氟喹诺酮类				
	青霉素	青霉素V	苯唑西林	双氯西林	氯唑西林	萘夫西林	阿莫西林	氨苄西林	阿莫西林/克拉维酸	氨苄西林/舒巴坦	替卡西林	替卡西林/克拉维酸	哌拉西林/他唑巴坦	哌拉西林	厄他培南	比阿培南	亚胺培南	美罗培南		环丙沙星	氧氟沙星	左氧氟沙星	莫西沙星	吉米沙星
气单胞菌属	0	0	0				0		±	±	+	+	+	+	+	+	+	+	+	+	+	+	+	+
不动杆菌属	0	0	0				0		0	±	0	±	±	0	0	±	±	±	0	±	±	±	±	±
铜绿假单胞菌	0	0	0				0		0	0	+	+	+	+	0	+	+	+	+	+	0	+	0	0
洋葱伯克霍尔德菌	0	0	0				0		0	0	0		0	0	0	0	0	0	0	0	0	0	0	0
嗜麦芽窄食单胞菌	0	0	0				0		0	0		±	±	±	0	0	0	0	0	0	0	±	±	
小肠结肠炎耶尔森菌	0	0	0				0		±	±	±	+	+	+		+	+	+	+	+	+	+	+	
军团菌属	0	0	0				0		0	0	0	0	0	0	0	0	0	0	0	+	+	+	+	+
多杀巴斯德菌	+	+	0				+		+	+	+	+	+	+	+	+	+	+	+	+	+	+	+	+
厌氧菌																								
脆弱拟杆菌	0	0	0				0		+	+	+	+	+	+	+	+	+	+	0	0	0	0	±	0
产黑素普雷沃菌	±	±	0				±		+	+	+	+	+	+	+	+	+	+	0	0	0	±	+	
艰难梭菌	0	0	0				0		0	0	0	0	0	0	0	0	0	0	0	0	0	0	0	0
梭菌属（非艰难梭菌）	+	+	0				+		+	+	+	+	+	+	+	+	+	+	0	0	0	0	0	0
消化链球菌	+	+	0				+		+	+	+	+	+	+	+	+	+	+	0	0	0	+	+	

（续表）

微生物	青霉素		耐酶青霉素				广谱青霉素				抗假单胞菌青霉素				碳青霉烯类				氨曲南	氟喹诺酮类				
	青霉素	青霉素V	苯唑西林	双氯西林	氯唑西林	萘夫西林	阿莫西林	氨苄西林	阿莫西林/克拉维酸	氨苄西林/舒巴坦	替卡西林	替卡西林/克拉维酸	哌拉西林/他唑巴坦	哌拉西林	厄他培南	比阿培南	亚胺培南	美罗培南		环丙沙星	氧氟沙星	左氧氟沙星	莫西沙星	吉米沙星
其他病原体																								
衣原体属	0	0	0				0		0	0	0	0	0	0	0	0	0	0	0	+	+	+	+	+
肺炎支原体	0	0	0				0		0	0	0	0	0	0	0	0	0	0	0	+	+	+	+	+
放线菌属	+	+	0				+		+	+			+	+	+	+	+	+	0	0	0			
奴卡菌属	0	0	0				0		0	0	0	0	0	0	0	+	±	0	0	0	0	0	0	

4-3-2　常用抗菌药物的抗菌谱比较（1）

<table>
<tr><th rowspan="4">微生物</th><th colspan="26">头孢菌素类</th></tr>
<tr><th colspan="2" rowspan="2">第一代</th><th colspan="3" rowspan="2">第二代</th><th colspan="8" rowspan="2">第三代</th><th rowspan="2">第四代</th><th rowspan="2">第五代</th><th colspan="11">口服药物</th></tr>
<tr><th colspan="2">第一代</th><th colspan="4">第二代</th><th colspan="5">第三代</th></tr>
<tr><th>头孢唑林钠</th><th>头孢拉定</th><th>头孢美唑</th><th>头孢西丁</th><th>头孢呋辛</th><th>头孢噻肟钠</th><th>头孢唑肟</th><th>头孢曲松钠</th><th>头孢他啶</th><th>头孢他啶/阿维巴坦</th><th>头孢哌酮</th><th>头孢哌酮/舒巴坦</th><th>拉氧头孢</th><th>头孢吡肟</th><th>头孢比罗</th><th>头孢羟氨苄</th><th>头孢氨苄</th><th>氯碳头孢</th><th>头孢克洛</th><th>头孢丙烯</th><th>头孢呋辛酯</th><th>头孢克肟</th><th>头孢布烯</th><th>头孢妥仑匹酯</th><th>头孢地尼</th><th>头孢泊肟酯</th></tr>
<tr><td colspan="27">（1）本表为概括性，由于抗菌药物使用导致细菌耐药发生，各地区/医院间细菌耐药性差异巨大，本表所示抗菌谱主要指我国现阶段抗菌药物敏感性，并非各种抗菌药物上市之初的情况，临床用药最好根据各医疗机构细菌耐药情况选择
（2）此表主要依据国内近年来耐药监测结果，但由于监测药物、目标细菌所包括内容的限制，国内缺乏资料者主要参考国外结果
（3）本表中：+ 表示敏感菌超过 60%；± 表示敏感率 30%~60%；0 敏感菌少于 30% 或者不适合选择；空白为无资料</td></tr>
<tr><td colspan="27">革兰氏阳性菌</td></tr>
<tr><td>甲氧西林敏感金黄色葡萄球菌（MSSA）</td><td colspan="2">+</td><td>+</td><td>+</td><td>+</td><td>+</td><td>+</td><td>+</td><td>±</td><td>±</td><td>±</td><td>+</td><td>+</td><td>+</td><td>+</td><td>+</td><td>+</td><td colspan="2">+</td><td>+</td><td>+</td><td>0</td><td>0</td><td colspan="3">+</td></tr>
<tr><td>甲氧西林耐药金黄色葡萄球菌（MRSA）</td><td colspan="2">0</td><td>0</td><td>0</td><td>0</td><td>0</td><td>0</td><td>0</td><td>0</td><td>0</td><td>0</td><td>0</td><td>0</td><td>0</td><td>+</td><td>0</td><td>0</td><td colspan="2">0</td><td>0</td><td>0</td><td>0</td><td>0</td><td colspan="3">0</td></tr>
<tr><td>甲氧西林敏感凝固酶阴性葡萄球菌（MSCNS）</td><td colspan="2">+</td><td>+</td><td>+</td><td>+</td><td>+</td><td>+</td><td>+</td><td>±</td><td>±</td><td>±</td><td>+</td><td>+</td><td>+</td><td>+</td><td>±</td><td>±</td><td colspan="2">±</td><td></td><td></td><td>0</td><td>0</td><td colspan="3">+</td></tr>
</table>

（续表）

微生物	头孢菌素类																								
	第一代		第二代			第三代							第四代	第五代	口服药物										
															第一代		第二代				第三代				
	头孢唑林钠	头孢拉定	头孢美唑	头孢西丁	头孢呋辛	头孢噻肟钠	头孢唑肟	头孢曲松钠	头孢他啶	头孢他啶/阿维巴坦	头孢哌酮	头孢哌酮/舒巴坦	拉氧头孢	头孢吡肟	头孢比罗	头孢羟氨苄	头孢氨苄	氯碳头孢	头孢克洛	头孢丙烯	头孢呋辛酯	头孢克肟	头孢布烯	头孢妥仑匹酯	头孢地尼	头孢泊肟酯
耐甲氧西林凝固酶阴性葡萄球菌（MRCNS）	0		0	0	0	0	0	0	0	0	0	0	0	0	+	0	0	0		0	0	0	0		0	
链球菌 A、B、C、G 群	+		+	+	+	+	+	+	+	+	+	+	+	+	+	+	+	+		+	+	+	+		+	
肺炎链球菌	+		+	+	+	+	+	+	+	+	±	±	+	+	+	+	+	+		+	+	+	+		+	
甲型溶血性链球菌	+		+	+	+	+	+	+	±	±	±	±	+	+	+	+	+	+		0	+	+	0		+	
粪/尿肠球菌	0		0	0	0	0	0	0	0	0	0	0	0	0	0	0	0	0		0	0	0	0		0	
JK 棒状杆菌	0		0	0	0	0	0	0	0	0	0	0	0	0	0	0	0	0		0	0	0	0		0	
单核细胞增生李斯特菌	0		0	0	0	0	0	0	0	0	0	0	0	0	0	0	0	0		0	0	0	0		0	
革兰氏阴性菌																										
淋病奈瑟球菌	±		±	±	0	±	±	+			±	±	+	+	+	0	0	0		0	0	+	0		+	
脑膜炎奈瑟菌	0		±	0	+	+	+	+	+	+	+	+	+	+	+	0	0	0		0	0	±	0		0	

（续表）

微生物	头孢菌素类																									
																口服药物										
	第一代		第二代			第三代								第四代	第五代	第一代		第二代				第三代				
	头孢唑林钠	头孢拉定	头孢美唑	头孢西丁	头孢呋辛	头孢噻肟钠	头孢唑肟	头孢曲松钠	头孢他啶	头孢他啶/阿维巴坦	头孢哌酮	头孢哌酮/舒巴坦	拉氧头孢	头孢吡肟	头孢比罗	头孢羟氨苄	头孢氨苄	氯碳头孢	头孢克洛	头孢丙烯	头孢呋辛酯	头孢克肟	头孢布烯	头孢妥仑匹酯	头孢地尼	头孢泊肟酯
卡他莫拉菌	0		+	±	+	+	+	+	+	+	+	+	+	+	+	0	0	±		+	+	+	+	+		
流感嗜血杆菌	±		+	+	+	+	+	+	+	+	+	+	+	+	+	0	0	+		+	+	+	+	+		
杜克嗜血杆菌	0			0	0	0	0	+	0	0	0	0	0	0	0	0	0	0		0	0	0	0	0		
大肠埃希菌	±		+	+	+	+	+	+	+	+	0	+	+	+	+	±	±	+		+	+	+	+	+		
克雷伯菌属	±		+	+	+	+	+	+	+	+	±	+	+	+	+	±	±	+		+	+	+	+	+		
产 ESBL 大肠埃希菌 / 克雷伯菌属	0		+		0	0	0	0	0	+	0	±	+	0	0	0	0	0		0	0	0	0	0		
产碳青霉烯酶大肠埃希菌 / 克雷伯菌属	0		0	0	0	0	0	0	0	+	0	0	0	0	0	0	0	0		0	0	0	0	0		
奇异变形杆菌	±		+	+	+	+	+	+	+	+	±	+	+	+	+	+	+	+		+	+	+	+	+		
普通变形杆菌	0		+	+	0	+	+	+	+	+	±	+	+	+	0	0	0	0		0	0	+	+	±		
肠杆菌属	0		0	0	0	+	+	+	+	+	0	±	+	+	+	0	0	0		0	0	0	±	0		

（续表）

微生物	头孢菌素类																									
																口服药物										
	第一代		第二代			第三代								第四代	第五代	第一代		第二代				第三代				
	头孢唑林钠	头孢拉定	头孢美唑	头孢西丁	头孢呋辛	头孢噻肟钠	头孢唑肟	头孢曲松钠	头孢他啶	头孢他啶/阿维巴坦	头孢哌酮	头孢哌酮/舒巴坦	拉氧头孢	头孢吡肟	头孢比罗	头孢羟氨苄	头孢氨苄	氯碳头孢	头孢克洛	头孢丙烯	头孢呋辛酯	头孢克肟	头孢布烯	头孢妥仑匹酯	头孢地尼	头孢泊肟酯
沙雷菌属	0		0	0	0	+	+	+	+	+	0	±	+	+	0	0	0	0		0	0	±	0		0	
沙门菌属	0					+	+	+	+	+		+		+	0	0	0	0		0	0	+	+		+	
志贺菌属	0					+	+	+	+	+	+	+	+	+	0	0	0	0		0	0	+	+		+	
普罗威登菌属	0		+	+	0	+	+	+	+	+	±	+	+	+	0	0	0	0		0	0	+	+			
摩根菌属	0		+	+	0	+	+	+	+	+	±	+	+	+	+	0	0	0		0	0	0	0		0	
弗劳地枸橼酸菌	0		0	0	0	±	±	±	±	+	±	±	+	+	+	0	0	0		0	0	0	+		0	
差异枸橼酸菌	0		±	±	±	+	+	+	+			+		+	+	0	0	0		0			+			
其他枸橼酸菌	0		±	±	±	+	+	+	+			+		+	+		0	±		0	±	+	+		+	
气单胞菌属	0		0	0		+	+	+	+	+		±		+	0		0					+				
不动杆菌属	0		0	0	0	0	0	0	±	±	0	±	±	±	0	0	0	0		0	0	0	0		0	
铜绿假单胞菌	0		0	0	0	0	0	0	+	+	+	+	0	+	+	0	0	0		0	0	0	0		0	
洋葱伯克霍尔德菌	0		0	0	0	0	0	0	±	+		±	0	±	±	0	0	0		0	0	0	±		0	

（续表）

微生物	头孢菌素类																									
	第一代		第二代			第三代								第四代	第五代	口服药物										
																第一代		第二代				第三代				
	头孢唑林钠	头孢拉定	头孢美唑	头孢西丁	头孢呋辛	头孢噻肟钠	头孢唑肟	头孢曲松钠	头孢他啶	头孢他啶/阿维巴坦	头孢哌酮	头孢哌酮/舒巴坦	拉氧头孢	头孢吡肟	头孢比罗	头孢羟氨苄	头孢氨苄	氯碳头孢	头孢克洛	头孢丙烯	头孢呋辛酯	头孢克肟	头孢布烯	头孢妥仑匹酯	头孢地尼	头孢泊肟酯
嗜麦芽窄食单胞菌	0		0	0	0	0	0	0	±	±		±		0	0	0	0	0		0	0	0	0		0	
小肠结肠炎耶尔森菌	0		±	±	±	+	+	+	±	±				+	+	0	0	0		0	0	+	+		0	
军团菌属	0		0	0	0	0	0	0	0	0	0	0	0	0	0	0	0	0		0	0	0	0		0	
多杀巴斯德菌	0		+		+	+	+	+	0	0		±		+	+	0	0	0		0	+	+	0		+	
厌氧菌																										
脆弱拟杆菌	0		±	±	0	0	+	0	0	0			+	0	0	0	0	0		0	0	0	0		0	
产黑素普雷沃菌			+	+							+	+	+	0	0			+								
艰难梭菌				0	0	0	0	0	0	0				0	0	0	0			0	0		0		0	
梭菌属（非艰难梭菌）			+	+		+	+	+														0				
消化链球菌属	+		+	+	+	+	+	+	+	+	+	+	+	+	+	+	+	+		+	+	+	+		+	

（续表）

微生物	头孢菌素类																									
	第一代		第二代			第三代								第四代	第五代	口服药物										
																第一代		第二代				第三代				
	头孢唑林钠	头孢拉定	头孢美唑	头孢西丁	头孢呋辛	头孢噻肟钠	头孢唑肟	头孢曲松钠	头孢他啶	头孢他啶/阿维巴坦	头孢哌酮	头孢哌酮/舒巴坦	拉氧头孢	头孢吡肟	头孢比罗	头孢羟氨苄	头孢氨苄	氯碳头孢	头孢克洛	头孢丙烯	头孢呋辛酯	头孢克肟	头孢布烯	头孢妥仑匹酯	头孢地尼	头孢泊肟酯
其他病原体																										
放线菌属	0			+	0	+	+	+	0	0	0	0	0	0	0	0	0	0		0	0	0	0	0		
奴卡菌属	0			0	0	+	0	+	0	0	0	0	0	0	0	0	0	0		0	0	0	0	0		

4-3-3 常用抗菌药物的抗菌谱比较（2）

微生物	氨基糖苷类				氯霉素	克林霉素	大环内酯类			四环素类			糖肽类		磺胺与增效剂			尿路制剂		其他						
	庆大霉素	妥布霉素	异帕米星 阿米卡星	依替米星 奈替米星			红霉素	阿奇霉素	克拉霉素	多西环素	米诺环素	替加环素 奥马环素 依拉环素	万古霉素 去甲万古霉素	替考拉宁	甲氧苄啶	磺胺嘧啶 磺胺甲噁唑	复方磺胺甲噁唑	呋喃妥因	磷霉素	夫西地酸	利福平	利奈唑胺	达托霉素	多黏菌素B	多黏菌素E	奥硝唑 甲硝唑
革兰氏阳性菌																										
甲氧西林敏感金黄色葡萄球菌（MSSA）	±	0	+	+	+	±	±	±	±	+	+	+	+	+	±	+	+	+	+	+	+	+	+	0	0	0
耐甲氧西林金黄色葡萄球菌（MRSA）	±	0	+	0	+	±	0	0	0	+	+	+	+	+	±	±	±	0	+	+	+	+	+	0	0	0
甲氧西林敏感凝固酶阴性葡萄球菌（MSCNS）	±	0	+	±	+	±	±	±	±	+	+	+	+	+	±	+	+	±	+	+	+	+	+	0	0	0

（1）本表为概括性，由于抗菌药物使用导致细菌耐药发生，各地区 / 医院间细菌耐药性差异巨大，本表所示抗菌谱主要指我国现阶段抗菌药物敏感性，并非各种抗菌药物上市之初的情况，临床用药最好根据各医疗机构细菌耐药情况选择

（2）此表主要依据国内近年来耐药监测结果，但由于监测药物、目标细菌所包括内容的限制，国内缺乏资料者主要国外结果

（3）本表中：+ 表示敏感菌超过 60%；± 表示敏感 30%~60%；0 表示敏感菌少于 30% 或者不适合选择；空白为无资料

（续表）

微生物	氨基糖苷类				氯霉素	克林霉素	大环内酯类			四环素类			糖肽类		磺胺与增效剂			尿路制剂		其他						
	庆大霉素	妥布霉素	异帕米星阿米卡星	依替米星奈替米星			红霉素	阿奇霉素	克拉霉素	多西环素	米诺环素	替加环素奥马环素依拉环素	万古霉素去甲万古霉素	替考拉宁	甲氧苄啶	磺胺嘧啶磺胺甲噁唑	复方磺胺甲噁唑	呋喃妥因	磷霉素	夫西地酸	利福平	利奈唑胺	达托霉素	多黏菌素B	多黏菌素E	奥硝唑甲硝唑
耐甲氧西林凝固酶阴性葡萄球菌（MRCNS）	±	0	+	0	+	±	0	0	0	±	±	+	+	+		+	±	0	±	+	+	+	+	0	0	0
链球菌A、B、C、G群	0	0	0	0	+	±	±	±	±			+	+	+	+	±	±	0	+		0	+	+	0	0	0
肺炎链球菌	0	0	0	0	+	±	±	±	±	±	±	+	+	+	±	±	±	0	+		0	+	±	0	0	0
粪肠球菌	±	0	0	0	±	0	0	0	0	±	±	+	+	+	±	0	0	+	±	±	±	+	+	0	0	0
尿肠球菌	±	0	0	0	±	0	0	0	0	±	±	±	+	+	0	0	0	+	±	+	±	+	+	0	0	0
JK棒状杆菌	±			0	0	0	0	0	0			+	+	+	0	0	0	0	0	0	0	+	+	0	0	0
单核细胞增生李斯特菌	±			±	0	0	0	0	0	0	0	0	0	0	+	+	+	0	0	0	0	+	0	0	0	0
革兰阴性菌																										
淋病奈瑟球菌	0	0	0	0	0	0	0	+	0	±	±		0	0	0	0	0	0	0	0	0	0	0	0	0	0
脑膜奈瑟菌	0	0	0	0	+	0	0	0	0	0	0	0	0	0	0	0	0	0	0	0	0	0	0	0	0	0

（续表）

微生物	氨基糖苷类				氯霉素	克林霉素	大环内酯类			四环素类			糖肽类		磺胺与增效剂			尿路制剂		其他						
	庆大霉素	妥布霉素	异帕米星 阿米卡星	依替米星 奈替米星			红霉素	阿奇霉素	克拉霉素	多西环素	米诺环素	替加环素 奥马环素 依拉环素	万古霉素 去甲万古霉素	替考拉宁	甲氧苄啶	磺胺嘧啶 磺胺甲噁唑	复方磺胺甲噁唑	呋喃妥因	磷霉素	夫西地酸	利福平	利奈唑胺	达托霉素	多黏菌素B	多黏菌素E	奥硝唑 甲硝唑
卡他莫拉菌	0	0	0	0	0	0	+	+	+	+	+	0	0	0		+	+	0	0	0	0	0	0	0	0	0
流感嗜血杆菌	0	0	0	0	+	0	0	+	+	+	+	+	0	0	±	±	+	0	+	0	0	0	0	0	0	0
杜克嗜血杆菌	0	0	0	0	0	0	+	+	0	0	0	0	0	0	0	0	0	0	0	0	0	0	0	+	+	0
气单胞菌	+	+	+	0	+	0	0	0	0	+	+	+	0	0		+	+	0		0	0	0	0	0	0	0
大肠埃希菌	±	±	+	±	+	0	0	±	0	±	±	+	0	0	+	±	±	+	+	0	0	0	0	+	+	0
克雷伯菌属	±	±	+	+	+	0	0	0	0	0	±	+	0	0	±	±	±	+	±	0	0	0	0	+	+	0
产 ESBLs 大肠埃希菌 / 克雷伯菌属	±	±	±	±	±	0	0	0	0	0	0	+	0	0	±	±	±	±	+	0	0	0	0	+	+	0
产碳青霉烯酶大肠埃希菌 / 克雷伯菌属	±	±	±		0	0	0	0	0	0	0	+	0	0			±	±	±	0	0	0	0	+	+	0
肠杆菌属	±	±	+	±	0	0	0	0	0	0	0	+	0	0	±			±	±	0	0	0	0	+	+	0
普通变形杆菌	+	+	+	+	±	0	0	0	0	0	0	0	0	0	0	0	±	0	±	0	0	0	0	0	0	0
沙门菌属	+	+	+	+	+	0	0	+	0	±	±	+	0	0	±	±	±	0	0	0	0	0	0	0	0	0

（续表）

微生物	氨基糖苷类				氯霉素	克林霉素	大环内酯类			四环素类			糖肽类		磺胺与增效剂			尿路制剂		其他						
	庆大霉素	妥布霉素	异帕米星阿米卡星	依替米星奈替米星			红霉素	阿奇霉素	克拉霉素	多西环素	米诺环素	替加环素奥马环素依拉环素	万古霉素去甲万古霉素	替考拉宁	甲氧苄啶	磺胺嘧啶磺胺甲噁唑	复方磺胺甲噁唑	呋喃妥因	磷霉素	夫西地酸	利福平	利奈唑胺	达托霉素	多黏菌素B	多黏菌素E	奥硝唑甲硝唑
志贺菌属	+	+	+	+	+	0	0	+	0	±	±	+	0	0	±	±	±	0	0	0	0	0	0	0	0	0
黏质沙雷菌	+	+	+	+	0	0	0	0	0	0	0	+	0	0	0	±	+	0	±	0	0	0	0	0	0	0
不动杆菌属	0	0	±	0	0	0	0	0	0	0	±	+	0	0	0	±	±		0	0	0	0	0	+	+	0
铜绿假单胞菌	+	+	+	+	0	0	0	0	0	0	0	0	0	0	0	0	0	0		0	0	0	0	+	+	0
洋葱伯克霍尔德菌	0	0	0	0	±	0	0	0	0	0	±	0	0	0			±	0	0	0	0	0	0	0	0	0
嗜麦芽窄食单胞菌	0	0	0	0	+	0	0	0	0	+	+	+	0	0	0	+	+	0	0	0	0	0	0	+	+	0
小肠结肠炎耶尔森菌	+	+	+	+	0	0	0	0	0	+	0		0	0	0	+	+	0	0	0	0	0	0	0	0	0
土拉热弗朗西斯菌	+	+		+	+	0	0	0	0	+	+	0	0	0	0	0	0	0	0	0	0	0	0	0	0	0
布鲁氏菌属	+	0		+	+	0	0	0	0	+	+	0	0	0	+	±	+	0	0	0	±	0	0	0	0	0
军团菌属	0	0	0	0	0	0	+	+	+	+	+	+	0	0	+	±	+	0	0	0	±	0	0	0	0	0
创伤弧菌				0	+	0	0		0	+	+	0	0	0				0	0	0	0	0	0	0	0	0

（续表）

微生物	氨基糖苷类				氯霉素	克林霉素	大环内酯类			四环素类			糖肽类		磺胺与增效剂			尿路制剂		其他						
	庆大霉素	妥布霉素	异帕米星阿米卡星	依替米星奈替米星			红霉素	阿奇霉素	克拉霉素	多西环素	米诺环素	替加环素奥马环素依拉环素	万古霉素去甲万古霉素	替考拉宁	甲氧苄啶	磺胺嘧啶磺胺甲噁唑	复方磺胺甲噁唑	呋喃妥因	磷霉素	夫西地酸	利福平	利奈唑胺	达托霉素	多黏菌素B	多黏菌素E	奥硝唑甲硝唑
厌氧菌																										
脆弱拟杆菌	0	0	0	0	+	±	0	0	0	±	±	+	0	0			0	0	0	0	0	0		0	0	+
产黑素普雷沃菌	0	0	0	0	+	+	±	±	±	+	+	+	0	0	0	0	0	0	0	0	0	0	0	0	0	+
艰难梭菌	0	0	0	0	0	0	+	+	+	+	+	+	+	0	0	0	0	0	0	0	0	+		0	0	+
梭菌属（非艰难梭菌）	0	0	0	0	+	+	+	+	+	+	+	+	+	+	0	0	0	0	0	0	0	+	±	0	0	+
消化链球菌属	0	0	0	0	+	+	±	±	±	+	+	+	+	+	0	0	0	0	+	0	0	+	+	0	0	±
其他病原体																										
衣原体	0	0	0	0	+	0	+	+	+	+	+	+	0	0	0	0	0	0	0	0	±	0	0	0	0	0
肺炎支原体	0	0	0	0	0	0	±	+	±	+	+	0	0	0	0	0	0	0	0	0	0	0	0	0	0	0
立克次体属	0	0	0	0	+	0	0	0	±	+	+	0	0	0	0	0	0	0	0	0	0	0	0	0	0	0
放线菌属	0	0	0	0	+	+	+	+	+	+	+	0		0			0	0	0	0	0	0	0	0	0	0
奴卡菌属	0	0	+	0	0	0	0	0	0	0	±	0	0	0	0	0	+	0	0	0	0	+	0	0	0	0
鸟分枝杆菌			+					+	+	0	0	0										0				0

参考文献

[1] GILBERT D N，CHAMBERS H F，ELIOPOULOS G M，et al.The Sanford guide to antimicrobial therapy [M]. 51st ed. Sperryville，VA；Antimicrobial Therapy，Inc. 2021.
[2]《中国国家处方集》编委会 . 中国国家处方集 [M] .2 版北京：人民军医出版社，2020.
[3] 陈新谦，金有豫，汤光 . 陈新谦新编药物学 [M] .18 版 . 北京：人民卫生出版社，2018.
[4] 国家药典委员会 . 中华人民共和国药典临床用药须知 [M] .2015 版 . 北京：中国医药科技出版社，2017.
[5] 卫生部合理用药专家委员会 . 中国临床医师药师用药指南 [M] .2 版 . 重庆：重庆出版社，2014.
[6] 陈云波，嵇金如，应超群，等 .2018 至 2019 年度全国血流感染细菌耐药监测报告 [J] . 中华临床感染病杂志，2021，14（1）：32-45.

4-4 抗真菌药物抗菌谱与抗菌活性比较

真菌	酮康唑	氟康唑	伊曲康唑	伏立康唑	泊沙康唑	艾沙康唑	卡伯芬净	米卡芬净	两性霉素 B	氟胞嘧啶
++ 表示抗菌活性强，一般作为一线治疗药物；+ 具有抗菌活性，可以作为备选治疗药物；± 抗菌活性不确定或有耐药，不常规锐减使用；0 表示缺乏抗菌活性或者不清楚，不推荐治疗选择；空白为数据缺乏或者没有价值										
酵母菌										
白念珠菌	+	++	+	+	+	+	++	++	+	+
近平滑念珠菌	+	++	+	+	+	+	+	+	++	
热带念珠菌	+	++	+	+	+	+	++	++	++	
光滑念珠菌	±	±	±	±	±	±	++	++	++	
都柏林念珠菌	+	++	+	+	+	+	++	++	++	
季也蒙念珠菌	+	++	++	++	++	+	++	++	++	
克柔念珠菌	+	0	0	+	+	+	++	++	++	
葡萄牙念珠菌	+	++	+	+	+	+	++	++	0	
耳道念珠菌	+	±	±	+	+	+	+	+	+	
隐球菌	+	++	+	+	+	+	0	0	++	+
耶肺孢子菌	0	0	0	0	0	0	+	+	0	
尖端赛多孢子菌	0	0	0	+	±	±	0	0	0	
多育赛多孢子菌	0	0	0	0	0	0	0	0	0	

（续表）

真菌	酮康唑	氟康唑	伊曲康唑	伏立康唑	泊沙康唑	艾沙康唑	卡伯芬净	米卡芬净	两性霉素 B	氟胞嘧啶
毛孢子菌	±	±	+	+	+	+	0	0	+	
丝状真菌										
烟曲霉	0	0	±	++	+	++	±	±	+	
黄曲霉	0	0	±	++	+	++	±	±	+	
黑曲霉	0	0	±	++	+	++	±	±	+	
土曲霉	0	0	±	++	+	++	±	±	0	
镰刀霉	0	0	±	±	±	±	0	0	±	
毛霉菌	0	0	0	0	+	+	0	0	++	
双相真菌										
芽生菌	±	±	++	+	+	+	0	0	++	
球孢子菌	±	++	++	+	+	+	0	0	++	
组织胞浆菌	±	±	++	+	+	+	0	0	++	
孢子丝菌	±	±	++	+	+	+	0	0	++	
马尼菲篮状菌	0	0	++	++	0	0	0	0	++	
皮肤癣菌	±	0	++	++	+	+	±	±	+	

参考文献

[1] LBERT D N，CHAMBERS H F，ELIOPOULOS G M，et al. The Sanford guide to antimicrobial therapy [M]. 51st ed. Sperryville，VA;

Antimicrobial Therapy，Inc. 2021.
[2]《中国国家处方集》编委会 . 中国国家处方集［M］.2 版 . 北京：科学出版社，2020.
[3] 陈新谦，金有豫，汤光 . 陈新谦新编药物学［M］.18 版 . 北京：人民卫生出版社，2018.
[4] 国家药典委员会 . 中华人民共和国药典临床用药须知［M］.2015 年版 . 北京：中国医药科技出版社，2017.
[5] 卫生部合理用药专家委员会 . 中国临床医师药师用药指南［M］.2 版 . 重庆：重庆出版社，2014.

4–5 肾功能不良患者抗菌药物的剂量调整

药物种类	正常给药方式与剂量	调整方法		肾功能不良时药物剂量调整 肌酐清除率（Ccr）/ml · min^{-1}：调整剂量 /%（为正常人剂量的比例）	血液透析患者给药方式	CRRT[1] 患者给药方式
		减量	延长间期			
青霉素类						
青霉素	i.m.：80 万 ~200 万 U/d q.8h.~q.6h. i.v.：200 万 ~2 000 万 U/d q.6 h.~q.4h.	+	+	>50：100% 10~50：75% <10：20%~50%	血透后，按 Ccr<10 给药	
普鲁卡因青霉素	i.m.：30 万 ~60 万 U q.d. 或 b.i.d.	+	+	>50：100% 10~50：75% <10：20%~50%		
苄星青霉素	i.m.：60 万 ~120 万 U b.i.w. 或 q.m.	+	+	>50：100% 10~50：75% <10：20%~50%		
青霉素 V	p.o.：0.25~0.5g q.i.d. 或 t.i.d.	+	+	≥10：0.25~0.5g q.i.d.~t.i.d. <10：0.25~0.5g t.i.d.~b.i.d.	血透后，按 Ccr<10 给药	
氟氯西林	p.o.：0.25g q.i.d.	+	+	≥10：无须调整剂量 <10：减量或延长给药间隙		
氨苄西林	i.v.：4~8g/d，q.12h.~q.6h.	+	+	>50：1~2g q.6h. 10~50：1~2g q.12h.~q.6h. <10：1~2g q.24h.~q.12h.	血透后，按 Ccr<10 给药	

（续表）

药物种类	正常给药方式与剂量	调整方法		肾功能不良时药物剂量调整 肌酐清除率（Ccr）/ml · min^{-1}：调整剂量 /%（为正常人剂量的比例）	血液透析患者给药方式	CRRT[1] 患者给药方式
		减量	延长间期			
氨苄西林	p.o.：0.5~1g q.i.d.	+	+	>30：0.25~0.5g q.i.d. 10~30：0.25~0.5g t.i.d.~b.i.d. <10：0.25~0.5g b.i.d.~q.d.	血透后，按 Ccr<10 给药	
阿莫西林	p.o.：0.5~1g t.i.d 或 q.i.d.	+	+	>30：0.25~0.5g t.i.d. 10~30：0.25~0.5g b.i.d. <10：0.25~0.5g q.d.	血透后，按 Ccr<10 给药	
阿莫西林 / 克拉维酸[2]	p.o.：0.375~0.625g t.i.d.	+	+	>30：0.375~0.625g t.i.d. 10~30：0.375~0.625g b.i.d. <10：0.375~0.635g q.d.	血透后，按 Ccr<10 给药	
阿莫西林 / 克拉维酸[2]	i.v.：1.2g q.8h.	+	+	>30：1.2g q.8h. 10~30：首剂 1.2g，维持 0.6g q.12h. <10：首剂 1.2g，维持 0.6g q.24h.		
氨苄西林 / 舒巴坦	i.v.：1.5~3g q.6h.	+	+	>30：1.5~3g q.8h.~q.6h. 10~30：1.5~3g q.12h. <10：1.5~3g q.24h.		3g q.12h.
替卡西林	i.v.：3g q.4h. 或 q.6h.	+	+	>30：3g q.6h.~q.4h. 10~30：3g q.8h. <10：3g q.12h.	按 Ccr<10，透析后给药 3g	

（续表）

药物种类	正常给药方式与剂量	调整方法		肾功能不良时药物剂量调整 肌酐清除率（Ccr）/ml · min^{-1}：调整剂量 /%（为正常人剂量的比例）	血液透析患者给药方式	CRRT[1] 患者给药方式
		减量	延长间期			
替卡西林 / 克拉维酸[2]	i.v.：3.2g q.8h. 或 q.6h.	+	+	>30：1.6~3.2g q.8h.~q.6h. 10~30：1.6g q.8h. <10：1.6g q.12h.	按 Ccr<10，透析后给 3.2g	1.6~3.2g q.8h.~q.6h.
哌拉西林	i.v.：2~4g q.6h.~q.4h.	+	+	>30：2~4g q.6h.~q.4h. 10~30：2~4g q.8h.~q.6h. <10：2~4g q.8h.	2g q.8h.，血透后加 1g	
哌拉西林 / 他唑巴坦	i.v.：3.375~4.5g q.8h.~q.6h.	+	+	>40~90：4.5g q.8h.~q.6h. 20~40：3.375g q.8h.~q.6h. <20：4.5g q.12h.	按 Ccr<20，透析后追加 2.25g	4.5g q.6h.
美洛西林	i.v.：1~2g q.8h.~q.6h.	+	+	>10：1~2g q.8h.~q.6h. ≤10：1~2g q.12h.~q.8h.		
阿洛西林	i.v.：2~4g q.6h.	+	+	>30：2~4g q.8h.~q.6h. 10~30：2~4g q.12h.~q.8h. <10：2~4g q.12h.~q.18h.		
头孢菌素类						
头孢唑林钠	i.v.：0.5~1g q.8h.~q.6h.	+	+	>50：0.5~1g q.8h.~q.6h. 35~50：0.5g q.8h. 11~34：0.25g q.12h. ≤10：0.25g q.18h.~q.24h.	血透后给药 15~20mg/kg	1~2g q.12h.

（续表）

药物种类	正常给药方式与剂量	调整方法		肾功能不良时药物剂量调整 肌酐清除率（Ccr）/ml · min^{-1}：调整剂量 /%（为正常人剂量的比例）	血液透析患者给药方式	CRRT[1] 患者给药方式
		减量	延长间期			
头孢拉定	p.o.：0.25~0.5g t.i.d.	+	+	>20：0.5g t.i.d. 5~20：0.25g t.i.d. <5：0.25g t.i.d.		
头孢氨苄	p.o.：0.25~0.5g q.i.d.	+	+	>40：0.25~0.5g q.i.d. 10~40：0.25~0.5g b.i.d.~t.i.d. <10：0.25~0.5g q.d.~b.i.d.		
头孢羟氨苄	p.o.：0.5~1g b.i.d.~t.i.d.	+	+	>50：0.5~1g b.i.d.~t.i.d. 25~50：0.5g b.i.d. 10~25：0.5g q.d. 0~10：0.5g q.i.d.	血透后给药 0.5~1g	
头孢替安	i.v.：0.5~1g q.12h.	+	+	>20：1~2g q.12h.~q.8h. ≤20：1~2g q.12h.		
头孢呋辛	i.v.：0.75~1.5g q.8h.	+	+	>20：0.75~1.5g q.12h.~q.8h. 10~20：0.75g q.12h. <10：0.75g q.d.	按 Ccr<10，血透后给药	
头孢呋辛酯	p.o.：0.25~0.5g b.i.d.	+	+	肾损伤每天最大服用剂量不超过 1g 情况下，无须采取特殊的预防措施	血透后给药	
头孢克洛	p.o.：0.25~0.5g q.8h.	+	+	≥10：0.25g t.i.d. <10：0.125g t.i.d.	按 Ccr<10，透析追加 0.25~0.5g	

（续表）

药物种类	正常给药方式与剂量	调整方法		肾功能不良时药物剂量调整 肌酐清除率（Ccr）/ml · min^{-1}：调整剂量 /%（为正常人剂量的比例）	血液透析患者给药方式	CRRT[1] 患者给药方式
		减量	延长间期			
头孢丙烯	p.o.：0.5g b.i.d.~t.i.d.	+	+	30~120：0.5g b.i.d.~t.i.d. 0~29：0.25g q.24h.~q.12h.	透析后给 0.25g	
头孢唑肟	i.v.：1~2g q.12h.~q.8h.	+	+	10~50：1~2g q.12h. <10：1~2g q.24h.	透析后给 1g	
头孢噻肟钠	i.v.：1~2g q.8h.~q.6h.	+	+	>50：1~2g q.8h.~q.6h. 10~50：1~2g q.12h.~q.8h. <10：1~2g q.24h.	透析后给 0.5~2g	1~2g q.12h.
头孢曲松钠	i.v.：1~2g q.24h.	+	+	（日剂量不能超过 2g）		2g q.24h.~q.12h.
头孢哌酮	i.v.：1~2g q.8h.	+	+	≥10：1~2g q.12h.~q.8h. <10：1~2g q.24h.~q.12h.	透析后给 1g	
头孢哌酮 / 舒巴坦（1：1）	2~4g q.12h.~q.8h.，i.v.，最大剂量可用至 8g/d	+	+	>30：2~4g q.12h.~q.8h. 15~30：1g q.12h.~q.8h.（舒巴坦日剂量不超过 2g） <10：1g q.24h.~q.12h.（舒巴坦日剂量不超过 1g）		
头孢他啶	i.v.：1~2g q.8h. 或 q.12h.，败血症 6g/d	+	+	10~50：1~2g q.24h.~q.12h. <10：0.5g q.48h.~q.24h.	透析后给 1g	2g q.8h.

（续表）

药物种类	正常给药方式与剂量	调整方法		肾功能不良时药物剂量调整 肌酐清除率（Ccr）/ml · min^{-1}：调整剂量 /%（为正常人剂量的比例）	血液透析患者给药方式	CRRT[1] 患者给药方式
		减量	延长间期			
头孢他啶 / 阿维巴坦	i.v.：2.5g q.8h.	+		>50：2.5g q.8h. 31~50：1.25g q.8h. 10~30：0.94g q.12h. <10：0.94g q.48h.	0.94g q.48h.，透析日后透析给药	1.25g q.8h.
头孢地尼	p.o.：0.1g t.i.d.	+	+	≥30：0.1g t.i.d. <30：0.05g t.i.d.	按 Ccr<30，血透后给药	
头孢克肟	p.o.：0.1g t.i.d.	+	+	≥20：0.1g t.i.d. <20：0.2g q.d.		
头孢泊肟酯	p.o.：0.1~0.2g b.i.d.~t.i.d.	+	+	≥30：0.1~0.2g b.i.d.~t.i.d. <30：0.1~0.2g q.d.	血透后给药	
头孢吡肟	i.v.：1~2g q.12h.~q.8h.	+	+	30~60：1~2g q.12h.~q.8h. 11~29：1~2g q.24h.~q.12h. <11：0.25~1g q.24h.	按 Ccr<10	1~2g q.12h.
头孢匹罗	i.v.：1~2g q.12h.~q.8h.	+	+	>50：1~2g q.12h.~q.8h. 20~50：0.5~1g q.12h. ≤20：0.5~1g q.24h.		1g q.12h.
头孢比罗酯	i.v.：0.5g q.8h.	+	+	>30~50：0.5g q.12h. 10~30：0.25g q.12h. <10：0.25g q.24h.		

（续表）

药物种类	正常给药方式与剂量	调整方法		肾功能不良时药物剂量调整 肌酐清除率（Ccr）/ml · min[-1]：调整剂量 /%（为正常人剂量的比例）	血液透析患者给药方式	CRRT[1] 患者给药方式
		减量	延长间期			
其他 β－内酰胺类						
头孢西丁	i.v.：1~2g q.8h.~q.6h.	+	+	>50：1~2g q.8h.~q.6h. 50~30：1~2g q.12h.~q.8h. 20~10：1~2g q.24h.~q.12h. 9~5：0.5~1.0g q.24h.~q.12h. <5：0.5~1.0g q.48h.~q.24h.	按 Ccr<10，透析后追加 1g	
头孢美唑	i.v.：1~2g q.12h.~q.8h.	+	+	>60：1~2g q.12h.~q.8h. 30~60：0.5g q.12h.~q.8h. 10~30：0.25g q.12h.~q.8h. <10：0.1g q.12h.		
头孢米诺	i.v.：1g q.8h.，重度感染可增至每天 6g	+	+	>50：1.0g q.8h.~q.6h. 10~50：1.0g q.8h.~q.24h. <10：1.0g q.24h.		
拉氧头孢	i.v.：1~2g q.8h.	+	+	>45~80：1.0g q.12h. 20~45：0.5g q.8h. <20：0.5g q.12h.		
氨曲南	i.v.：1~2g q.12h.~q.8h.	+	+	>30：1~2g q.12h.~q.8h. >10~30：0.5~1g q.12h.~q.8h. ≤10：0.5~1g q.12h.	按 Ccr<10，透析后给 0.5g	1~2g q.12h.

（续表）

药物种类	正常给药方式与剂量	调整方法		肾功能不良时药物剂量调整 肌酐清除率（Ccr）/ml · min^{-1}：调整剂量 /%（为正常人剂量的比例）	血液透析患者给药方式	CRRT[1] 患者给药方式
		减量	延长间期			
亚胺培南 / 西司他丁	i.v.：0.5~1g q.8h.~q.6h.	+	+	>50~90：0.25~0.5g q.8h.~q.6h. 10~50：0.25g q.12h.~q.6h. 6~9：0.125~0.25g q.12h.	透析后 0.125~0.25g q.12h.	0.5g~1g q.12h.
美罗培南	i.v.：1~2g q.8h.	+	+	>50：1~2g q.8h. 10~50：0.5~1g q.12h. ≤10：0.5 q.24h.	按 Ccr<10，血透后给药	1g q.8h.
厄他培南	i.v.：1~2g q.24h.	+	+	≥30：1~2g q.24h. <30：0.5g q.24h.		
氨基糖苷类						
链霉素	i.m.：0.5g q.12h.		+	>50~90：7.5mg/kg q.24h. 10~50：7.5mg/kg q.72h.~q.24h. ≤10：7.5mg/kg q.96h.~q.72h.	透析后 1/3 常规量	
庆大霉素	i.m.：1~1.7mg/kg q.8h.		+	>50：1~1.7mg/kg q.8h. 10~50：0.5~1.2mg/kg q.12h. <10：0.34~0.5mg/kg q.48h.~q.24h.	透析后 2/3 常规量	首次剂量：3mg/kg 维持剂量：2mg/kg q.48h.~q.24h.
妥布霉素	i.m.：2~3mg/kg q.12h.~q.8h.		+	>50：2~3mg/kg q.12h.~q.8h. 或 5~7mg/kg q.d. 10~50：2~3mg/kg q.48h.~q.24h. <10：2~3mg/kg q.48h.~q.72h.	透析后 2/3 常规量	首次剂量：3mg/kg 维持剂量：2mg/kg q.48h.~q.24h.

（续表）

药物种类	正常给药方式与剂量	调整方法		肾功能不良时药物剂量调整 肌酐清除率（Ccr）/ml · min^{-1}：调整剂量 /%（为正常人剂量的比例）	血液透析患者给药方式	CRRT[1] 患者给药方式
		减量	延长间期			
阿米卡星	i.v.：5mg/kg q.12h. （200mg q.8h.）		+	>50~90：5mg/kg q.12h.~q.48h. 10~50：5mg/kg q.48h.~q.24h. <10：5mg/kg q.72h.~q.48h.	透析后 2/3 常规量	首次剂量 10mg/kg 维持剂量：7.5mg/kg q.48h.~q.24h.
奈替米星	i.m.：2mg/kg q.8h. （100~200mg q.12h.~q.8h.）		+	>50~90：2.0mg/kg q.8h. 10~50：2.0mg/kg q.24h.~q.12h. <10：2.0mg/kg q.48h.	透析后 2/3 常规量	
异帕米星	i.v.：400mg q.d.		+	>40：400mg q.24h. >20~40：400mg q.48h. 10~20：400mg q.72h. <10：400mg q.96h.		
新霉素	p.o.：0.25~0.5g q.i.d.			避免使用		
四环素类						
四环素	p.o.：0.25~0.5g q.i.d.		+	51~90：0.25~0.5g b.i.d.~t.i.d. 10~50：0.25~0.5g q.d.~b.i.d. <10：不用		
多西环素	p.o.：第 1 天 100mg q.12h.，以后 100~200mg q.d.			无须调整		无须调整
米诺环素	p.o.：首次 200mg，以后 100mg q.12h.			无须调整		无须调整

（续表）

药物种类	正常给药方式与剂量	调整方法		肾功能不良时药物剂量调整 肌酐清除率（Ccr）/ml · min^{-1}：调整剂量 /%（为正常人剂量的比例）	血液透析患者给药方式	CRRT[1] 患者给药方式
		减量	延长间期			
替加环素	i.v.：100mg 首剂，50mg q.12h.			无须调整	无须调整	无须调整
依拉环素	i.v.：1mg q.12h.			无须调整	无须调整	无须调整
奥马环素	i.v.：200mg（第一天）后，100mg q.24h. p.o.：300mg b.i.d.（第一天），300mg q.d.			无须调整	无须调整	无须调整
大环内酯类						
红霉素	p.o.：0.25~0.5g b.i.d.~q.i.d.	+	+	≥10：0.25~0.5g b.i.d.~q.i.d. <10：0.25~0.5g b.i.d.~t.i.d.		
阿奇霉素	p.o.：第 1 天 500mg，第 2 至第 5 天 250mg q.d.			无须调整		
阿奇霉素	i.v.：500mg q.d.，至少连续 2 天后改为口服 500mg q.d.			无须调整		无须调整
地红霉素	p.o.：0.5g q.d.			无须调整		
琥乙红霉素	p.o.：0.4g q.i.d.	+	+	≥10：0.4g q.i.d. <10：0.4g t.i.d.~q.i.d.		
罗红霉素	p.o.：0.15g b.i.d. 或 0.3g q.d.	+	+	≥10：0.15g b.i.d. <10：0.15 q.d.		无须调整

（续表）

药物种类	正常给药方式与剂量	调整方法		肾功能不良时药物剂量调整 肌酐清除率（Ccr）/ml · min⁻¹：调整剂量 /%（为正常人剂量的比例）	血液透析患者给药方式	CRRT[1] 患者给药方式
		减量	延长间期			
克拉霉素	p.o.：0.5g b.i.d.~t.i.d.	+	+	≥30：0.5g b.i.d.~t.i.d. <30：常规剂量 1/2 或给药间隔加倍	按 Ccr<10，血透后给药	
酰胺醇类						
氯霉素	p.o.：1.5~3g/d t.i.d.~q.i.d.			避免使用		
氯霉素	i.v.：0.5~1g q.12h.			避免使用		
林可霉素类						
林可霉素	p.o.：1.5~2g/d t.i.d.~q.i.d.		+	>50~90：0.5g q.i.d. 10~50：0.5g b.i.d.~t.i.d. <10：0.5g q.d.~b.i.d.	无须调整	
林可霉素	i.v.：0.6g q.12h.~q.8h.		+	>50~90：0.6g q.12h.~q.8h. 10~50：0.6g q.12h.~q.8h. <10：0.6g q.24h.~q.12h.	无须调整	
克林霉素	p.o.：0.15~0.3g q.i.d.			无须调整	无须调整	
克林霉素	i.v.：0.6~2.4g/d q.12h.~q.6h.			无须调整	无须调整	0.6~0.9g q.8h.
利福霉素类						
利福平	p.o.：0.45~0.6g q.d.	+		≥50~90：0.45~0.6g q.d. <50：0.3~0.6g q.d.		

（续表）

药物种类	正常给药方式与剂量	调整方法		肾功能不良时药物剂量调整 肌酐清除率（Ccr）/ml · min^{-1}：调整剂量 /%（为正常人剂量的比例）	血液透析患者给药方式	CRRT[1] 患者给药方式
		减量	延长间期			
利福平	i.v.：0.6g q.24h.	+		≥50~90：0.6g q.24h. <50：0.3~0.6g q.24h.		
利福布汀	P.o.：300mg q.d.	+		<50：150mg q.d.		
利福喷丁	P.o.：600mg q.w.~b.i.w.			无须调整	无须调整	
利福昔明 -α	p.o.：0.2g t.i.d.（肠道感染用）			无须调整		
糖肽类及多肽类						
万古霉素	i.v.：0.5g q.6h. 或 1g q.12h.	+	+	>50~90：1g q.24h.~q.12h. >10~50：1g q.24h.~q.96h. <10：1g 4~7 天 1 次	按 Ccr<10	负荷剂量：15~20mg/kg 维持剂量：0.5g q.24h.~1.5g q.48h.
替考拉宁	i.v.：头 3 剂 6~12mg/kg q.12h.，维持 6mg q.d.		+	>50~90：0.4g q.24h. 10~50：0.4g q.48h. <10：0.4g q.72h.	q.72h.	
硫酸多黏菌素 B	i.v.：2.5mg/kg，负荷剂量后 1.5mg/kg q.12h.	+	+	无须调整		
多黏菌素 E 甲磺酸盐	i.v.：300mg/d（黏菌素基质），负荷剂量后 150mg/d q.12h.（欧洲药监局推荐剂量）	+	+	>30~50：180mg，1 次　后 90~125mg，q.12h. 10~30：150mg，1 次后 75~90mg q.12h. 无尿：150mg，1 次后 90mgq.36h.		

（续表）

药物种类	正常给药方式与剂量	调整方法		肾功能不良时药物剂量调整 肌酐清除率（Ccr）/ml · min^{-1}：调整剂量 /%（为正常人剂量的比例）	血液透析患者给药方式	CRRT[1] 患者给药方式
		减量	延长间期			
硝基呋喃类						
呋喃妥因	p.o.：50~100mg t.i.d.~q.i.d.	+		≥60~90：50~100mg t.i.d.~q.i.d. <60：避免使用	避免使用	
硝基咪唑类						
甲硝唑	p.o.：500mg t.i.d.			无须调整	透析后给药	无须调整
甲硝唑	i.v.：500mg q.8h.~q.6h.			无须调整	透析后给药	无须调整
替硝唑	p.o.：1g q.d.			无须调整	透析后给药	无须调整
替硝唑	i.v.：0.8g q.d.			无须调整	透析后给药	无须调整
磺胺类药及甲氧苄啶						
磺胺甲噁唑	p.o.：0.8g q.12h.		+	>50~90：0.8g q.12h. 10~50：0.8g q.18h. <10：0.8g q.24h.	透析后加 1g	
磺胺嘧啶	p.o.：首剂 2g，以后 1g b.i.d.		+	>50~90：1g b.i.d. 10~50：0.5g b.i.d. <10：0.5g q.d.	无须调整	
磺胺嘧啶	i.v.：1~1.5g q.8h.		+	>50~90：1~1.5g q.8h. 10~50：1~1.5g q.12h. <10：1~1.5g q.24h.	无须调整	

（续表）

药物种类	正常给药方式与剂量	调整方法		肾功能不良时药物剂量调整 肌酐清除率（Ccr）/ml · min^{-1}：调整剂量 /%（为正常人剂量的比例）	血液透析患者给药方式	CRRT[1] 患者给药方式
		减量	延长间期			
甲氧苄啶	p.o.：0.16g q.12h.		+	>30~90：0.16g q.12h. 10~30：0.16g q.18h. <10：0.16g q.24h.	按 Ccr<10，透析后给药	
氟喹诺酮类						
诺氟沙星	0.2g t.i.d.		+	≥30：无须调整 <30：0.4g q.24h.		
氧氟沙星	p.o.：0.2~0.3g b.i.d.	+		>50~90：0.2~0.3g b.i.d. 10~50：0.1~0.15g b.i.d. <10：0.05~0.15g b.i.d.	0.1g b.i.d.	
氧氟沙星	i.v.：0.4g q.12h.	+		>50~90：0.4g q.12h. 10~50：0.2g q.12h. <10：0.1~0.2g q.12h.	0.1g b.i.d.	
环丙沙星	p.o.：0.25~0.5g b.i.d.~t.i.d.	+		>50~90：0.25~0.5g b.i.d.~t.i.d. 10~50：0.125~0.4g b.i.d.~t.i.d. <10：0.125~0.25g b.i.d.~t.i.d.	0.25g q.12h.	
环丙沙星	i.v.：0.4g q.12h.~q.8h.	+		>50~90：0.4g q.12h.~q.8h. 10~50：0.2~0.3g q.12h.~q.8h. <10：0.2g q.12h.~q.8h.	0.2g q.12h.	0.2g q.12h.

（续表）

药物种类	正常给药方式与剂量	调整方法		肾功能不良时药物剂量调整 肌酐清除率（Ccr）/ml · min^{-1}：调整剂量 /%（为正常人剂量的比例）	血液透析患者给药方式	CRRT[1] 患者给药方式
		减量	延长间期			
左氧氟沙星	p.o.：0.5~0.75g q.d.	+		>50~90：0.5~0.75g q.d. 20~50：0.25~0.375g q.d. <20：0.125~0.375g q.d.	血透后按 Ccr<10 给药	
左氧氟沙星	i.v.：0.5~0.75g q.24h.	+		>50~90：0.5~0.75g q.24h. 20~50：0.25~0.375g q.24h. <20：0.125~0.375g q.24h.	血透后按 Ccr<10 给药	首次剂量：0.5g q.24h. 维持剂量 0.25g q.24h.
吉米沙星	p.o.：0.32g q.d.	+		>50~90：0.32g q.24h. 10~50：0.32g q.24h. <10：0.16g q.24h.	透析后用 0.16g q.24h.	
莫西沙星	p.o.：0.4g q.d.			无须调整		
莫西沙星	i.v.：0.4g q.24h.			无须调整		0.4g q.24h.
奈诺沙星	P.o./i.v.：0.5g q.d.			<50：不推荐使用		
西他沙星	p.o.：50mg b.i.d. 或 100mg q.d.	+	+	30~50：50mg q.d. 10~30：50mg q.o.d.		
其他抗菌药物						
磷霉素	i.v.：2~4g q.8h.~q.6h.					4.0g q.6h.
夫西地酸	i.v.：0.5g q.8h.			无须调整	无须调整	
利奈唑胺	i.v.：0.6g q.12h.			无须调整	无须调整	无须调整

（续表）

药物种类	正常给药方式与剂量	调整方法		肾功能不良时药物剂量调整 肌酐清除率（Ccr）/ml · min^{-1}：调整剂量 /%（为正常人剂量的比例）	血液透析患者给药方式	CRRT[1] 患者给药方式
		减量	延长间期			
利奈唑胺	p.o.：0.6g b.i.d.			无须调整	无须调整	无须调整
康替唑胺	P.o.：800mg b.i.d.			无须调整		
抗结核药						
异烟肼	p.o.：0.3~0.6g q.d.			无须调整	透析后给药	
异烟肼	i.v.：0.3~0.6g q.24h.			无须调整	透析后给药	
乙胺丁醇	p.o.：0.75g q.d.		+	>50~90：0.75g q.24h. 10~50：0.75g q.36h.~q.24h. <10：0.75g q.48h.	按 Ccr<10，透析后给药	
吡嗪酰胺	p.o.：15~30mg/kg q.d.	+		>10：100%	每周 3 次血透之前 24 小时，按体重给药 40mg/kg	
对氨基水杨酸	p.o.：8~12g/d b.i.d.~t.i.d.	+		>50~90：4g b.i.d. 10~50：2~3g b.i.d. <10：2g b.i.d.	2g b.i.d.	
利福喷丁	p.o.：0.6g q.w.~b.i.w.			无须调整		
利福布汀	p.o.：0.3g q.d.			30~50：150mg q.d. <30：剂量减半		
卷曲霉素	i.m.：1g q.d.		+	>10：1g q.d. ≤10：1g q.o.d.	按 Ccr<10，透析后给药	

（续表）

药物种类	正常给药方式与剂量	调整方法		肾功能不良时药物剂量调整 肌酐清除率（Ccr）/ml · min^{-1}：调整剂量 /%（为正常人剂量的比例）	血液透析患者给药方式	CRRT[1] 患者给药方式
		减量	延长间期			
环丝氨酸	p.o.：0.25~0.5g b.i.d.	+		10~50：0.25~0.5g q.d.~b.i.d. <10：0.5g q.o.d.		
乙硫异烟胺	p.o.：0.25~0.5 b.i.d.	+		<10：0.25 b.i.d.	0.25 b.i.d.	
贝达喹啉	p.o.：0.4g q.d.，2 周；0.2g t.i.w.			无须调整		
德拉马尼	p.o.：100mg b.i.d.			轻中度损害无须调整，重度损害缺乏数据		
普瑞玛尼	p.o.：200mg q.d.			未知		
抗真菌药						
两性霉素 B	i.v.：起始剂量第 1 天 1~5mg 或 0.02~0.1mg/kg，以后每天或隔天增加 5mg，至 0.75~1mg/kg		+	≥10~90：q.24h. <10：q.24h.~q.36h.	0.6~0.7mg/kg q.24h.	
两性霉素 B 脂质体	i.v.：3~5mg/（kg.d）q.24h.		+	≥10~90：q.24h. <10：q.24h.~q.36h.	1~3mg/kg q.24h.	
氟康唑	p.o.：50~400mg q.d.	+		<50：50~200mg q.d.	透析后 0.2g	0.2~0.4g q.24h.
氟康唑	i.v.：50~400mg q.d.	+		<50：50~200mg q.d.	透析后 0.2g	0.2~0.4g q.24h.
伊曲康唑（口服液）	p.o.：0.1~0.2g b.i.d.			<10：0.05~0.1g b.i.d.	0.1g q.24h.~q.12h.	无须调整

（续表）

药物种类	正常给药方式与剂量	调整方法		肾功能不良时药物剂量调整 肌酐清除率（Ccr）/ml · min⁻¹：调整剂量 /%（为正常人剂量的比例）	血液透析患者给药方式	CRRT[1] 患者给药方式
		减量	延长间期			
伊曲康唑	i.v.：第 1~2 天 0.2g b.i.d.，维持 0.2g，q.d.	根据肌酐清除率调整		≥30~90：100% <30：因载体（环糊精）蓄积，改口服或停药	不推荐使用	无须调整
伏立康唑	p.o.：0.4g q.12h.(第一个 24 小时)，维持 0.2g q.12h.			无须调整	无须调整	负荷剂量：6mg/kg q.12h. 维持剂量：4mg/kg q.12h.
伏立康唑	i.v.：6mg/kg q.12h.（第一个 24 小时），维持 4mg/kg q.12h.	根据肌酐清除率调整		≥50~90：100% <50：因载体（环糊精）蓄积，改口服或停药	不推荐使用	无须调整
泊沙康唑	P.o.：400mg p.o. b.i.d.（混悬液） P.o.：300mg p.o. q.d.（肠溶片） i.v.：300mg i.v. q.24h.			<50：因载体（环糊精）蓄积，不推荐使用注射剂，改口服或停药	不推荐使用	
艾沙康唑	p.o./i.v.：200mg q.d.			无须调整	可能降低浓度，尚无推荐意见	
卡泊芬净	i.v.：首剂 70mg，以后 50mg q.d.			无须调整	无须调整	无须调整
米卡芬净	i.v.：50mg 或 100mg q.24h.~q.12h.			无须调整	无须调整	无须调整
特比萘芬	p.o.：0.25g q.d.	+		≥50~90：0.25g q.d. <50：0.125g q.d.		

（续表）

药物种类	正常给药方式与剂量	调整方法		肾功能不良时药物剂量调整 肌酐清除率（Ccr）/ml · min^{-1}：调整剂量 /%（为正常人剂量的比例）	血液透析患者给药方式	CRRT[1] 患者给药方式
		减量	延长间期			
氟胞嘧啶	p.o.：1~1.5g q.i.d.		+	10~50：1~1.5g q.12h. <10：1~1.15g q.24h.	透析后给 37.5mg/kg	
氟胞嘧啶	i.v.：100~150mg/（kg · d）q.12h.~q.8h.		+	10~50：100~150mg/（kg · d）q.12h. <10：100~150mg/（kg · d）q.24h.	透析后给 37.5mg/kg	

注：CRRT 指脏替代治疗。

参考文献

［1］GILBERT D N，CHAMBERS H F，Eliopoulos G M，et al.The Sanford guide to antimicrobial therapy［M］. 51st ed. Sperryville，VA；Antimicrobial Therapy，Inc. 2021.

［2］《中国国家处方集》编委会 . 中国国家处方集［M］.2 版 . 北京：科学出版社，2020.

［3］陈新谦，金有豫，汤光 . 陈新谦新编药物学［M］.18 版 . 北京：人民卫生出版社，2018.

［4］国家药典委员会 . 中华人民共和国药典临床用药须知［M］.2015 年版 . 北京：中国医药科技出版社，2017.

［5］卫生部合理用药专家委员会 . 中国临床医师药师用药指南［M］.2 版 . 重庆：重庆出版社，2014.

［6］BENNETT W M，ARONOFF G R，MARRISON G，et al. Drug prescribing in renal failure，dosing guidelines for adults［M］. 5th ed. Philadelphia：Elsevier，2007.

4–6 肝功能损害患者抗菌药物的应用

药物	肝内代谢	经肝（胆汁）清除	备注	肝功能损害时使用推荐
青霉素类				
青霉素	19% 在肝内代谢	少量		无须调整剂量
普鲁卡因青霉素	同青霉素			
苄星青霉素	同青霉素			
青霉素 V	同青霉素			
氟氯西林		少量	少数患者用药后发生胆汁淤积和转氨酶升高	慎用
氨苄西林	12%~50% 在肝内代谢	少量	少数患者出现血清转氨酶升高	无须剂量调整
磺苄西林		<20%	可见转氨酶一过性增高	慎用
阿莫西林		部分	血清转氨酶轻度升高	酌情减量
阿莫西林 / 克拉维酸	同阿莫西林		偶见血清转氨酶轻度升高，罕见严重可逆转的胆汁淤积性黄疸。胆汁与血清浓度比：阿莫西林（11：1）、克拉维酸（2.3：1）	酌情减量
氨苄西林 / 舒巴坦	同阿莫西林		偶见血清转氨酶一过性升高	肝功能障碍者慎用，既往曾出现与本品相关的黄疸或肝功能改变者禁用
替卡西林		少量	偶有血清转氨酶升高，甚至出现恶心、呕吐、肝大和压痛等轻型无黄疸型肝炎症状，肝活检显示点状肝细胞坏死	慎用
替卡西林 / 克拉维酸	同替卡西林和克拉维酸单独给药		转氨酶中度增高，个别报道可出现肝炎和胆汁淤积性黄疸	慎用
哌拉西林	肝内不代谢	10%~20%	可出现血清转氨酶升高；个别出现胆汁淤积性黄疸	无须剂量调整
哌拉西林 / 舒巴坦	同哌拉西林和舒巴坦单独给药		谷丙转氨酶、谷草转氨酶、碱性磷酸酶一过性增高	无须剂量调整

（续表）

药物	肝内代谢	经肝（胆汁）清除	备注	肝功能损害时使用推荐
哌拉西林 / 他唑巴坦			肝硬化患者的哌拉西林和他唑巴坦的血消除半衰期分别延长 25% 和 18%，但无须调整剂量	无须调整剂量
美洛西林	极少量肝内代谢	少量	偶有转氨酶升高	严重肝病时减量慎用
阿洛西林		0.05%~25%（与患者肝功能有关）	偶有转氨酶升高	严重肝病时减量慎用
头孢菌素类				
头孢唑林钠	肝内不代谢		个别患者出现暂时性血清转氨酶、碱性磷酸酶升高	无须剂量调整
头孢拉定		少量	偶有一过性轻微肝功能异常	无须剂量调整
头孢硫脒	不代谢		偶有一过性轻微肝功能异常	慎用
头孢氨苄	不代谢	5%	偶有一过性轻微肝功能异常	无须剂量调整
头孢羟氨苄			偶有一过性轻微肝功能异常	无须剂量调整
头孢呋辛			偶有一过性轻微肝功能异常	无须剂量调整
头孢替安		极少量	偶见转氨酶一过性增高	慎用
头孢呋辛酯	不被代谢		偶有一过性轻微肝功能异常	无须剂量调整
头孢克洛	不被代谢		偶见转氨酶一过性增高	无须剂量调整
头孢丙烯			偶有一过性轻微肝功能异常	无须剂量调整
头孢唑肟			偶有一过性轻微肝功能异常	无须剂量调整
头孢噻肟钠		0.01%~0.1%	偶有一过性轻微肝功能异常	无须剂量调整
头孢曲松钠	不代谢	约 40%	偶有一过性轻微肝功能异常	酌情减量

（续表）

药物	肝内代谢	经肝（胆汁）清除	备注	肝功能损害时使用推荐
头孢哌酮	不代谢	>40%	偶有一过性轻微肝功能异常	酌情减量，慎用
头孢哌酮 / 舒巴坦	同头孢哌酮		肝功能一过性升高，对凝血功能有影响	慎用
头孢他啶	不代谢	<1%	偶有一过性轻微肝功能异常	无须剂量调整
头孢他啶 / 阿维巴坦	不代谢	0.002%	常见转氨酶升高	无须剂量调整
头孢地尼		极少量	<1% 发生转氨酶升高，严重肝炎如急性重型肝炎，肝功能异常或黄疸 <0.1%	慎用
头孢克肟		极少量	常见转氨酶升高	无须剂量调整
头孢泊肟酯	不代谢	极小部分	偶见转氨酶一过性增高	慎用
头孢吡肟	少量	少量	转氨酶一过性增高，还可引起胆汁淤积	无须剂量调整
头孢匹罗		少量	谷草转氨酶、谷丙转氨酶、碱性磷酸酶、γ-谷氨酰转移酶和 / 或胆红素升高，很少超过正常值上限的 2 倍并造成肝脏损伤，通常为胆汁淤积且常没有症状	无须剂量调整
头孢比罗酯	少量			无须剂量调整
其他 β－内酰胺类				
头孢西丁		极少量	偶见转氨酶一过性增高	慎用
头孢米诺		极少量	偶有一过性轻微肝功能异常	慎用
头孢美唑	不代谢	少量	少见转氨酶升高	慎用
拉氧头孢	不代谢	极少量	偶有一过性轻微肝功能异常	慎用
氨曲南	6%~16%	少量	偶有肝功能异常	无须剂量调整

（续表）

药物	肝内代谢	经肝（胆汁）清除	备注	肝功能损害时使用推荐
亚胺培南 / 西司他丁	少量	1%~2%	少数见肝功能异常	无须剂量调整
美罗培南		少量	可见肝功能异常	严重肝功能障碍的患者，可能加重肝功能障碍
厄他培南		约 10%	约有 8% 发生肝功能异常	无须调整剂量
法罗培南		少量	可见肝功能异常	慎用
氨基糖苷类				
链霉素		1%	极少数有一过性肝功能异常	无须调整剂量
庆大霉素		少量	极少数有一过性肝功能异常	无须调整剂量
妥布霉素		极少量	可见肝功能异常	慎用
阿米卡星		少量	极少数有一过性肝功能异常	无须调整剂量
奈替米星		少量	1.5% 发生肝功能异常	无须调整剂量
依替米星		少量	可见暂时性肝功能异常	不清楚
异帕米星		少量	可见肝功能异常	慎用
新霉素		少量	极少数有一过性肝功能异常	无剂量调整建议
四环素类				
四环素		少量	可致肝毒性	忌用
土霉素		少量	可致肝毒性	忌用
多西环素	部分肝内灭活	部分	可致肝毒性	慎用

（续表）

药物	肝内代谢	经肝（胆汁）清除	备注	肝功能损害时使用推荐
米诺环素		34%	长期用药可致肝损害	慎用
替加环素	肝内代谢	59%	胆汁淤积、黄疸、转氨酶增高	重度（Child C 级）肝损害减半剂量
依拉环素		部分	可致肝毒性	重者（Child C 级）肝病调整剂量为 1mg/kg i.v. q.12h.，第 1 天后，q.24h.
奥马环素		部分	可致肝毒性、转氨酶增高	无须调整剂量
大环内酯类				
红霉素	主要肝内代谢	大部分	可见肝功能异常，偶见黄疸	应减少剂量，慎用
阿奇霉素		50% 以上	可见血清转氨酶和碱性磷酸酶增高	无须调整剂量，慎用
地红霉素	不代谢	81%~97%	可见暂时性肝功能异常	慎用，轻度无须调整
琥乙红霉素	主要肝内灭活	大部分	发生肝毒性反应较其他红霉素制剂多见	禁用
罗红霉素		少量	少数可见肝功能异常	慎用，严重肝病则 150mg，q.d.
乙酰螺旋霉素	肝内代谢为活性物	少量	可能会出现转氨酶升高	慎用
克拉霉素			出现肝功能障碍，罕见肝衰竭	无须调整剂量，慎用
酰胺醇类				
氯霉素	主要肝内灭活	3%	原有肝病者易引起黄疸	避免使用，应减少剂量
林可霉素类				
林可霉素	主要肝内代谢	部分	偶有黄疸报道等	减量慎用
克林霉素	主要肝内代谢	部分	可出现暂时性肝功能异常	酌情减量

（续表）

药物	肝内代谢	经肝（胆汁）清除	备注	肝功能损害时使用推荐
利福霉素类				
利福平	主要肝内代谢	大部分	可见转氨酶升高、肝大等	酌情减量，严重肝病者禁用
利福昔明 -α				无须调整剂量
糖肽类及多肽类				
万古霉素	10% 以下肝内代谢	极少量	偶可见转氨酶升高、黄疸等	无须调整剂量
去甲万古霉素	20% 以下可能经肝代谢	少量		无须调整剂量
替考拉宁		少量	可见转氨酶、碱性磷酸酶升高等	无须调整剂量
多黏菌素 E/B		极少量		无须调整剂量
硝基呋喃类				
呋喃妥因	可经肝内代谢	部分		无须调整剂量
呋喃唑酮	主要肝内代谢	大部分	可出现肝功能异常、黄疸等	慎用
硝基咪唑类				
甲硝唑	部分肝内代谢	部分	少数可见肝功能异常	减量慎用
替硝唑	主要肝内代谢	少量		减少剂量
奥硝唑	主要肝内代谢	4%	可见转氨酶和胆红素升高等肝功能异常	单次剂量不变，给药间隔加倍
左奥硝唑	同奥硝唑			
磺胺类药及甲氧苄啶				
磺胺甲基异噁唑	部分肝内代谢	少量	可发生黄疸、肝功能减退	慎用

（续表）

药物	肝内代谢	经肝（胆汁）清除	备注	肝功能损害时使用推荐
磺胺嘧啶	主要肝内代谢灭活	少量	可发生黄疸、肝功能减退	慎用
复方磺胺甲基异噁唑	部分肝内代谢灭活	少量	可发生黄疸、肝功能减退	慎用
氟喹诺酮类				
吡哌酸	少量	少量	可见转氨酶一过性升高	轻度无须调整剂量
诺氟沙星	少部分	28%~30%		轻度无须调整剂量
氧氟沙星	少量（3%）	很少	可见转氨酶升高	无须调整剂量
环丙沙星	部分	14%	偶有肝损伤、肝衰竭报道	重度需要调整剂量
左氧氟沙星	同氧氟沙星			
吉米沙星	少量（<10%）	很少	可见转氨酶升高（1.5%）	无须调整剂量
莫西沙星	>35%	>20%	常见转氨酶升高，少见胆红素、γ 谷氨酰转肽酶和碱性磷酸酶升高	无须剂量调整，重度（Child C 级）肝损害者禁用
奈诺沙星	少量		可见转氨酶增高	（不清楚）
西他沙星	少量		可见转氨酶增高	无须调整剂量
其他抗菌药物				
磷霉素		极少量	少数可见肝功能异常	慎用
夫西地酸	主要肝内代谢	几乎 100%	可出现黄疸和肝药酶升高	慎用
利奈唑胺	50%~70%	少量	可见肝功能异常	轻中度无须调整剂量
康替唑胺	部分代谢			（不清楚）

（续表）

药物	肝内代谢	经肝（胆汁）清除	备注	肝功能损害时使用推荐
抗结核药				
异烟肼	主要肝内代谢	极少量	有一定的肝毒性，表现为尿色变深、黄染、胆红素升高，转氨酶升高	酌情减量，慎用
乙胺丁醇	主要肝内代谢	极少量	偶有肝功能损害	慎用
吡嗪酰胺	主要肝内代谢	少量	肝功能损害	严重肝病者禁用
利福喷丁	主要肝内代谢	大部分	可见转氨酶一过性升高，肝大等	肝功能严重不全者禁用
利福布丁	主要肝内代谢	30%	偶见转氨酶一过性增高	酌情减量（重度肝损害 150mg q.d.）
对氨基水杨酸钠	50% 肝内代谢	少量	常见转氨酶等升高，少见黄疸	严重肝损害者须慎用
丙硫异烟胺	主要肝内代谢	少量	可使转氨酶等升高	酌情减量，慎用
环丝氨酸	部分代谢		可使转氨酶等升高	无须调整
乙硫异烟胺	肝内代谢		肝功能损害报道，包括转氨酶升高和黄疸	无须调整剂量，谨慎使用
贝达喹啉	主要肝内代谢		肝功能异常常见	无须调整剂量，谨慎使用
德拉马尼	少量		可见肝功能异常	不推荐中重度肝损害者使用
普瑞马尼	部分		肝功能异常常见	情况未知
抗麻风药				
氨苯砜	主要肝内代谢	少量	早期可发生中毒性肝炎以及胆汁淤积性黄疸	严重者禁用
醋氨苯砜	同氨苯砜			
氯法齐明	主要肝内代谢	11%~66%	可见肝炎、黄疸、肝脏肿大等（>1%）	严重者需减量

（续表）

药物	肝内代谢	经肝（胆汁）清除	备注	肝功能损害时使用推荐
沙利度胺	可能经肝代谢	极少量	有出现肝炎的报道	（不清楚）
抗病毒药				
拉米夫定	肝内活化，肝脏代谢程度低	少量	可出现重症肝炎、伴有脂肪性病变的严重肝大	无须调整剂量
阿德福韦酯	极少	极少量	可出现转氨酶升高、肝衰竭等	无须调整剂量
恩替卡韦	肝内活化	少量	可见肝大、复发性肝炎	无须调整剂量
替比夫定	肝内活化，极少经肝脏代谢	少量	有重度肝炎发生的报道	无须调整剂量
替诺福韦酯	极少			无须调整剂量
丙酚替诺福韦酯	肝内转化			无须调整剂量
恩夫韦肽	极少经肝脏代谢			慎用
恩曲他滨	13%	极少量	可出现转氨酶升高、肝衰竭等	慎用
重组人干扰素 α-2b			常见转氨酶升高	慎用，严重的肝功能不正常者禁用
聚乙二醇干扰素 α-2a			常见转氨酶升高	慎用，严重的肝功能不全者禁用
聚乙二醇干扰素 α-2b			常见转氨酶升高	慎用，严重的肝功能不全者禁用
利巴韦林	主要肝内代谢	少量	长期使用会影响肝功能	无须调整剂量
奥司他韦	肝内活化，体内代谢的位置不清楚	少量	有引起肝炎及肝酶升高的个案	无须调整剂量
帕拉米韦	少量	极少	连续用药肝功能异常可见	无需调整剂量

（续表）

药物	肝内代谢	经肝（胆汁）清除	备注	肝功能损害时使用推荐
法匹拉韦	主要肝内代谢	极少	可见肝功能异常	重症（Child C 级）肝病需要调整剂量
玛巴洛沙韦	少量			轻、中度损害无须调整剂量；重症情况未知
阿昔洛韦	肝内代谢	少量	可见肝炎、黄疸、总胆红素升高等	慎用
伐昔洛韦	肝内水解	少量	国外常见肝炎和肝酶异常	不推荐减少剂量
泛昔洛韦	肝内代谢	少量		肝功能代偿不需要调整；轻度到中度肝损伤不需要调节剂量
喷昔洛韦	肝内代谢，70% 以原型从肾脏排泄	少量		无须调整剂量
更昔洛韦	肝内代谢，本品以原形经肾小球滤过作为其主要排泄途径	少量		无须调整剂量
阿糖腺苷		少量	可出现暂时性转氨酶升高	慎用
膦甲酸钠		少量	可见乳酸脱氢酶、谷丙转移酶及谷草转氨酶异常	无须调整剂量
抗真菌药				
两性霉素 B			虽少见，但仍有肝功能衰竭的报道	慎用
氟康唑	少量	少量	偶可出现肝毒性症状	慎用
伊曲康唑	主要肝内代谢		极罕见急性肝衰竭	酌情减量，慎用

（续表）

药物	肝内代谢	经肝（胆汁）清除	备注	肝功能损害时使用推荐
伏立康唑	主要肝内代谢	有，但程度不明	转氨酶升高的发生率为 13.4%	轻度到中度肝硬化患者负荷剂量不变，但维持剂量减半；重症（Child C 级）肝病者慎用，剂量推荐不清楚
泊沙康唑	肝内代谢	17%	常见肝酶水平升高，严重可出现肝毒性	无须调整
艾沙康唑	肝内代谢		转氨酶增高	轻、中度损害无须调整剂量；重症情况未知（药代动力学研究发现需要剂量减半）
卡泊芬净	肝内清除	少量	常见肝功能检查值升高	轻度无须调整，中度维持剂量减至 35mg/d，重度可考虑进一步减量
米卡芬净	主要肝内代谢		可见谷草转氨酶升高等	无须调整剂量
特比萘芬	肝内代谢		极罕见有肝衰竭	肝或肾功能不全（肌酐清除率 <50ml/min，或血清肌酐 >300μmol/L）者剂量应减少 50%
氟胞嘧啶			罕见引起血清胆红素升高、肝坏死	严重肝病患者禁用
抗寄生虫药				
氯喹	30%~50%			酌情减量，监测浓度
羟氯喹	部分代谢为活性物			肝肾功能不全患者慎用
哌喹	大量积聚于肝脏	药物随胆汁排出	易引起肝脏不可逆性病变	慎用，酌情减量
咯萘啶	肝中氧化分解			慎用
青蒿素			个别患者会出现转氨酶一过性升高	（不清楚）

（续表）

药物	肝内代谢	经肝（胆汁）清除	备注	肝功能损害时使用推荐
蒿甲醚			个别患者会出现谷草转氨酶轻度升高	（不清楚）
葡萄糖酸锑钠		极少量	不详	慎用
阿苯达唑	肝内活化	极少量		严重禁用
甲苯咪唑	主要肝内代谢	少量		酌情减量，慎用
哌嗪				严重禁用
三苯双脒				严重肝功能异常者慎用
噻嘧啶		7% 左右	偶见一过性谷草转氨酶升高	严重禁用
左旋咪唑	肝内代谢			禁用

参考文献

[1] GILBERT D N，CHAMBERS H F，ELIOPOULOS G M，et al. The Sanford guide to antimicrobial therapy [M]. 51st ed. Sperryville，VA：Antimicrobial Therapy，Inc. 2021.

[2]《中国国家处方集》编委会 . 中国国家处方集 [M]. 2 版 . 北京：科学出版社，2020.

[3] 陈新谦，金有豫，汤光 . 陈新谦新编药物学 [M]. 18 版 . 北京：人民卫生出版社，2018.

[4] 国家药典委员会 . 中华人民共和国药典临床用药须知 [M]. 2015 年版 . 北京：中国医药科技出版社，2017.

[5] 卫生部合理用药专家委员会 . 中国临床医师药师用药指南 [M]. 2 版 . 重庆：重庆出版社，2014.

4–7 抗微生物药物妊娠期安全分类

药物分类		妊娠分级
1. 美国 FDA 从 2014 年起不再使用这个分类，对妊娠期药物安全性采用“怀孕与哺乳期标示规则”，详细文字描述表示。本表仅供参考 2. A 级：在设对照组的药物研究中，在妊娠首 3 个月的妇女未见到药物对胎儿产生危害的迹象（并且也没有在其后 6 个月具有危害性的证据），该类药物对胎儿的影响甚微。B 级：在动物繁殖研究中（并未进行孕妇的对照研究），未见到药物对胎儿的不良影响。或在动物繁殖性研究中发现药物有副作用，但这些副作用并未在设对照的、妊娠首 3 个月的妇女中得到证实（也没有在其后 6 个月具有危害性的证据）。C 级：动物研究证明，药物对胎儿有危害性（致畸或胚胎死亡等），或尚无设对照的妊娠妇女研究，或尚未对妊娠妇女及动物进行研究。本类药物只有在权衡对孕妇的益处大于对胎儿的危害之后，方可使用。D 级：有明确证据显示，药物对人类胎儿有危害性，只有孕妇用药后绝对有益（例如用该药物来挽救孕妇的生命，或治疗用其他较安全的药物无效的严重疾病）才能使用。X 级：对动物和人类的药物研究或人类用药的经验表明，药物对胎儿有危害，而且孕妇应用这类药物无益，因此禁用于妊娠或可能怀孕的患者		
青霉素类	青霉素	B 级
	普鲁卡因青霉素	B 级
	苄星青霉素	B 级
	青霉素 V	B 级
	氟氯西林	B 级
	氨苄西林	B 级
	阿莫西林	B 级
	阿莫西林 / 克拉维酸	B 级
	氨苄西林 / 舒巴坦	B 级
	替卡西林	B 级
	替卡西林 / 克拉维酸	B 级
	哌拉西林	B 级

（续表）

药物分类		妊娠分级
青霉素类	哌拉西林 / 舒巴坦	B 级
	哌拉西林 / 他唑巴坦	B 级
	美洛西林	B 级
	阿洛西林	B 级
头孢菌素类	头孢唑林钠	B 级
	头孢拉定	B 级
	头孢氨苄	B 级
	头孢羟氨苄	B 级
	头孢呋辛	B 级
	头孢呋辛酯	B 级
	头孢克洛	B 级
	头孢丙烯	B 级
	头孢唑肟	B 级
	头孢噻肟钠	B 级
	头孢曲松钠	B 级
	头孢哌酮	B 级
	头孢哌酮 / 舒巴坦	B 级
	头孢他啶	B 级

（续表）

药物分类		妊娠分级
头孢菌素类	头孢地尼	B 级
	头孢克肟	B 级
	头孢泊肟酯	B 级
	头孢吡肟	B 级
	头孢比罗酯	B 级
其他 β - 内酰胺类	氨曲南	B 级
	头孢西丁	B 级
	拉氧头孢	B 级
	亚胺培南 / 西司他丁	C 级
	美罗培南	B 级
	厄他培南	B 级
氨基糖苷类	链霉素	D 级
	庆大霉素	耳部给药 / 局部 / 皮肤外用 / 眼部给药：C 级 肠道外给药：D 级
	妥布霉素	眼部给药：B 级 肠道外给药 / 吸入：D 级
	阿米卡星	D 级
	奈替米星	D 级

（续表）

药物分类		妊娠分级
氨基糖苷类	异帕米星	D 级
	新霉素	C 级
四环素类	四环素	局部 / 皮肤外用：B 级 口服给药 / 眼部给药：D 级
	土霉素	D 级
	多西环素	D 级
	米诺环素	D 级
	替加环素	D 级
大环内酯类	红霉素	B 级
	阿奇霉素	B 级
	地红霉素	C 级
	琥乙红霉素	B 级
	乙酰螺旋霉素	C 级
	克拉霉素	C 级
酰胺醇类	氯霉素	C 级
林可霉素类	林可霉素	口服给药：B 级 肠道外给药：C 级
	克林霉素	B 级

（续表）

药物分类		妊娠分级
利福霉素类	利福平	C级
	利福霉素	C级
	利福昔明	C级
糖肽类及多肽类	万古霉素	口服给药：B级 肠道外给药：C级
	多黏菌素 B/E	C级
硝基呋喃类	呋喃妥因	B级
	呋喃唑酮	C级
硝基咪唑类	甲硝唑	B级
	替硝唑	C级
磺胺类药及甲氧苄啶	磺胺甲噁唑	C级 临近分娩用：D级
	磺胺嘧啶	C级 临近分娩用：D级
	甲氧苄啶	C级
氟喹诺酮类	诺氟沙星	C级
	氧氟沙星	C级
	环丙沙星	C级
	左氧氟沙星	C级

（续表）

药物分类		妊娠分级
氟喹诺酮类	吉米沙星	C 级
	洛美沙星	C 级
	莫西沙星	C 级
其他抗菌药物	磷霉素	B 级
	利奈唑胺	C 级
	达托霉素	B 级
抗结核药	异烟肼	C 级
	乙胺丁醇	B 级
	吡嗪酰胺	C 级
	利福喷丁	C 级
	利福布汀	B 级
	对氨基水杨酸钠	C 级
	卷曲霉素	C 级
	贝达喹啉	B 级
	环丝氨酸	C 级
	乙硫异烟胺	C 级
抗麻风药	氨苯砜	C 级
	氯法齐明	C 级
	沙利度胺	X 级

（续表）

药物分类		妊娠分级
抗真菌药	两性霉素 B	B 级
	氟康唑	治疗阴道念珠菌病：C 级 其他适应证：D 级
	伊曲康唑	C 级
	伏立康唑	D 级
	泊沙康唑	C 级
	米卡芬净	C 级
	卡泊芬净	C 级
	特比萘芬	B 级
	氟胞嘧啶	C 级
	制霉菌素	口腔咽喉给药 / 口服给药 / 局部 / 皮肤给药：C 级 阴道给药：A 级
抗病毒药	拉米夫定	C 级
	阿德福韦酯	C 级
	恩夫韦肽	B 级
	恩替卡韦	C 级
	替比夫定	B 级
	替诺福韦	B 级
	重组人干扰素 α-2b	C 级

（续表）

药物分类		妊娠分级
抗病毒药	聚乙二醇干扰素 α-2a	C 级
	聚乙二醇干扰素 α-2b	C 级
	利巴韦林	X 级
	沙奎那韦	B 级
	阿昔洛韦	B 级
	伐昔洛韦	B 级
	泛昔洛韦	B 级
	喷昔洛韦	B 级
	更昔洛韦	C 级
	阿糖腺苷	C 级
	膦甲酸钠	C 级
	西多福韦	C 级
	金刚烷胺	C 级
	金刚乙胺	C 级
	奥司他韦	C 级
	帕拉米韦	C 级
	扎那米韦	C 级
	索磷布韦	B 级
	西美瑞韦	C 级

（续表）

药物分类		妊娠分级
抗寄生虫药	氯喹	C 级
	羟氯喹	C 级
	甲氟喹	B 级
	奎宁	X 级
	哌嗪	B 级
	阿苯达唑	C 级
	甲苯咪唑	C 级
	左旋咪唑	C 级
	阿托伐醌	C 级
	伊维菌素	C 级
	米替福新	D 级
	戊烷脒	C 级
	硝唑尼特	B 级
	乙胺嘧啶	C 级
	吡喹酮	B 级

参考文献

［1］ GILBERT D N，CHAMBERS H F，Eliopoulos G M，et al. The Sanford guide to antimicrobial therapy［M］. 51st ed. Sperryville，VA：

Antimicrobial Therapy，Inc. 2021.

［2］《中国国家处方集》编委会 . 中国国家处方集［M］.2 版 . 北京：科学出版社，2020.

［3］陈新谦，金有豫，汤光 . 陈新谦新编药物学［M］.18 版 . 北京：人民卫生出版社，2018.

［4］国家药典委员会 . 中华人民共和国药典临床用药须知［M］.2015 年版 . 北京：中国医药科技出版社，2017.

［5］卫生部合理用药专家委员会 . 中国临床医师药师用药指南［M］.2 版 . 重庆：重庆出版社，2014.

［6］FDA. Pregnancy and lactation labeling (drugs) final rule［EB/OL］.［2022-03-21］.https：//www.fda.gov/drugs/labeling-information-drug-products/pregnancy-and-lactation-labeling-drugs-final-rule.

4-8 抗微生物药物与其他药物的相互作用

抗感染药（A 药）	其他药物（B 药）	作用
青霉素	丙磺舒、阿司匹林、吲哚美辛	减少 A 药在肾小管的排泄，A 药血药浓度增高，毒性也可能增加
	重金属，特别是铜、锌和汞	B 药可破坏 A 药的氧化噻唑环
	甲氨蝶呤	降低 B 药的肾脏清除率，增加毒性
	考来烯胺、考来替泊	降低 A 药的血药浓度
	酸性的葡萄糖注射液或四环素注射液	破坏 A 药的活性
	华法林	B 药作用增强
	氯丙嗪	产生沉淀
	普鲁卡因	产生沉淀
阿洛西林	伤寒活疫苗	降低 B 药的免疫效应
	头孢噻肟钠、环丙沙星	减慢 B 药在体内的清除
	丙磺舒、阿司匹林、吲哚美辛	减少 A 药在肾小管的排泄，A 药血药浓度增高，毒性也可能增加
	华法林	B 药作用增强
	溶栓药	可能会导致严重出血
美洛西林	丙磺舒、阿司匹林、吲哚美辛	减少 A 药在肾小管的排泄，A 药血药浓度增高，毒性也可能增加
	维库溴铵类肌肉松弛药	延长 B 药的神经肌肉阻滞作用
	华法林	B 药作用增强
	甲氨蝶呤	降低 B 药的肾脏清除率，增加毒性

（续表）

抗感染药（A 药）	其他药物（B 药）	作用
青霉素 V	别嘌醇	皮疹发生率显著增加
	其余同青霉素	
普鲁卡因青霉素	同青霉素	
苄星青霉素	丙磺舒、阿司匹林、吲哚美辛	减少 A 药在肾小管的排泄，A 药血药浓度增高，毒性也可能增加
	华法林	B 药作用增强
氨苄西林 / 舒巴坦	丙磺舒、阿司匹林、吲哚美辛、磺胺药	减少 A 药在肾小管的排泄，A 药血药浓度增高，毒性也可能增加
	华法林	B 药作用增强
	氯喹	减少 A 药的吸收
	别嘌醇	皮疹发生率增加
磺苄西林	丙磺舒	A 药血药浓度增高
阿莫西林 / 克拉维酸	丙磺舒、阿司匹林、吲哚美辛	减少 A 药在肾小管的排泄，A 药血药浓度增高，毒性也可能增加
	别嘌呤	皮疹发生率增加
	口服避孕药	口服 A 药降低 B 药的效果
	伤寒活疫苗	口服 A 药降低 B 药的免疫效应
	甲氨蝶呤	降低 B 药的肾脏清除率，增加毒性
	华法林	增强 B 药药效
替卡西林 / 克拉维酸	丙磺舒	A 药血药浓度增高

（续表）

抗感染药（A 药）	其他药物（B 药）	作用
哌拉西林	肝素、香豆素、华法林等抗凝血药及非甾体抗炎药	合用时可增加出血危险，与溶栓剂合用可发生严重出血
	氨基糖苷类	配伍禁忌，不能同瓶滴注
	丙磺舒	A 药半衰期延长 21%
哌拉西林 / 他唑巴坦	丙磺舒	他唑巴坦半衰期延长 71%
	其余同哌拉西林	
头孢唑林钠	强利尿剂、氨基糖苷类	增加肾毒性
	丙磺舒	A 药血药浓度提高
头孢拉定	苯妥英钠	延缓 B 药在肾小管的排泄
	保泰松、强利尿剂	增加肾毒性
	丙磺舒	延迟 A 药排泄
头孢氨苄	丙磺舒	延迟 A 药排泄
	考来烯胺	A 药浓度降低
头孢羟氨苄	利尿剂、氨基糖胺类、万古霉素、多黏菌素等	增加肾毒性
	丙磺舒	延迟 A 药排泄
头孢硫脒	丙磺舒	延迟 A 药排泄
头孢呋辛（酯）	口服避孕药	口服 A 药降低 B 药的效果
	丙磺舒	延迟 A 药排泄
	抗酸剂	减少 A 药口服制剂的吸收
	利尿剂、氨基糖胺类、万古霉素、多黏菌素等	增加肾毒性

（续表）

抗感染药（A 药）	其他药物（B 药）	作用
头孢替安	氨基糖苷类或强力利尿药	相互增加肾毒性
头孢西丁	氨基糖苷类	增加肾毒性
头孢地尼	抗酸药（含铝或镁）、铁剂	A 药吸收降低、作用减弱
	丙磺舒	延迟 A 药排泄
拉氧头孢	强利尿药	增加肾毒性
	肝素、华法林	增加出血危险性
	乙醇	出现嗜睡、幻觉等双硫仑样反应
头孢米诺	强利尿药	增加肾毒性
	乙醇	出现嗜睡、幻觉等双硫仑样反应
	丙磺舒	A 药血药浓度升高
	强利尿药	增加肾毒性
	氨茶碱、磷酸吡哆醛	配伍禁忌
头孢唑肟	丙磺舒	A 药血药浓度升高
头孢噻肟钠	丙磺舒	A 药血药浓度升高
	阿洛西林或美洛西林	A 药的清除减少
头孢曲松钠	乙醇	出现嗜睡、幻觉等双硫仑样反应
头孢丙烯	氨基糖苷类	增加肾毒性
	丙磺舒	A 药血药浓度升高

（续表）

抗感染药（A 药）	其他药物（B 药）	作用
头孢哌酮	强力利尿药	增加肾毒性
	肝素、香豆素或茚满二酮衍生物、溶栓药、非甾体抗炎药（尤其阿司匹林、二氟尼柳或其他水杨酸制剂）及磺吡酮等	可能引起出血
	饮酒或静脉注射含乙醇药物	出现嗜睡、幻觉等双硫仑样反应
头孢克肟	丙磺舒、阿司匹林	A 药血药浓度升高
	卡马西平	B 药血药浓度升高
	华法林等抗凝药	B 药作用增强
头孢泊肟酯	丙磺舒	A 药血药浓度升高
	抗胆碱药	降低 A 药峰浓度，但吸收程度不受影响
	含铝、钙或镁的药物、抗酸剂或 H_2 受体拮抗剂	降低 A 药血药浓度
头孢美唑	乙醇	出现双硫仑样反应
亚胺培南 / 西司他丁	丙磺舒	A 药血药浓度升高
	环孢素	增加神经毒性
	茶碱	可发生 B 药中毒
	更昔洛韦	可引起癫痫发作
	丙戊酸钠或双丙戊酸钠	B 药浓度低于治疗范围，癫痫发作的风险增加
美罗培南	丙磺舒	A 药血药浓度升高
	丙戊酸钠	B 药血药浓度降低，导致癫痫再发作
比阿培南	丙戊酸钠	B 药血药浓度降低，导致癫痫再发作

（续表）

抗感染药（A 药）	其他药物（B 药）	作用
帕尼培南 / 倍他米隆	丙戊酸钠	B 药血药浓度降低，导致癫痫再发作
厄他培南	丙磺舒	A 药血药浓度升高
链霉素、庆大霉素、阿米卡星、奈替米星	肌肉松弛药	加重神经肌肉阻滞作用
	卷曲霉素、顺铂、依他尼酸、呋塞米或万古霉素（或去甲万古霉素）等	可能增加耳毒性与肾毒性
	头孢噻吩或头孢唑林钠	可能增加肾毒性
	多黏菌素类	可增加肾毒性和神经肌肉阻滞作用
	其他肾毒性药物及耳毒性药物	加重肾毒性或耳毒性
妥布霉素	代血浆类药如右旋糖酐、海藻酸钠，利尿药如依他尼酸、呋塞米及卷曲霉素、顺铂、万古霉素、去甲万古霉素等	增加耳毒性与肾毒性，可能发生听力损害，且停药后也可能发展至耳聋，听力损害可能恢复或呈永久性
依替米星	中枢麻醉药、肌肉松弛及其他具有肌松作用的药物或输入含枸橼酸钠的血液	加重神经肌肉阻滞作用
	其他具有潜在耳、肾毒性药物如多黏菌素，其他氨基糖苷类、强利尿剂等	增加肾毒性和耳毒性
	右旋糖酐、海藻酸钠等血浆代用品	增加肾毒性
	利尿药如呋塞米	增加耳毒性与肾毒性
	肌肉松弛药	加重神经肌肉阻滞作用
新霉素	口服避孕药（含雌激素）	可能导致避孕失败
	胡萝卜素、葡萄糖液、铁剂、洋地黄类、氟尿嘧啶、甲氨蝶呤、青霉素 V、维生素 A 或维生素 B_{12}	B 药的吸收减少

（续表）

抗感染药（A 药）	其他药物（B 药）	作用
新霉素	其他具有潜在耳、肾毒性药物	增加耳毒性与肾毒性
	神经肌肉阻滞药	增加神经肌肉阻滞作用
四环素	制酸药如碳酸氢钠，含钙、镁、铁等金属离子的药物	A 药吸收减少
	全身麻醉药甲氧氟烷、强利尿药	增强肾毒性
	与其他肝毒性药物（如抗肿瘤化疗药物）	加重肝损害
	考来烯胺、考来替泊	影响 A 药的吸收
	口服避孕药（含雌激素）	可能导致避孕失败，并增加出血的发生率
	抗凝药	A 药可抑制血浆凝血酶原的活性，接受抗凝治疗的患者需要调整剂量
土霉素	同四环素	
多西环素	地高辛	增加 B 药的吸收，导致 B 药中毒
	巴比妥类、苯妥英或卡马西平	A 药血药浓度降低
	其余同四环素	
米诺环素	地高辛	增加 B 药的吸收，导致中毒
	其余同四环素	
红霉素	地高辛、茶碱类药物、环孢素、卡马西平和丙戊酸钠等抗癫痫药物	B 药血药浓度升高，发生毒性反应
	洛伐他汀	抑制 B 药代谢而使血药浓度上升，可能引起横纹肌溶解
	咪达唑仑或三唑仑	减少 B 药的清除而增强其作用
	芬太尼	延长 B 药的作用时间

（续表）

抗感染药（A 药）	其他药物（B 药）	作用
红霉素	抗组胺药及促胃动力药西沙必利	可出现 Q-T 间期延长及严重心律失常
	酒石酸麦角胺	可致急性麦角中毒
	华法林	导致凝血酶原时间延长，从而增加出血危险性
	溴隐亭、他克莫司	B 药血药浓度升高
	肝毒性药物	增强肝毒性
	耳毒性药物	增加耳毒性
	口服避孕药	阻挠性激素类的肠肝循环，使 B 药药效降低
阿奇霉素	含铝或镁的抗酸药	降低 A 药的血药峰浓度
	香豆素类口服抗凝药	抗凝作用增强
	阿司咪唑	引起致命的 B 药中毒
	麦角类衍生物	可致急性麦角中毒
	特非那定、环孢素、地高辛、茶碱、三唑仑、卡马西平、环己巴比妥、苯妥英钠	B 药血药浓度升高
琥乙红霉素	卡马西平和丙戊酸钠等抗癫痫药	B 药血药浓度增高而发生毒性反应
	抗组胺药促胃动力药西沙必利	可出现 Q-T 间期延长及严重心律失常
	环孢素	B 药血药浓度增加而产生肾毒性
	芬太尼	延长 B 药的作用时间
	华法林	导致凝血酶原时间延长，从而增加出血危险性

（续表）

抗感染药（A 药）	其他药物（B 药）	作用
琥乙红霉素	黄嘌呤类药物	血清氨茶碱浓度升高和 / 或毒性反应增加
	肝毒性药物	增强肝毒性
	耳毒性药物	增加耳毒性
	洛伐他汀	抑制 B 药代谢而使血浓度上升，可能引起横纹肌溶解
	咪达唑仑或三唑仑	减少 B 药的清除而增强其作用
罗红霉素	麦角碱、二氢麦角碱、溴隐亭、特非那定及西沙必利	不宜配伍
乙酰螺旋霉素	麦角衍生物类药物	不宜同时服用
克拉霉素	与细胞色素 P450 3A 相关的药物［阿普唑仑、卡马西平、西洛他唑、环孢菌素、麦角生物碱、甲泼尼龙、咪达唑仑、奥美拉唑、口服抗凝剂（如华法林）、西地那非、辛伐他汀、他克莫司 、三唑仑和长春花碱等］	B 药血药浓度升高
	HMG-CoA 还原酶抑制药（如洛伐他汀和辛伐他汀）	有横纹肌溶解的报道
	阿司咪唑	导致 Q-T 间期延长，但无任何临床症状，合用禁忌
	西沙必利、匹莫齐特、特非那定	B 血药浓度升高，导致 Q-T 间期延长，心律失常如室性心动过速、室颤和充血性心力衰竭
	地高辛	B 药血药浓度升高
	齐多夫定	A 药会干扰 B 药的吸收，使其稳态血药浓度下降
	利托那韦	A 药代谢会明显被抑制
	氟康唑	A 药血药浓度增加

（续表）

抗感染药（A 药）	其他药物（B 药）	作用
氯霉素	抗癫痫药（乙内酰脲类）	B 药作用增强或毒性增加
	降血糖药（如甲苯磺丁脲）	由于蛋白结合部位被替代，可增强 B 药降糖作用
	含雌激素的避孕药	避孕的可靠性降低，及经期外出血增加
	维生素 B_6	拮抗 B 药的作用，使 B 药经肾排泄量增加，可导致贫血或周围神经炎的发生
	维生素 B_{12}	拮抗 B 药的造血作用
	抗肿瘤药物、秋水仙碱、羟基保泰松、保泰松和青霉胺等	增强骨髓抑制作用
	诱导麻醉药阿芬太尼	延长 B 药作用时间
	苯巴比妥、利福平等肝药酶诱导剂	A 药血药浓度降低
林可霉素	吸入性麻醉药	增强 B 药的神经肌肉阻断现象，导致骨骼肌无力和呼吸抑制或麻痹（呼吸暂停）
	抗蠕动止泻药、含白陶土止泻药	有引起伴严重水样腹泻的假膜性小肠结肠炎可能
	白陶土止泻药	A 药吸收减少
	抗肌无力药	B 药对骨骼肌的效果减弱
	阿片类镇痛药	A 药的呼吸抑制作用与 B 药的中枢呼吸抑制作用可因累加现象而有导致呼吸抑制延长或引起呼吸麻痹（呼吸暂停）的可能
	肌肉松弛药	增强 B 药的作用
克林霉素	同林可霉素	

（续表）

抗感染药（A 药）	其他药物（B 药）	作用
利福平	乙醇	A 药肝毒性增加
	对氨基水杨酸盐、苯巴比妥类	影响 A 药的吸收
	异烟肼	肝毒性发生危险增加，尤其是原有肝功能损害者和异烟肼快乙酰化患者
	制酸药	明显降低 A 药的生物利用度
	肾上腺皮质激素（糖皮质激素、盐皮质激素）、抗凝药、氨茶碱、茶碱、氯霉素、氯贝丁酯、环孢素、维拉帕米、妥卡尼、普罗帕酮、甲氧苄啶、香豆素或茚满二酮衍生物、口服降血糖药、促皮质素、氨苯砜、洋地黄苷类、丙吡胺、奎尼丁等	B 药药效减弱
	达卡巴嗪、环磷酰胺	增加 B 药的代谢，形成烷化代谢物，促使白细胞减低
	美沙酮、美西律、左甲状腺素、苯妥英钠、地西泮	B 药血药浓度减低
	丙磺舒	A 药血药浓度增高并产生毒性反应
	咪康唑	B 药血药浓度减低
利福霉素	同利福平	
万古霉素	全身麻醉药硫喷妥钠等	可出现红斑、组胺样潮红、过敏反应等副作用
	有肾毒性和耳毒性的药物氨基糖苷类抗生素阿米卡星、妥布霉素等，含铂抗肿瘤药物顺铂等	加重肾毒性或耳毒性
	有肾毒性药物两性霉素 B、环孢素	加重肾毒性
去甲万古霉素	同万古霉素	
替考拉宁	环丙沙星	增加发生惊厥的危险
	氨基糖苷类、两性霉素 B、利尿药、环孢素	增加肾毒性或耳毒性

（续表）

抗感染药（A 药）	其他药物（B 药）	作用
多黏菌素 B	环孢素、两性霉素 B、氨基糖苷类、万古霉素等有肾毒性的药物	加重肾毒性
	肌肉松弛药	加重神经肌肉阻滞作用
黏菌素	同多黏菌素 B	
呋喃妥因	可导致溶血的药物	增加溶血反应的可能
	神经毒性药物	增加神经毒性
	肝毒性药	增加肝毒性反应
	丙磺舒	抑制 A 药的肾小管分泌，导致 A 药的血药浓度增高和 / 或血清半衰期延长，而尿浓度则降低
呋喃唑酮	三环类抗抑郁药	可引起急性中毒性精神病
	左旋多巴	增强 B 药的作用
	拟交感胺、富含酪胺食物、食欲抑制药、单胺氧化酶抑制剂等	增强 A 药的作用
甲硝唑	土霉素	干扰 A 药清除阴道滴虫的作用
	糖皮质激素	A 药血药浓度下降
	其余同替硝唑	
替硝唑	华法林和其他口服抗凝药	抑制 B 药的代谢，引起凝血酶原时间延长
	苯妥英钠、苯巴比妥	加强 A 药代谢，使血药浓度下降，并使 B 药排泄减慢
	西咪替丁	减慢 A 药在肝内的代谢及其排泄，延长 A 药的血消除半衰期
	酒精	A 药干扰双硫仑代谢，饮酒后可出现精神症状

（续表）

抗感染药（A 药）	其他药物（B 药）	作用
奥硝唑	华法林	增强 B 药的抗凝作用
	巴比妥类药物、雷尼替丁和西咪替丁	A 药加速消除而降效
	苯妥英钠	A 药血药浓度下降，B 药排泄减慢
左旋奥硝唑	同奥硝唑	
磺胺甲噁唑、磺胺嘧啶	尿碱化药	增加 A 药在碱性尿中的溶解度，使排泄增多
	口服抗凝药、口服降血糖药、甲氨蝶呤、苯妥英钠	B 药作用时间延长或毒性发生
	骨髓抑制药	增强 B 药对造血系统的不良反应
	避孕药（雌激素类）	导致避孕的可靠性减小，并增加经期外出血的机会
	溶栓药	可能增大潜在的毒性作用
	维生素 K	患者对 B 药的需要量增加
甲氧苄啶	环孢素	增加肾毒性
	苯妥英钠	B 药清除率降低，$t_{1/2}$ 延长
	普鲁卡因胺	B 药血药浓度升高
	华法林	增强抗凝作用
吡哌酸	丙磺舒	延迟 A 药的排泄，使 A 药血浓度增高而产生毒性
	咖啡因	B 药半衰期延长
	茶碱	B 药血药浓度升高，出现茶碱中毒症状
诺氟沙星	尿碱化剂	减少 A 药在尿中的溶解度，导致结晶尿和肾毒性
	茶碱类	B 药血药浓度升高，出现茶碱中毒症状

（续表）

抗感染药（A 药）	其他药物（B 药）	作用
诺氟沙星	环孢素	B 药血药浓度升高，须调整 B 药的剂量
	华法林	增强 B 药的抗凝作用
	丙磺舒	减少 A 药自肾小管分泌约 50%，A 药血药浓度增高
	多种维生素，或其他含铁、锌离子的制剂及含铝或镁的制酸药	减少 A 药的吸收
	咖啡因	B 药清除减少，血消除半衰期延长，并可能产生中枢神经系统毒性
环丙沙星	奥美拉唑	A 药的 C_{max} 和 AUC 轻度减少
	甲氨蝶呤、氯氮平	B 药血药浓度升高
	格列苯脲	增强 B 药的作用
	非甾体抗炎药	可诱发惊厥
	其余同诺氟沙星	
氧氟沙星、左氧氟沙星	茶碱	B 药血药浓度升高，出现茶碱中毒症状
	华法林或其衍生物	增强 B 药的抗凝作用
	非甾体抗炎药	有引发抽搐的可能
	口服降血糖药	可能引起血糖失调，包括高血糖及低血糖
吉米沙星	抗酸药、抗逆转录病毒药（如去羟肌苷）、其他含镁或铝的制剂、硫糖铝以及含铁或锌的矿物质	减少 A 药的吸收，至少需要在口服 A 药 4 小时前或 2 小时后服用
	丙磺舒	延迟 A 药的排泄，使 A 药血浓度增高而产生毒性
	含镁、铝、铁、锌等金属离子的药物	减少 A 药的吸收，至少需要在口服 A 药 4 小时前或 2 小时后服用

（续表）

抗感染药（A 药）	其他药物（B 药）	作用
莫西沙星	抗酸药、抗逆转录病毒药（如去羟肌苷）、其他含镁或铝的制剂以及含铁或锌的矿物质	减少 A 药的吸收，至少需要在口服 A 药 4 小时前或 2 小时后服用
	能延长 Q-T 间期的药物，如西沙必利、红霉素、阿米替林、Ⅰa 或Ⅲ类抗心律失常药、抗精神病药、三环类抗抑郁药	导致 Q-T 间期延长的不良反应增加
	口服抗凝药	增强抗凝作用
	口服活性炭	阻止 A 药 80% 的吸收
夫西地酸	阿托伐他汀	两者血药浓度明显升高，引起肌酸激酶浓度上升
	利托那韦	两者血药浓度明显升高，导致肝毒性增加
	沙奎那韦	两者血药浓度明显升高，导致肝酶升高和黄疸
利奈唑胺	选择性 5- 羟色胺再摄取抑制剂	引起中枢神经系统毒性或高血清素综合征，至少间隔 14 天使用
	多巴胺、肾上腺素等肾上腺素能样药物	增强 B 药的升压反应
	苯丙醇胺或伪麻黄碱	引起血压正常患者的血压升高
	利福平	引起 A 药血药浓度明显下降
异烟肼	乙醇	易引起 A 药诱发的肝脏毒性反应，并加速 A 药的代谢
	肾上腺皮质激素（尤其泼尼松龙）	A 药血药浓度降低
	抗凝血药（如香豆素或茚满二酮衍生物）	B 药抗凝作用增强
	维生素 B_6	增加 B 药经肾排出量，易致周围神经炎的发生
	其他神经毒性药物	增加神经毒性
	环丝氨酸	增加中枢神经系统的不良反应（如头昏或嗜睡）

（续表）

抗感染药（A 药）	其他药物（B 药）	作用
异烟肼	乙硫异烟胺、吡嗪酰胺、利福平等其他有肝毒性的抗结核药	增加肝毒性
	卡马西平	B 药血药浓度增高；A 药肝毒性的中间代谢物增加
	乙酰氨基酚	增加肝毒性和肾毒性
	阿芬太尼	延长 A 药的作用
	双硫仑	增强中枢神经系统作用
	恩氟烷	增加具有肾毒性的无机氟代谢物的形成
	苯妥英钠或氨茶碱	抑制 B 药在肝脏中的代谢，而导致 B 药血药浓度增高，合用时 B 药的剂量应适当调整
	麻黄碱、颠茄	发生或增加不良反应
乙胺丁醇	乙硫异烟胺	增加不良反应
	氢氧化铝	减少 A 药的吸收
	神经毒性药物	增加 A 药的神经毒性，如视神经炎
吡嗪酰胺	别嘌醇、秋水仙碱、丙磺舒	增加血尿酸浓度而降低 B 药对痛风的疗效
	乙硫异烟胺	增强不良反应
	环孢素	B 药血浓度可能减低
利福喷丁	同利福平	
利福布汀	同利福平	
对氨基水杨酸钠	抗凝药（香豆素或茚满二酮衍生物）	增强抗凝作用
	乙硫异烟胺	增加不良反应

（续表）

抗感染药（A 药）	其他药物（B 药）	作用
对氨基水杨酸钠	丙磺舒	B 药血药浓度增高和持续时间延长及毒性反应发生
	利福平	B 血药浓度降低
卷曲霉素	氨基糖苷类	可增加耳毒性、肾毒性和神经肌肉阻滞作用
	两性霉素 B、万古霉素、环孢素、顺铂、呋塞米	增加耳毒性及肾毒性
	抗组胺药、吩噻嗪类、噻吨类	合用可能掩盖耳鸣、头昏或眩晕等耳毒性症状
	肌肉松弛药	增加 B 药对骨骼肌的作用
	多黏菌素类	肾毒性或神经肌肉阻滞作用可能增加
	阿片类镇痛药	两者的中枢呼吸抑制作用可能相加，导致呼吸抑制作用加重或抑制时间延长或呼吸麻痹
丙硫异烟胺	环丝氨酸	可使中枢神经系统反应发生率增加，尤其是全身抽搐症状
	其他抗结核药	可能加重不良反应
	维生素 B_6	增加 B 药肾脏排泄
氨苯砜	丙磺舒	A 药血药浓度高而持久，易发生毒性反应
	利福平	A 药血药浓度降低
	骨髓抑制药物	不宜合用，可加重白细胞和血小板减少的程度
	其他溶血药物	加剧溶血反应
	甲氧苄啶	两者的血药浓度均可增高
	去羟肌苷	减少 A 药的吸收

（续表）

抗感染药（A 药）	其他药物（B 药）	作用
氯法齐明	氨苯砜	A 药抗炎作用下降，但不影响抗菌作用
	利福平	减少 B 药的吸收率并延迟其达峰时间
沙利度胺	地塞米松	发生中毒性表皮坏死松解症和静脉血栓栓塞的危险性增加
	巴比妥类药物	增强 B 药的作用
拉米夫定	具有相同排泄机制的药物（如甲氧苄啶、磺胺甲嗯唑）	A 药血药浓度升高 40%
	齐多夫定	增加 B 药的血药峰浓度，但不影响两者的消除和药时曲线下面积
	扎西他滨	抑制 B 药在细胞内的磷酸化，两组不宜合用
阿德福韦酯	布洛芬	A 药的生物利用度增加
	可能影响肾功能的药物如环孢素、他克莫司、氨基糖苷类药物、万古霉素、非甾体抗炎药等	可能引起肾功能损害
恩替卡韦	降低肾功能或竞争性通过主动肾小球分泌的药物	可能增加 B 药的血药浓度
替比夫定	其他经肾小管分泌的药物或改变肾小管分泌功能的药物	可以增加 A 药或 B 药的血药浓度
	干扰素、聚乙二醇干扰素	可能增加周围神经病变的风险
替诺福韦酯	去羟肌苷	B 药的峰浓度和药时曲线下面积增高
	HIV 蛋白酶抑制剂如阿扎那韦	B 药的谷浓度和药时曲线下面积减少
	HIV 蛋白酶抑制剂如洛匹那韦 / 利托那韦、达芦那韦 / 利托那韦	A 浓度升高
	导致肾功能降低或与肾小管主动清除竞争的药物	两者血药浓度均升高
丙酚替诺福韦	卡马西平、奥卡西平、苯妥英钠、苯巴比妥、利福平、利福喷丁等	预计降低 A 药血药浓度
	伊曲康唑	预计升高 A 药的血药浓度

（续表）

抗感染药（A 药）	其他药物（B 药）	作用
索磷布韦	P 糖蛋白诱导剂类药物或强效细胞色素 P450 诱导剂类药物如利福平、利福布汀、卡马西平、苯巴比妥和苯妥英钠	可能降低 A 药的血浆药物浓度
索磷布韦 / 维帕他韦	同索磷布韦	可能降低索磷布韦或维帕他韦的血浆浓度
可洛派韦	CYP3A4 诱导剂或 P 糖蛋白诱导剂	可能降低 A 药的血药浓度
	CYP3A4 抑制剂或 P 糖蛋白抑制剂	可能升高 A 药的血药浓度
格卡瑞韦 / 哌仑他韦	地高辛、索磷布韦、HMG-COA 还原酶抑制剂	增加 B 药血药浓度
	卡马西平、依非韦伦	降低 A 药的血药浓度
索磷维伏（索磷布韦 / 维帕他韦 / 伏西瑞韦）	维帕他韦、伏西瑞韦、达比加群酯、瑞舒伐他汀、替诺福韦、阿扎那韦、环孢素	增加 B 药的血药浓度
	利福平、利福布汀、卡马西平、苯巴比妥和苯妥英钠	可能降低 A 药的血浆药物浓度
来迪派韦 / 索磷布韦	P 糖蛋白诱导剂类药物或强效细胞色素 P450 诱导剂类药物如利福平、利福布汀、卡马西平、苯巴比妥和苯妥英钠、抗酸剂、H_2 受体拮抗剂、质子泵抑制剂	可能降低 A 的血浆药物浓度
	地高辛、达比加群酯	可能增加 A 药的血浆药物浓度
艾尔巴韦 / 格拉瑞韦	萘夫西林、波生坦、依曲韦林、莫达非尼	可能降低 A 药的血浆药物浓度
	他克莫司、HMG-COA 还原酶抑制剂、舒尼替尼	可能增加 B 药的血药浓度
达诺瑞韦	酮康唑、环孢素、达芦那韦、阿扎那韦	可能增加 A 药的血浆药物浓度
	依非韦伦	可能降低 A 药的血浆药物浓度
拉维达韦	利福平、利福布汀、卡马西平、苯巴比妥和苯妥英钠、抗酸剂、质子泵抑制剂、H_2 受体拮抗剂、地高辛	可能降低 A 药的血浆药物浓度

（续表）

抗感染药（A 药）	其他药物（B 药）	作用
依米他韦	HMG-COA 还原酶抑制剂、索磷布韦、达比加群酯	可能增加 B 药的血药浓度
重组人干扰素 α-2b	西咪替丁、华法林、茶碱、地西泮、普萘洛尔等	会改变某些酶的活性，尤其可减低细胞色素酶 P450 的活性，因此 B 药代谢受到影响
聚乙二醇干扰素 α-2a	茶碱 有神经毒性、血液毒性和心脏毒性的药物	B 药血药浓度升高 可增加毒性
聚乙二醇干扰素 α-2b	同聚乙二醇干扰素 α-2a	
利巴韦林	齐多夫定	抑制 B 药转化成活性型产物
奥司他韦	丙磺舒	A 药活性代谢产物的机体利用度提高两倍
	由肾脏分泌且安全范围窄的药物	谨慎合用
金刚烷胺	乙醇	中枢神经系统作用增强
	抗胆碱能药物及抗帕金森药物（如苯海索、东莨菪碱）	B 药作用增强：口干、共济失调、视物模糊、口齿不清、中枢性精神病
	地高辛	B 药水平升高
金刚乙胺	其他金刚烷胺类与中枢神经系统药物（如抗组胺药、吩噻嗪类、抗抑郁药及安定药）	可使中枢副作用增强
沙奎那韦	利福平	A 药血浓度降低约 20%
	利福布汀	A 药血浓度降低约 40%
	可待因、氢吗啡酮、吗啡、美沙酮	B 水平下降
	卡马西平、氯硝西泮、苯妥英、苯巴比妥	A 水平下降，B 药水平升高
	钙离子通道阻滞剂、环孢素、地高辛、麦角衍生物	B 药水平升高

（续表）

抗感染药（A 药）	其他药物（B 药）	作用
沙奎那韦	克拉霉素、红霉素	A 药和 B 药水平升高
	皮质类固醇：泼尼松、地塞米松	A 药水平下降，B 药水平升高
	葡萄柚汁	A 药血药浓度升高
	可诱导 CYP3A4 同工酶的药物如苯巴比妥、苯妥英和卡马西平等	A 药血药浓度降低
	CYP3A4 同工酶代谢底物的药物如钙离子通道阻滞剂、奎尼丁、三唑仑	A 药血药浓度升高
	CYP3A4 同工酶的抑制剂等	A 药血药浓度升高
阿昔洛韦	干扰素或甲氨蝶呤（鞘内）	可能引起精神异常
	肾毒性药物	加重肾毒性
	丙磺舒	A 药排泄减慢，半衰期延长，体内药物蓄积
伐昔洛韦	丙磺舒	A 药排泄减慢，半衰期延长，体内药物蓄积
泛昔洛韦	其他由醛类氧化酶催化代谢的药物	发生相互作用
	丙磺舒或其他明显由肾小管主动分泌排泄的药物	A 药血药浓度升高
喷昔洛韦	尚不明确	
更昔洛韦	影响造血系统的药物、骨髓抑制剂及放射治疗等	增强对骨髓的抑制作用
	肾毒性药物（如两性霉素 B、环孢素）	加强肾功能损害，A 药经肾排出量减少而引起毒性反应
	齐多夫定	增强对造血系统的毒性
	去羟肌苷	B 药药时曲线下面积显著增加
	亚胺培南 / 西司他丁	可发生全身抽搐

（续表）

抗感染药（A药）	其他药物（B药）	作用
更昔洛韦	丙磺舒或抑制肾小管分泌的药物	A药肾清除量减少约22%，药时曲线下面积增加约53%，易产生毒性反应
	氨苯砜、喷他脒、氟胞嘧啶、长春花碱、多柔比星、甲氧苄啶、磺胺类及核苷类药物	避免合用
碘苷	硼酸	使A药失效及眼部毒性作用增强
阿糖腺苷	别嘌呤醇	可加重A药的神经系统毒性
	干扰素	可加重不良反应
酞丁安	尚不明确	
膦甲酸钠	其他肾毒性药如氨基糖苷类抗生素、两性霉素B等	可增加肾毒性
	戊烷脒注射剂	可能有发生贫血的危险，引起低血钙、低血镁和肾毒性
	齐多夫定	可能加重贫血，但未发现加重骨髓抑制的现象
两性霉素B	肾上腺皮质激素	在控制A药的药物不良反应时可合用，但一般不推荐两者同时应用，因可加重A药诱发的低钾血症。如需要同用时则B药宜用最小剂量和最短疗程，并须监测患者的血钾浓度和心脏功能
	洋地黄苷	A药所致的低钾血症可增强潜在的洋地黄毒性，两者同用时应严密监测血钾浓度和心脏功能
	氨基糖苷类、抗肿瘤药物、卷曲霉素、多黏菌素类、万古霉素等肾毒性药物	增加肾毒性
	骨髓抑制剂、放射治疗等	可加重患者贫血
	肌肉松弛药	加强B药的作用，两者同用时须监测血钾浓度

（续表）

抗感染药（A 药）	其他药物（B 药）	作用
两性霉素 B	尿液碱化药	增强 A 药的排泄，并防止或减少肾小管酸中毒发生的可能
氟康唑	异烟肼或利福平	A 药血药浓度降低
	甲苯磺丁脲、氯磺丁脲和格列吡嗪等磺酰脲类降血糖药	B 药血药浓度升高，可能导致低血糖
	环孢素、茶碱、苯妥英钠、西沙必利、阿司咪唑、利福布汀、他克莫司、齐多夫定	B 药血药浓度升高，致毒性反应发生的危险性增加
	氢氯噻嗪	A 药血药浓度升高
	华法林等双香豆素类抗凝药	增强抗凝作用
	特非那定	Q-T 间期延长
	西沙必利	可出现心脏不良反应，包括尖端扭转型室性心动过速
伊曲康唑	利福平、苯巴比妥、苯妥英钠	A 药血药浓度降低
	环孢素	A 药血药浓度升高
	胃酸中和药物（如氢氧化铝）、胃酸分泌抑制剂（如 H_2 受体拮抗剂，质子泵抑制剂）	胃酸降低时会影响 A 药的吸收。患者应在服用 A 药至少 2 小时后再服用 B 药
	特非那定、西沙必利、口服咪达唑仑和三唑仑	抑制 B 药的代谢，不宜联合使用
	口服抗凝剂、地高辛、环孢素、全身应用的甲泼尼龙、长春花生物碱	B 药血药浓度升高
	二氢吡啶类钙通道阻滞剂和奎尼丁	应监测不良反应，如水肿和耳鸣 / 听力下降

（续表）

抗感染药（A 药）	其他药物（B 药）	作用
伏立康唑	细胞色素 P450 同工酶抑制剂，如 HIV 蛋白酶抑制剂，奥美拉唑等	A 药血药浓度升高
	CYP3A4 底物，如特非那定、西沙必利、匹莫齐特或奎尼丁	B 药血浓度升高，从而导致 Q-T 间期延长，并且偶见尖端扭转性型性心动过速，禁止合用
	细胞色素 P450 同工酶诱导剂利福平、卡马西平和苯巴比妥	A 药血药浓度降低，禁止合用
	麦角生物碱类药物（麦角碱、二氢麦角碱）	可导致麦角中毒
	香豆素类药物、他汀类药物、磺脲类药物、苯二氮䓬类药物、长春花生物碱类药物、非核苷类逆转录酶抑制剂、西罗莫司、环孢素、他克莫司、美沙酮等	B 药血药浓度升高，尽量避免合用
	苯妥英、依非韦伦	B 药血药浓度升高，A 药血药浓度降低，避免合用
泊沙康唑	通过 CYP3A4 代谢的免疫抑制剂如西罗莫司、他克莫司和环孢素	升高 B 药血药浓度，须监测免疫抑制剂血药浓度
	CYP3A4 底物（匹莫齐特和奎尼丁）	可导致 Q-T 间期延长和尖端扭转型室性心动过速
	通过 CYP3A4 代谢的 HMG-CoA 还原酶抑制剂（阿托伐他汀、洛伐他汀和辛伐他汀）	联合使用阿托伐他汀、洛伐他汀和辛伐他汀的血药浓度会增加，从而会导致横纹肌溶解
	麦角生物碱	B 药血浆浓度升高，可导致麦角中毒
	通过 CYP3A4 代谢的苯二氮䓬类药物，如咪达唑仑、阿普唑仑和三唑仑	B 药的血药浓度升高
	抗 HIV 药物，如阿扎那韦、利托那韦	B 药的血药浓度升高
	抗 HIV 药物，如依非韦伦、福沙那韦等	A 药的血药浓度降低

（续表）

抗感染药（A 药）	其他药物（B 药）	作用
卡泊芬净	环孢素	A 药药时曲线下面积增加
	他克莫司	B 药血药浓度降低
	药物清除诱导剂和 / 或混合的诱导剂 / 抑制剂（如依非韦伦、奈非那韦、奈韦拉平、利福平、地塞米松、苯妥英或卡马西平等）	A 药血药浓度产生临床意义的下降
米卡芬净	硝苯地平或西罗莫司	B 药血药浓度升高
特比萘芬	肝药酶抑制剂（如西咪替丁）	减少 A 药的代谢
	咖啡因	延长 B 药的半衰期
	口服避孕药	可能发生月经不调
	肝药酶诱导剂（如苯巴比妥、利福平等）	增加 A 药的代谢
	由 CYP2D6 酶代谢的药物（如三环类抗抑郁药等）	A 药会抑制 B 药的代谢
氟胞嘧啶	骨髓抑制药	增加毒性反应，尤其是造血系统的不良反应
	阿糖胞苷	灭活 A 药的抗真菌活性
氯喹	保泰松	易引起过敏性皮炎
	氯丙嗪	易加重肝脏负担
	链霉素	加重神经肌肉接头抑制作用
	洋地黄类	易引起心脏传导阻滞
	肝素或青霉胺	增加出血机会
	氯化铵	可加速 A 药排泄而降低血中浓度
	单胺氧化酶抑制剂	可增加毒性

（续表）

抗感染药（A 药）	其他药物（B 药）	作用
氯喹	氟羟氢化泼尼松	易致剥脱性红皮病
羟氯喹	西咪替丁	A 药血药浓度升高
	地高辛	B 药血药浓度升高
	美托洛尔	增加 B 药的生物利用度
	金硫葡糖	可能诱导血液恶病质，增加出现血液恶病质的风险
	抗酸药	减少 A 药的吸收
奎宁	制酸药及含铝制剂	能延缓或减少 A 药的吸收
	抗凝药	抗凝作用可增强
	肌肉松弛药如琥珀胆碱、筒箭毒碱等	可能会引起呼吸抑制
	奎尼丁	金鸡纳反应可增加
	尿液碱化剂如碳酸氢钠等	A 药血药浓度与毒性增加
	维生素 K	增加 A 药的吸收
	吩噻嗪类、噻吨类、氨基糖苷类抗生素	可导致耳鸣、眩晕
	硝苯地平	游离的 A 药浓度增加
咯萘啶	伯氨喹	有较好的根治间日疟作用
双氢青蒿素	尚不明确	
蒿甲醚	尚不明确	
伯氨喹	米帕林及氯胍	A 药血药浓度大大提高，维持时间也延长，毒性增加，但疗效未见增加
	其他具有溶血作用和抑制骨髓造血功能的药物	不宜合用

（续表）

抗感染药（A 药）	其他药物（B 药）	作用
乙胺嘧啶	金硫葡糖	增加发生血液病的危险
	磺胺类或砜类，甲氧苄啶	在叶酸代谢的两个环节上起双重抑制作用，可增强预防效果并延缓耐药性的发生，但也可导致巨幼细胞贫血或全血细胞减少
	叶酸	有拮抗作用，降低 A 药的疗效
	劳拉西泮	可致肝功能损害
喷他脒	西多福韦	增加肾毒性
	膦甲酸	可致低钙血症
	扎西他滨	发生胰腺炎的危险增加
	格帕沙星	增加对心脏的毒性
	司帕沙星	延长 Q-T 间期或引起尖端扭转型室性心动过速
伊维菌素	阿苯达唑	增强对丝虫病的疗效
阿苯达唑	西咪替丁、地塞米松或吡喹酮	增加不良反应的发生率
	茶碱	抑制 B 药的代谢，可致茶碱毒性反应
甲苯咪唑	西咪替丁	A 药血药浓度升高
	卡马西平、磷苯妥英或苯妥英钠	加速 A 药的代谢，血药浓度降低
氯硝柳胺	尚不明确	
哌嗪	氯丙嗪	有可能引起抽搐，避免合用
	左旋咪唑	合用有协同作用

（续表）

抗感染药（A 药）	其他药物（B 药）	作用
哌嗪	吩噻嗪类药物	毒性较各自单用时高
	噻嘧啶	相互拮抗，不能合用
	亚硝基盐	在胃中可转变为致癌性物质
三苯双脒	尚不明确	
噻嘧啶	哌嗪类	相互拮抗，不能合用
左旋咪唑	噻嘧啶	可治疗严重的钩虫感染，并可提高驱除美洲钩虫的效果
	甲苯咪唑	增强驱虫疗效，并避免蛔虫游走
	氟尿嘧啶	增加肝脏毒性
	四氯化碳、四氯乙烯等脂溶性药物	毒性增加，不宜联用
	华法林	增加出血危险性

参考文献

[1] GILBERT D N，CHAMBERS H F，ELIOPOULOS G M，et al. The Sanford guide to antimicrobial therapy [M] . 51st ed. Sperryville，VA；Antimicrobial Therapy，Inc. 2021.

[2]《中国国家处方集》编委会 . 中国国家处方集 [M] . 2 版 . 北京：科学出版社，2020.

[3] 陈新谦，金有豫，汤光 . 陈新谦新编药物学 [M] . 18 版 . 北京：人民卫生出版社，2018.

[4] 国家药典委员会 . 中华人民共和国药典临床用药须知 [M] . 2015 年版 . 北京：中国医药科技出版社，2017.

[5] 卫生部合理用药专家委员会 . 中国临床医师药师用药指南 [M] . 2 版 . 重庆：重庆出版社，2014.

4-9 抗微生物药物主要不良反应

药物分类	不良反应	
青霉素类		
青霉素	1. 过敏反应：较常见，包括荨麻疹等各类皮疹、药物热、间质性肾炎、哮喘发作和血清病型反应等，过敏性休克偶见。用药前应进行青霉素皮试 2. 胃肠道反应：口服青霉素可引起舌炎、胃炎、恶心、呕吐、腹泻等，全身给药有时也可引起恶心、食欲缺乏等反应 3. 肝功能异常：轻者为一过性转氨酶升高，重者可发生胆汁淤积性肝炎。耐酶青霉素发生率较高，氟氯西林报道最多 4. 青霉素脑病：大剂量静脉滴注或鞘内给药可导致抽搐、肌肉阵挛、昏迷及严重精神症状，多见于婴儿、老年人和肾功能不全患者 5. 血液系统异常：青霉素类可引起溶血性贫血、中性粒细胞减少症或白细胞减少症等 6. 二重感染：可出现耐青霉素金黄色葡萄球菌、革兰氏阴性杆菌或念珠菌二重感染	青霉素治疗梅毒、钩端螺旋体病等疾病时可发生赫氏反应
普鲁卡因青霉素		
苄星青霉素		
青霉素 V		
氟氯西林		
氨苄西林		国内有引起剥脱性皮炎的报道
磺苄西林		
阿莫西林		有引起急性肾功能衰竭、出血性肠炎以及腹绞痛等的报道
阿莫西林 / 克拉维酸		国内报道少见的不良反应包括肝毒性反应、消化性溃疡、出血性肠炎、粒细胞减少、多形性红斑等
氨苄西林 / 舒巴坦		药疹发生率为 1.2%，静脉滴注过快可引起血栓性静脉炎
替卡西林		可引起注射部位疼痛和静脉炎、电解质紊乱（低钾血症或高钠血症）、剂量依赖性凝血功能障碍、紫癜和出血、出血性膀胱炎，尤其是肺囊性纤维化患者
替卡西林 / 克拉维酸		国外文献报道克拉维酸可引起罕见的可逆性胆汁淤积性肝炎
哌拉西林		
哌拉西林 / 他唑巴坦		可导致急性泛发性发疹性脓疱病、药物疹伴嗜酸性粒细胞增多和系统症状（DRESS）等疾病的相关风险警示；有引起腹泻，肾毒性，烦躁，抽搐，白细胞、血小板减少，严重粒细胞减少的报道

（续表）

药物分类	不良反应	
美洛西林		严重不良反应包括急性肾功能衰竭、低钾血症、频发室性期前收缩、出血性膀胱炎、生殖器水肿和排尿困难等
阿洛西林		个别病例可见凝血功能异常、电解质紊乱（高钠血症）
头孢菌素类		
头孢唑林钠	1. 过敏反应：发生率为 0.5%~10%，临床主要表现为皮疹、嗜酸性粒细胞增多、发热、哮喘，严重者可致过敏性休克 2. 胃肠道反应：恶心、呕吐、腹泻、上腹部不适等较为常见 3. 凝血功能障碍：头孢菌素可引起凝血时间延长，出血倾向，与头孢菌素影响肠道维生素 K 合成和血小板功能障碍有关 4. 血液系统影响：主要表现为白细胞与血小板下降、急性溶血性贫血等 5. 神经系统反应：可引起轻度的神经系统症状，如头痛、头晕、感觉异常，发生率 1%~2%，剂量过大可引起头孢菌素脑病 6. 对肝肾功能影响：偶可引起转氨酶（GPT、GOT）、碱性磷酸酶（ALP）一过性增高，头孢菌素对肾小管有直接毒性，主要表现为肉眼血尿、血肌酐和尿素氮升高 7. 二重感染：长期使用可导致念珠菌、胃肠菌群失调，导致罕见的假膜性结肠炎症状	有引起天疱疮、双硫仑样反应的报道
头孢拉定		文献报道可引起血尿、急性肾功能损害、肌阵挛、心律失常以及头孢菌素脑病等反应
头孢氨苄		偶有患者出现库姆斯试验（Coombs 试验）阳性
头孢羟氨苄		
头孢硫脒		有引起过敏性休克、血管神经性水肿的报道
头孢呋辛		偶见 Coombs 试验阳性，静脉输注偶会出现血栓性静脉炎，国内尚有引起听力损伤、患儿嗜睡、过敏性紫癜肾炎、急性肾功能衰竭和阴茎血管性水肿的报道
头孢呋辛酯		偶见肌肉痉挛、肌强直、颈部肌肉痉挛、胸痛 / 发绀、尿道出血 / 疼痛、心动过速、咀嚼肌痉挛的报道
头孢克洛		有引起幻觉、血小板减少、锥体外系反应、过敏性紫癜、与乙醇联用引起双硫仑样反应的报道
头孢替安		偶尔发生伴随发热、咳嗽、呼吸困难、胸部 X 线异常、嗜酸性粒细胞增高等症状的间质性肺炎 有与乙醇联用引起双硫仑样反应的报道

（续表）

药物分类	不良反应	
头孢地尼		
头孢唑肟		有引起中枢神经系统反应以及全身酸痛等反应的报道
头孢丙烯		
头孢噻肟钠		有顽固性呃逆、急性心衰、心肌缺血、癫痫大发作、头部麻木、白细胞减少、肝功能损伤等报道
头孢曲松钠		导致急性全身性皮疹性脓疱病等风险提示；不能加入哈特曼氏及林格氏等含有钙的溶液中使用。与含钙剂或含钙产品合并用药有可能导致致死性结局的不良反应。可引起钙盐胆囊沉积，停药后可消失；与含钙溶液配伍可导致新生儿或婴儿死亡；转氨酶增高，静脉用药后可发生静脉炎
头孢哌酮		引起低凝血酶原血症、凝血障碍、出血；应用本品期间饮酒或接受含酒精药物或饮料者可出现双硫仑样反应
头孢哌酮 / 舒巴坦		应用本品期间饮酒或接受含酒精药物或饮料者可出现双硫仑样反应
头孢他啶		静脉给药可出现静脉炎或血栓性静脉炎，有毒性表皮坏死和癫痫发作的罕见报道
头孢他啶 / 阿维巴坦		Coombs 试验阳性
头孢克肟		
头孢泊肟酯		偶见维生素 B 族缺乏症（舌炎、口腔炎、食欲缺乏、神经炎等）
头孢吡肟		肾功能不全患者而未调整剂量时，可引起脑病、肌痉挛、癫痫，另有引起悬雍垂水肿、血尿的报道
头孢匹罗		可出现少见的维生素 B 族缺少症（舌炎、口内炎、食欲缺乏、神经炎等）

（续表）

<table>
<tr><th>药物分类</th><th colspan="2">不良反应</th></tr>
<tr><td colspan="3">其他 β – 内酰胺类</td></tr>
<tr><td>头孢西丁</td><td colspan="2">静脉注射后可出现血栓性静脉炎，尚有引起血尿和过敏性休克的报道</td></tr>
<tr><td>头孢美唑</td><td colspan="2">GPT 上升（0.9%）、GOT 上升（0.9%）、皮疹（0.8%）、恶心及呕吐（0.2%）等。严重不良反应包括休克、急性肾功能衰竭、粒细胞缺乏症、溶血性贫血、假膜性小肠结肠炎、间质性肺炎及肺嗜酸性粒细胞浸润综合征（PIE）等</td></tr>
<tr><td>头孢米诺</td><td colspan="2">不良反应发生率为 1.8%，严重不良反应有休克、全血细胞减少症、假膜性小肠结肠炎、凝血功能障碍等</td></tr>
<tr><td>拉氧头孢</td><td colspan="2">有引起皮肤损害、过敏性休克、与乙醇联用引起双硫仑样反应、消化道出血、频发房性期前收缩、短阵性心动过速、多器官衰竭的报道</td></tr>
<tr><td>氨曲南</td><td colspan="2">不良反应发生率为 1%~1.3%，有引起“红人综合征”、急性腹痛、过敏性休克、急性喉水肿、急性再生障碍性贫血的报道</td></tr>
<tr><td>亚胺培南 / 西司他丁</td><td rowspan="3">1. 过敏反应　皮疹、嗜酸性粒细胞增多多见
2. 胃肠道反应　恶心、呕吐、腹泻、稀便、软便、腹痛等
3. 肝肾功能异常　可引起 GOT、GPT 一过性升高，肌酐、尿素氮水平升高
4. 中枢神经系统反应　亚胺培南可引起严重中枢神经系统不良反应，抽搐发生率可达 0.9%~1.2%，不可用于脑膜炎治疗；帕尼培南的抽搐发生率约为 0.03%
5. 长期使用，易致二重感染</td><td>胃肠系统、神经系统不良反应，听力障碍或视力模糊等不良反应为主；可见眩晕耳鸣、听力下降、黄绿视；其他的不良反应为变态反应、窦性心动过速、房室传导阻滞、粉红色尿、溶血危象等</td></tr>
<tr><td>美罗培南</td><td>1.8% 发生不良反应。严重不良反应包括过敏性休克、严重肾功能障碍、假膜性小肠结肠炎、间质性肺炎、PIE 综合征、中枢神经系统症状、中毒性表皮坏死松解症、史 - 约综合征、药物疹伴嗜酸性粒细胞增多和系统症状、急性泛发性发疹性脓疱病、全血细胞减少、粒细胞缺乏症、白细胞减少、黄疸等</td></tr>
<tr><td>比阿培南</td><td>2.7% 发生不良反应。严重不良反应包括休克（<0.1%）、间质性肺炎（0.1%~5%）、PIE 综合征、假膜性小肠结肠炎、肌痉挛、意识障碍、肝功能损害、黄疸、急性肾功能不全等</td></tr>
</table>

（续表）

药物分类	不良反应	
法罗培南		不良反应发生率为 5.8%。主要不良反应为：GPT 上升（3.4%）、腹泻（2.5%）、GOT 上升（2.2%）、嗜酸细胞增多（1.8%）、腹痛（0.9%）、稀便（0.7%）、皮疹（0.6%）、恶心（0.5%）等
帕尼培南 / 倍他米隆		主要不良反应为 GPT 上升（3.2%）、GOT 上升（3.0%）、嗜酸性粒细胞增多（1.1%），ALP 上升（1.0%），谷氨酰胺转肽酶（γ-GTP）上升（0.9%）、乳酸脱氢酶（LDH）上升（0.8%）等。严重不良反应包括休克、史 - 约综合征、中毒性表皮坏死松解症、急性肾衰竭、痉挛、意识障碍、假膜性小肠结肠炎、肝障碍、白细胞减少、溶血性贫血、间质性肺炎等
厄他培南		最常见不良反应为腹泻（5.5%）、注射静脉炎并发症（3.7%）、恶心（3.1%）、头痛（2.2%）、阴道炎（2.1%）、静脉炎 / 血栓性静脉炎（1.3%）和呕吐（1.1%）等，最常见的实验室检查异常为血清转氨酶水平的升高（发生率为 6%~7%）
氨基糖苷类		
链霉素	1. 肾毒性：主要损害肾近曲肾小管上皮细胞，临床主要表现为蛋白尿、管型尿、红细胞尿等，严重者致氮质血症，肾功能减退，肾小管损害程度与剂量大小、疗效长短成正比，大多数为可逆性 2. 耳毒性：①前庭功能失调，多见于链霉素、庆大霉素、妥布霉素，发生率依次为链霉素 > 庆大霉素 > 妥布霉素。②耳蜗神经损害，发生率依次为阿米卡星 > 庆大霉素 > 妥布霉素。奈替米星耳毒性较小	引起与组胺相关的药物不良反应如过敏反应（潮红、瘙痒、荨麻疹和呼吸急促）、降压反应和心跳加快；有引起尿潴留和室性期前收缩的报道
庆大霉素		有引起严重溶血性贫血、心律失常、过敏性休克的报道
妥布霉素		有过量可致小儿呼吸衰竭，以及引起过敏性哮喘、血尿、过敏性休克等的报道
阿米卡星		有致延髓麻痹、抽搐、失语、瘫痪的报道

（续表）

药物分类	不良反应	
奈替米星	3. 神经肌肉阻断作用：发生率依次为新霉素 > 链霉素 > 阿米卡星 > 庆大霉素或妥布霉素 4. 造血系统毒性反应：链霉素可引起粒细胞缺乏症，庆大霉素可引起白细胞减少 5. 过敏性反应：临床表现主要为过敏性休克、皮疹、过敏性紫癜、血管神经性水肿、过敏致死	有引起肾功能衰竭、锥体外系反应、神经肌肉阻滞、面神经麻木等的报道
依替米星		有引起寒战、高热等过敏反应的报道
异帕米星		有引起癫痫样反应的报道
新霉素		
四环素类		
四环素	1. 胃肠功能反应：易引起恶心、呕吐、上腹部不适、腹胀腹泻、舌炎、口腔炎和肛门炎等，食管炎、食管溃疡和胰腺炎也有报道，多见于服药运动较少患者 2. 光敏反应：多见于长期服用四环素类药物患者，表现为外出活动时在短暂接触日光后，皮肤出现刺痛感、红肿、发热、瘙痒、小水疱、疱疹等类似于日晒斑或日光性皮炎的症状 3. 二重感染：四环素类药物易使体内的敏感菌受到抑制，而使耐药菌在体内繁殖生长，导致二重感染，如假膜性小肠结肠炎等 4. 影响牙齿和骨发育：可沉积于牙齿和骨中，造成牙齿黄染，并影响胎儿、新生儿和婴幼儿骨骼的正常发育 5. 其他作用：长期大剂量口服或静脉滴注，可引起严重肝损伤，或加重原有肾功能不全，也可引起溶血性贫血、血小板减少、中性粒细胞减少和嗜酸粒细胞减少等	
多西环素		可致贾 - 赫氏反应、皮肤色素沉着过度
米诺环素		可引起良性颅内压增高（头痛、恶心、呕吐、视觉障碍）、急性胃出血、大疱性表皮松解症以及严重眩晕等
替加环素		用于血流感染治疗导致病死率增加；肝功能障碍和肝衰竭；在牙齿发育阶段，替加环素的使用可能导致永久性牙齿变色；给予妊娠期妇女可能会导致胎儿受损；引起胰腺炎

（续表）

<table>
<tr><th>药物分类</th><th colspan="2">不良反应</th></tr>
<tr><td colspan="3">大环内酯类</td></tr>
<tr><td>红霉素</td><td rowspan="7">1. 过敏反应：药疹、皮炎、会阴糜烂等，甚至出现休克，严重的出现死亡
2. 消化系统：大环内酯类对肝脏有毒性，以胆汁淤积为主，可发生肝实质损害，常见黄疸、转氨酶升高，红霉素较多见，克拉霉素、罗红霉素少见，螺旋霉素、地红霉素、阿奇霉素极少或无。红霉素静脉滴注还可引起剧烈腹痛、呃逆等
3. 胃肠道反应：临床症状为腹痛、腹胀、恶心、呕吐及腹泻等。红霉素发生率为 28.5%，地红霉素 15.5%，阿奇霉素 9.6%，克拉霉素 8.7% 及罗红霉素 3.1%
4. 血液系统：可引起急性溶血性贫血、白细胞减少等
5. 心脏毒性：红霉素、螺旋霉素及克拉霉素的心脏毒性主要表现为 Q-T 间期延长和尖端扭转型室性心动过速，以红霉素诱发多见
6. 其他作用：红霉素可引起嗜睡、哮喘发作等反应</td><td>有引起哮喘加重的报道</td></tr>
<tr><td>阿奇霉素</td><td>有引起全身性皮疹性脓疱病、大疱性表皮松解症、失眠、腹痛、晕厥、腮腺肿大、迟发性过敏反应、谵妄、心房纤颤、舌尖麻木、致四肢肌肉剧痛、过敏性休克等的报道</td></tr>
<tr><td>地红霉素</td><td></td></tr>
<tr><td>琥乙红霉素</td><td>有致双硫仑样反应、呕吐、小儿结膜炎、血尿的报道</td></tr>
<tr><td>罗红霉素</td><td>有引起 Q-T 间期延长、室性心动过速和假膜性小肠结肠炎、便秘、荨麻疹、腹部胀痛的报道</td></tr>
<tr><td>乙酰螺旋霉素</td><td>有致剧烈咳嗽、耳鸣的报道</td></tr>
<tr><td>克拉霉素</td><td>有致阴茎粟粒疹、消化道出血的报道</td></tr>
<tr><td colspan="3">酰胺醇类</td></tr>
<tr><td>氯霉素</td><td colspan="2">1. 对造血系统的毒性反应是最严重的不良反应，临床表现为贫血（个别为再生障碍性贫血），并可伴白细胞和血小板减少
2. 溶血性贫血，发生于某些先天性葡萄糖 -6- 磷酸脱氢酶不足的患者
3. 灰婴综合征，常发生在早产儿或新生儿应用大剂量氯霉素时
4. 长疗程治疗可诱发出血倾向
5. 周围神经炎和视神经炎</td></tr>
</table>

（续表）

药物分类	不良反应
氯霉素	6. 过敏反应较少见，可致各种皮疹、日光性皮炎、血管神经性水肿 7. 二重感染 8. 消化道反应，可有腹泻、恶心及呕吐等
林可霉素类	
林可霉素、克林霉素	1. 胃肠道反应：偶见恶心、呕吐、腹痛及腹泻、假膜性小肠结肠炎等 2. 血液系统：偶可发生白细胞减少、中性粒细胞减低、中性粒细胞缺乏和血小板减少，再生障碍性贫血罕见 3. 过敏反应：可见皮疹、瘙痒等 4. 偶有引起黄疸的报道 5. 快速滴注时可能发生低血压、心电图变化甚至心跳、呼吸停止 6. 静脉给药可引起血栓性静脉炎
利福霉素类	
利福平	1. 消化道反应最为多见，发生率为 1.7%~4.0%，但均能耐受 2. 肝毒性为主要不良反应，发生率约为 1% 3. 变态反应，大剂量间歇疗法后偶可出现“流感样综合征”，表现为畏寒、寒战、发热等 4. 偶可发生急性溶血或肾功能衰竭，目前认为其产生机制属过敏反应 5. 偶见白细胞减少、凝血酶原时间缩短、头痛、眩晕、视力障碍 6. 体液呈橘红色 7. 药物疹伴嗜酸粒细胞增多和系统症状
利福霉素	1. 胃肠道反应，恶心、呕吐、腹痛及腹泻 2. 可引起出血、溶血性贫血、嗜酸性粒细胞增多、白细胞减少 3. 肝损害 4. 过敏反应，如皮疹，过敏性休克等 5. 个别病例可引起急性肾衰、剥脱性皮炎以及神经系统损伤如视神经和听神经等

（续表）

药物分类	不良反应
利福昔明	主要不良反应为恶心呕吐、腹胀、转氨酶升高、头痛、头晕
糖肽类及多肽类	
万古霉素、去甲万古霉、替考拉宁	1. 过敏反应，尤其快速静脉滴注时可引起“红人综合征”等严重不良反应 2. 肾毒性，发生率约为 5% 3. 听力减退，少见 4. 血液系统，可引起红细胞减少，白细胞、中性粒细胞、血小板等减少 5. 其他报道的不良反应包括药物热、腹痛、心脏停搏、尿崩症等
黏菌素	1. 肾毒性，发生率约为 14%，停药后可恢复（与用药剂量有关） 2. 神经毒性反应，最常见的反应为感觉异常，面部、肢体麻木，严重时出现共济失调等 3. 可发生皮疹、瘙痒等过敏症状 4. 较罕见的不良反应有听力和视觉障碍，以及胃肠道功能紊乱，如恶心、呕吐、食欲减退、假膜性小肠结肠炎等
多黏菌素 B	1. 肾毒性：包括蛋白尿、管型尿及氮质血症等 2. 神经毒性：烦躁、乏力、嗜睡、共济失调、口感异常、呼吸麻痹、四肢麻木和视力模糊 3. 全身皮肤色素沉着 4 其他：药物热、荨麻疹、肌内注射疼痛、静脉炎等
达托霉素	1. 注射部位疼痛、静脉炎 2. 胃肠道反应 恶心、呕吐、腹泻、便秘等 3. 一过性肌痛、肌无力及磷酸肌酸激酶升高 4. 嗜酸性粒细胞性肺炎表现为：咳嗽、发热和呼吸困难

（续表）

<table>
<tr><th>药物分类</th><th colspan="2">不良反应</th></tr>
<tr><td colspan="3">硝基呋喃类</td></tr>
<tr><td>呋喃妥因</td><td colspan="2">1. 胃肠道反应：恶心、呕吐、纳差和腹泻等
2. 变态反应：皮疹、药物热、粒细胞减少、肝炎等，有葡萄糖 -6- 磷酸脱氢酶缺乏者尚可发生溶血性贫血
3. 神经系统：头痛、头昏、嗜睡、肌痛、眼球震颤等，多属可逆，严重者可发生周围神经炎，原有肾功能减退或长期服用者易于发生
4. 急性肺炎：发热、咳嗽、胸痛、肺部浸润和嗜酸粒细胞增多等表现，停药后可迅速消失，重症患者采用皮质激素可能减轻症状；长期服用 6 个月以上的患者，偶可引起间质性肺炎或肺纤维化，应及早停药并采取相应治疗措施</td></tr>
<tr><td>呋喃唑酮</td><td colspan="2">1. 血液系统：葡萄糖 -6- 磷酸脱氢酶缺乏患者易发生溶血性贫血，应该禁用
2. 神经系统：多发性神经炎、头痛、头晕、精神障碍
3. 消化系统：恶心、呕吐、腹泻、黄疸
4. 变态反应：药物热、肛门瘙痒、哮喘、皮疹，严重的皮肤反应如血清病性荨麻疹等
5. 其他：直立性低血压、低血糖、肺浸润等</td></tr>
<tr><td colspan="3">硝基咪唑类</td></tr>
<tr><td>甲硝唑</td><td rowspan="4">1. 胃肠道症状，口腔金属味
2. 可逆性粒细胞和红细胞减少
3. 过敏反应，如红斑疹、荨麻疹
4. 中枢神经系统症状，如头痛、癫痫、周围神经病变和精神错乱
5. 泌尿系统反应，如排尿困难、多尿、尿失禁、黑尿等</td><td>科凯恩（Cockayne）综合征患者有严重肝毒性 / 急性肝衰竭报道，包括致死病例。有引起双硫仑样反应、过敏性休克、锥体外系反应、过敏性紫癜、奇痒留褐色斑的报道</td></tr>
<tr><td>替硝唑</td><td>有引起过敏性休克、过敏性哮喘、急性肺水肿、喉头水肿和血压升高等不良反应的报道</td></tr>
<tr><td>奥硝唑</td><td>有引起肝毒性反应、双硫仑样反应、静脉炎和无菌性脑膜炎、心脏停搏等报道</td></tr>
<tr><td>左奥硝唑</td><td></td></tr>
</table>

（续表）

药物分类	不良反应
磺胺类药及甲氧苄啶	
磺胺甲噁唑 磺胺嘧啶 甲氧苄啶	1. 过敏反应较为常见，严重者可发生渗出性多形红斑、剥脱性皮炎和大疱性表皮松解萎缩性皮炎等 2. 中性粒细胞减少或缺乏症、血小板减少症及再生障碍性贫血 3. 溶血性贫血及血红蛋白尿 4. 高胆红素血症和新生儿核黄疸 5. 肝脏、肾脏损害，可发生黄疸、暴发性肝衰竭以及结晶尿、蛋白尿等 6. 胃肠道症状，恶心、呕吐、纳差、腹泻 7. 甲状腺肿大及功能减退偶有发生 8. 偶发中枢神经系统毒性反应，表现为精神错乱、定向力障碍、幻觉、欣快感或抑郁感 9. 偶发无菌性脑膜炎
氟喹诺酮类	
吡哌酸	1. 严重过敏反应包括过敏性休克和严重皮肤过敏反应，一旦出现皮疹、瘙痒、寒战、呼吸困难、血压下降等症状，应立即停药并采取适当的处置措施；严重皮肤反应包括多形性渗出性红斑、史-约综合征、中毒性表皮坏死松解症（toxic epidermal necrolysis） 2. 胃肠道反应较多见，发生率为 5%~7% 3. 较少见的为皮疹或全身瘙痒 4. 偶可出现眩晕、头痛、GPT 一过性增高等，停药后迅速消失
诺氟沙星 氧氟沙星 环丙沙星 左氧氟沙星	1. 轻微可耐受的不良反应，包括：①消化道反应；②头晕、头痛等神经系统反应；③皮疹、皮肤瘙痒等过敏反应，偶发过敏性休克；④少数患者可发生肌肉疼痛、无力、关节肿痛、心悸等；⑤可发生一过性白细胞减少，血清转氨酶、血尿素氮和肌酐等的轻度增高 2. 严重不良反应，包括：①神志改变、抽搐、癫痫样发作；②短暂性幻觉、幻视、复视等；③结晶尿，发生于大剂量用药时；④心电图 Q-T 间期延长；⑤光敏性皮炎；⑥肝功能损害；⑦血糖异常；⑧肌腱炎、肌腱断裂，严重时出现横纹肌溶解综合征；

（续表）

药物分类	不良反应
吉米沙星	⑨视网膜病；⑩主动脉瘤和主动脉夹层动脉瘤；⑪周围神经病变
莫西沙星	引起中枢毒性副作用的可能性排序为：莫西沙星 > 环丙沙星 > 氧氟沙星 > 左氧氟沙星
其他抗菌药物	
磷霉素	不良反应发生率为 10%~17%。主要为：①轻度的胃肠道反应，如恶心、食欲缺乏、中上腹不适、稀便或轻度腹泻；②偶发皮疹、嗜酸性粒细胞增多、一过性转氨酶升高等；③注射部位静脉炎；④极个别患者可能出现休克
夫西地酸	1. 静脉注射本品可能会导致血栓性静脉炎和静脉痉挛 2. 有可逆性转氨酶增高的报道 3. 个别患者用药后出现可逆性黄疸，主要见于大剂量静脉给药 4. 偶见过敏性皮疹等
利奈唑胺	1. 最常见的不良反应为恶心、呕吐、腹泻、头痛 2. 特殊反应有骨髓抑制、周围神经病和视神经病、乳酸酸中毒，这些不良反应主要出现在用药时间过长（超过 28 天）的患者 3. 与 5- 羟色胺能精神病药物（选择性 5- 羟色胺再摄取抑制剂或 5- 羟色胺去甲肾上腺素再摄取抑制剂）之间有潜在的药物相互作用，引起 5- 羟色胺综合征。主要临床表现包括：精神状态和行为改变（轻躁狂、激越、意识混乱、定向障碍、酩酊状态）；运动系统功能改变（肌阵挛、肌强直、震颤、反射亢进、踝阵挛、共济失调）；植物神经功能紊乱（发热、恶心、腹泻、头痛、颤抖、脸红、出汗、心动过速、呼吸急促、血压改变、瞳孔散大）
抗结核药	
异烟肼	1. 治疗量的异烟肼不良反应少，毒性小，可有头痛、眩晕等轻微反应 2. 较大剂量（每天超过 6mg/kg）常见外周神经炎、四肢感觉异常、反射消失、肌肉轻瘫和精神失常等，偶可因神经毒性引起抽搐 3. 大剂量异烟肼可致肝损伤 4. 引起胰腺炎

（续表）

药物分类	不良反应
乙胺丁醇	1. 常见不良反应为视力模糊、眼痛、红绿色盲或任何视力减退 2. 偶有畏寒、关节肿痛、病变关节表面皮肤发热拉紧感（急性痛风、高尿酸血症） 3. 偶见麻木、针刺感、烧灼痛或手足软弱无力（周围神经炎）
吡嗪酰胺	1. 常见不良反应：尿酸升高、关节痛（由高尿酸血症引起，常轻度，有自限性） 2. 少见不良反应：食欲减退、发热、乏力或软弱、眼或皮肤黄染（肝毒性）、畏寒
利福喷丁、利福布汀	1. 过敏反应 皮疹、药物热、过敏性休克等 2. 偶见白细胞减少、血小板减少和转氨酶一过性升高 3. 大小便、唾液、泪和痰可呈红色
对氨基水杨酸钠	1. 常见不良反应 胃肠道反应，如恶心、呕吐、腹泻等；过敏反应有瘙痒、皮疹、药物热、哮喘、嗜酸性粒细胞增多 2. 少见不良反应 引起胃溃疡及出血、血尿、蛋白尿、肝功能损害及粒细胞减少
帕司烟肼	1. 胃肠道 恶心、呕吐等 2. 血液系统 贫血、嗜酸性粒细胞增多、白细胞减少 3. 肝损害 4. 神经系统 引起周围神经炎、视神经炎、视力障碍等 5. 偶见高尿酸血症和急性横纹肌溶解
卷曲霉素	1. 显著肾毒性 血尿、尿量或排尿次数显著增加或减少 2. 对第 8 对脑神经有损害，听力减低 3. 有一定的神经肌肉阻滞作用，表现为肌痛或肌痉挛、胃痛等 4. 有皮疹、瘙痒、皮肤红肿等过敏反应
丙硫异烟胺	1. 中枢神经系统毒性 精神忧郁 2. 周围神经系统毒性 视力模糊、头痛、周围神经炎、关节痛

（续表）

药物分类	不良反应
丙硫异烟胺	3. 可引起肝损害、转氨酶升高、黄疸 4. 个别病例可引起糖尿病、急性痛风、体位性低血压 5. 胃肠道反应
抗麻风药	
氨苯砜	1. 局部注射有疼痛感 2. 偶见过敏反应、皮疹、剥脱性皮炎 3. 背腿痛、胃痛、食欲减退 4. 皮肤苍白、发热、溶血性贫血 5. 异常乏力或软弱、变性血红蛋白血症、高铁血红蛋白血症 6. 精神紊乱、周围神经炎、咽痛、粒细胞减少或缺乏、砜类综合征或肝脏损害等 7. 下列症状如持续存在须引起注意：眩晕、头痛、恶心、呕吐
氯法齐明	1. 皮肤黏膜着色为其主要不良反应 2. 70%~80% 患者皮肤有鱼鳞病样改变，尤以四肢为主，冬季多发 3. 可致食欲减退、恶心、呕吐、腹痛、腹泻等胃肠道反应 4. 个别患者可产生眩晕、嗜睡、肝炎、消化道出血、皮肤瘙痒、皮肤色素减退等 5. 个别报道发生阿 - 斯综合征 6. 偶有服药期间发生脾梗死、肠梗阻或消化道出血而须进行剖腹探查者
沙利度胺	对胎儿有严重的致畸性，常见的不良反应有口鼻黏膜干燥、头昏、倦怠、嗜睡、恶心、腹痛、便秘、面部浮肿、面部红斑、过敏反应及多发性神经炎等，帕博利珠单抗与沙利度胺类似物合用可增加死亡率
抗病毒药	
拉米夫定	常见的不良反应有上呼吸道感染样症状、头痛、恶心、身体不适、腹痛和腹泻

（续表）

药物分类	不良反应
阿德福韦酯	国外临床研究常见不良反应为虚弱、头痛、腹痛、恶心、胃肠气胀、腹泻和消化不良。国内临床研究中不良反应为白细胞减少（轻度）、腹泻（轻度）和脱发（中度）；个别患者有肾损害，长期使用后可引起低磷血症及骨软化。表现为骨痛、骨畸形、骨折等。除骨软化外，还表现为肾小管酸中毒、肾小管病变、范科尼综合征等
恩替卡韦	最常见的不良反应有 GPT 和 GOT 升高导致肝功能障碍、疲劳、眩晕、恶心、腹痛、腹部不适、上腹痛、肌痛、失眠、乳酸酸中毒和风疹
替比夫定	常见导致停药的不良事件包括肌酸磷酸激酶升高、恶心、腹泻、疲劳、肌痛和肌病，已有乳酸酸中毒及重度肝大伴脂肪变形，包括死亡病例的报道
替诺福韦酯	常见为消化道不良反应，偶见肾损害，长期使用后可引起低磷血症及骨软化
丙酚替诺福韦	最常见的为头痛、恶心和疲劳
索磷布韦	常见的为头痛、疲劳、恶心与失眠
索磷布韦 / 维帕他韦	最常见的为头痛、恶心和疲劳
可洛派韦	常见中性粒细胞计数降低、乏力、低蛋白血症、头痛、高尿酸血症、头晕、腹泻、血小板计数降低、恶心、腹痛、疲劳、脂肪肝变性
格卡瑞韦 / 哌仑他韦	常见头痛和疲劳
索磷维伏（索磷布韦 / 维帕他韦 / 伏西瑞韦）	常见头痛、疲劳、腹泻和恶心
来迪派韦 / 索磷布韦	常见疲劳、头痛
艾尔巴韦 / 格拉瑞韦	常见疲乏、头痛
达诺瑞韦	常见贫血、发热、乏力、流感样疾病、头痛、头晕、食欲下降、皮疹、腹泻
拉维达韦	常见贫血、胆红素升高

（续表）

药物分类	不良反应
依米他韦	常见高胆固醇血症、高甘油三脂血症、高尿酸血症、高镁血症、血肌酸磷酸激酶升高、脂肪酶升高、血乳酸脱氢酶升高、淀粉酶升高、血小板计数降低、中性粒细胞计数降低、血胆红素升高、血压升高、白细胞计数降低、乏力、头晕、皮疹、腹胀、高血压
恩夫韦肽	注射后报道频率最高的不良反应是注射部位局部反应，表现为注射部位轻中度疼痛，出现红斑、硬结以及结节和囊肿。可致注射部位皮肤淀粉样变性
沙奎那韦	主要不良反应有腹泻（4%）、恶心（2%）和腹部不适（1%）
恩曲他滨	最常见的不良反应有头痛、腹泻、皮肤色素沉着、恶心和皮疹，程度从轻到中等严重
重组人干扰素 α-2b 聚乙二醇干扰素 α-2a 聚乙二醇干扰素 α-2b	1. 发热：治疗第一针常出现高热现象。以后逐渐减轻或消失 2. 感冒样综合征：多在注射后 2~4 小时出现 3. 骨髓抑制：出现白细胞及血小板减少 4. 神经系统症状：如失眠、焦虑、抑郁等 5. 干扰素少见的副反应：如癫痫、肾病综合征等 6. 诱发自身免疫性疾病：如甲状腺炎、血小板减少性紫癜、溶血性贫血、风湿性关节炎、红斑狼疮样综合征、血管炎综合征和 1 型糖尿病等
利巴韦林	常见的不良反应有溶血性贫血、乏力等，停药后即消失。较少见的不良反应有疲倦、头痛、失眠、食欲减退、恶心、呕吐、轻度腹泻、便秘等，并可致红细胞、白细胞及血红蛋白下降。长期大量使用有可能导致可逆性免疫抑制。有较强的致畸作用，故禁用于妊娠期妇女和有可能怀孕的妇女（因体内消除很慢，停药后 4 周尚不能完全自体内清除）
奥司他韦	常见轻度消化道反应、呼吸系统反应（咽痛、鼻塞、咳嗽等）；也有过敏反应与转氨酶升高的报道；神经精神系统反应有失眠、头晕、头痛、眩晕等，有幻觉、行为异常、精神错乱的报道；可引起胃肠道出血；可能出现严重皮肤反应如中毒性表皮坏死松解症、史 - 约综合征和多形性红斑
扎那米韦	常见呼吸道不适和刺激、胸痛等
帕拉米韦	主要是支气管炎、咳嗽等，此外还有中枢神经系统的不良反应，如眩晕、头痛、失眠、疲劳等。消化系统不良反应少见

（续表）

<table>
<tr><th>药物分类</th><th colspan="2">不良反应</th></tr>
<tr><td>法维拉韦</td><td colspan="2">过敏反应、消化道症状、转氨酶升高、神经精神症状等。妊娠期禁用</td></tr>
<tr><td>玛巴洛沙韦</td><td colspan="2">胃肠道症状为主</td></tr>
<tr><td>金刚烷胺、金刚乙胺</td><td colspan="2">有导致横纹肌溶解的风险，常见眩晕、失眠和神经质，恶心、呕吐、厌食、口干、便秘。偶见抑郁、焦虑、幻觉、精神错乱、共济失调、头痛，罕见惊厥。少见白细胞减少、中性粒细胞减少</td></tr>
<tr><td>阿昔洛韦</td><td rowspan="5">常见头痛和恶心，此外尚有：
1. 神经系统：头晕、失眠、嗜睡、感觉异常等
2. 消化系统：腹泻、腹痛、消化不良、厌食、呕吐、便秘、胀气等
3. 全身反应：疲劳、疼痛、发热、寒战等
4. 其他反应：皮疹、皮肤瘙痒、鼻窦炎、咽炎等</td><td>常见注射部位炎症或静脉炎、皮肤瘙痒或荨麻疹。女性长疗程给药偶见月经紊乱。注射给药少见有急性肾功能不全、血尿和低血压。罕见昏迷、意识模糊、幻觉、癫痫等中枢神经系统症状。
局部出现轻度疼痛、灼痛和刺痛占 28%，瘙痒占 4%，皮疹占 0.3%</td></tr>
<tr><td>伐昔洛韦</td><td>偶有口渴、白细胞下降、蛋白尿及尿素氮轻度升高等，长疗程给药偶见痤疮、失眠、月经紊乱</td></tr>
<tr><td>泛昔洛韦</td><td>有导致休克和过敏反应的风险</td></tr>
<tr><td>喷昔洛韦</td><td>常见不良反应，神经系统：头痛，偶见用药局部灼热感、疼痛、瘙痒等</td></tr>
<tr><td>更昔洛韦</td><td>粒细胞缺乏、粒细胞减少症、贫血症及血小板减少症、抗利尿激素分泌异常、第三神经麻痹、失语。可见视网膜脱落、呼吸困难、消化道出血、心律失常、血压升高或血压降低、寒战、血尿、血尿素氮增加、脱发、血糖降低、浮肿、周身不适、肌酐增加等</td></tr>
<tr><td>碘苷</td><td colspan="2">可有畏光、局部充血、水肿、瘙痒或疼痛等不良反应，也可发生过敏反应眼睑水肿。长期外用可引起接触性皮炎、点状角膜病变、滤泡性结膜炎、泪点闭塞等</td></tr>
<tr><td>阿糖腺苷</td><td colspan="2">可见注射部位疼痛。极少情况下出现神经肌肉疼痛及关节疼痛，偶有见血小板减少、白细胞减少或骨髓巨细胞增多现象，停药后可自行恢复，为可逆性。不良反应程度与给药量和疗程呈正相关</td></tr>
</table>

（续表）

药物分类	不良反应
酞丁安	少数病例有局部瘙痒刺激反应，如皮肤红斑、丘疹及刺痒感
膦甲酸钠	1. 肾功能损害是最主要不良反应，可引起急性肾小管坏死、肾源性尿崩症及出现膦甲酸钠结晶尿等。还可有低钙或高钙血症、血磷过高或过低、低钾血症等 2. 严重急性超敏反应（如过敏性休克、荨麻疹、血管神经性水肿） 3. 中枢神经系统症状 头痛、震颤、易激惹、幻觉、抽搐等，可能与电解质紊乱有关 4. 血液系统 贫血、粒细胞减少、血小板减少等 5. 代谢及营养失调 低钠血症和下肢浮肿，乳酸脱氢酶、ALP 或淀粉酶升高 6. 心血管系统 高血压或低血压、延长 Q-T 间期，可引起尖端扭转型室性心动过速 7. 其他反应 恶心、呕吐、胃肠道出血 8. 食欲减退、腹痛、发热、肝功能异常、注射部位药物溢出、局部水肿、静脉炎等
抗真菌药	
两性霉素 B	1. 静脉滴注过程中或静脉滴注后数小时发生寒战、高热、严重头痛、恶心和呕吐，有时并可出现血压下降、眩晕等 2. 可出现不同程度的肾功能损害 3. 低钾血症 4. 血液系统毒性反应，可发生正常红细胞性贫血、血小板减少 5. 肝毒性 6. 心律失常、静脉滴注过快时可引起心室颤动或心搏骤停以及血栓性静脉炎 7. 偶有过敏性休克、皮疹等发生 8. 神经系统毒性反应，鞘内注射可引起头痛、发热、呕吐、颈项强直、下肢疼痛及尿潴留等，严重者可发生下肢截瘫等
氟康唑	1. 胃肠道反应 如恶心、腹痛、腹泻及胀气 2. 过敏反应 如皮疹、偶见剥脱性皮炎 3. 少数患者可出现头痛、失眠等神经系统反应 4. 可有一过性血清转氨酶及血肌酐值的升高

（续表）

药物分类	不良反应
伊曲康唑	1. 最常见的不良反应有消化系统反应、头痛和眩晕等 2. 过敏反应 瘙痒等症状 3. 1%~2% 的患者有可能发生肝药酶活性增加 4. 少数患者还可发生低血钾，低血压及水肿
伏立康唑	1. 视觉改变或视觉障碍：呈一过性，可自行恢复 2. 皮肤和附件：大多数皮疹为轻到中度，也有严重皮肤反应包括史 - 约综合征（少见）、中毒性表皮坏死松解症（罕见）和多形性红斑（罕见） 3. 肝毒性：转氨酶升高、黄疸、肝衰竭 4. 全身反应：发热、寒战、头痛、腹痛、胸痛等 5. 心血管系统：心动过速、高血压、低血压、血管扩张、晕厥、心律失常、房室完全阻滞、深静脉血栓、Q-T 间期延长，可发生尖端扭转型室性心动过速 6. 消化系统：恶心、呕吐、腹泻、食欲减退等 7. 神经系统：眩晕、幻觉等常见，可有精神错乱、激动、抑郁、焦虑、失眠、感觉异常、运动失调、感觉障碍 8. 光毒性（如雀斑、雀斑样痣和光化性角化病）和皮肤鳞状细胞癌的相关风险 9. 泌尿生殖系统：血肌酐、血尿素氮增高及蛋白尿、血尿 10. 其他：骨膜炎、过敏性休克等
泊沙康唑	1. 过敏反应 2. 心律失常和 Q-T 间期延长 3. 肝毒性
卡泊芬净、米卡芬净	常见的不良反应是消化道反应，如恶心、呕吐、腹痛等。可能出现与组胺相关的不良反应症状，如皮疹、瘙痒、面部肿胀、血管扩张和注射部位反应（包括静脉炎和血栓性静脉炎）。个别病例表现为过敏和超敏反应（包括休克）、严重溶血和溶血性贫血。卡泊芬净有引起中毒性表皮坏死（TEN）和史 - 约综合征的风险

（续表）

药物分类	不良反应
特比萘芬	1. 胃肠道不适 2. 皮肤 皮疹、荨麻疹、皮肤型红斑狼疮、多形性红斑、急性泛发性发疹性脓疱病、史 - 约综合征、中毒性表皮坏死松解症 3. 骨骼肌反应（关节痛、肌痛） 4. 偶见味觉丧失、肝功能不良等症状 5. 血液 中性粒细胞减少症（重度）、血栓性微血管病 6. 肝脏 肝功能衰竭 7. 免疫 伴嗜酸粒细胞增多和系统症状的药疹（DRESS 综合征）、系统性红斑狼疮 8. 耳 听觉丧失
氟胞嘧啶	1. 常见胃肠道反应 2. 皮疹、嗜酸性粒细胞增多等变态反应 3. 肝毒性反应可发生，一般表现为转氨酶一过性升高，偶见血清胆红素升高，肝大者甚为少见 4. 可致白细胞或血小板减少，偶可发生全血细胞减少、骨髓抑制和再生障碍性贫血 5. 偶可发生暂时性神经精神异常，表现为精神错乱、幻觉、定向力障碍和头痛、头晕等 6. 缺乏二氢嘧啶脱氢酶（DPD）导致氟尿嘧啶在血液中积聚，出现严重的危及生命的副作用，如中性粒细胞减少、神经毒性、严重腹泻和口腔黏膜炎
制霉菌素	口服后可发生恶心、呕吐、腹泻等。局部应用后可能引起过敏性接触性皮炎。个别患者阴道应用后可引起白带增多
抗寄生虫药	
氯喹	主要不良反应有头昏、头痛、眼花、食欲减退、恶心、呕吐、腹痛、腹泻、皮肤瘙痒、皮疹、耳鸣、烦躁等。此外可有畏光、色视受损、视力下降，严重时可有失明。也可引起窦房结的抑制，导致心律失常、休克，严重时可发生阿 - 斯综合征，甚至死亡
羟氯喹	不良反应与氯喹相似，胃肠道反应较氯喹轻，眼毒性较低
哌喹	服药后偶有头昏、嗜睡、乏力、胃部不适、面部和嘴麻木感，轻者一般休息后能自愈。个别会有皮疹或过敏，药厂粉碎工人长期吸入时会使呼吸免疫力降低

（续表）

药物分类	不良反应
奎宁	1. 奎宁每天用量超过 1g 或连用较久，常致金鸡纳反应。少数患者对奎宁高度敏感，小量即可引起严重金鸡纳反应 2. 24 小时内剂量 >4g 时，可直接损害神经组织并收缩视网膜血管，出现视野缩小、复视、弱视等 3. 大剂量中毒时，除上述反应加重外，由于抑制心肌、扩张外周血管而致血压骤降、呼吸变慢变浅、发热、烦躁、谵妄等，多死于呼吸麻痹。奎宁致死量约 8g 4. 奎宁还可引起皮疹、瘙痒、哮喘等 5. 奎宁会导致血液相关反应，包括血小板减少症、溶血性尿毒症综合征、血栓性血小板减少性紫癜，在某些情况下可能会产生永久性肾脏损害。少数恶性疟患者使用小量奎宁可发生急性溶血（黑尿热）致死 6. 奎宁会导致剂量依赖性 Q-T 间期延长作用
咯萘啶	1. 口服有部分患者（约 38%）有头昏、头痛、恶心、呕吐与上腹部不适，少数病例心电图有轻度变化，可见窦性心律不齐 2. 肌内注射少数病例有恶心、呕吐、头晕、头痛等；肌内注射部位有疼痛感，个别出现红肿、硬结，均可逐渐自行消失
青蒿素	1. 有轻度恶心、呕吐及腹泻等 2. 注射部位浅时，易引起局部疼痛和硬块 3. 个别患者，可出现一过性转氨酶升高及轻度皮疹
双氢青蒿素	1. 消化道反应：如恶心、呕吐、食欲缺乏、腹痛、腹泻、流涎等 2. 神经系统：如头晕、头痛、耳鸣、乏力、睡眠不佳等 3. 过敏反应：皮肤瘙痒、皮疹等 4. 实验室异常：如外周红细胞一过性降低、GPT 及 GOT 一过性升高、白细胞和血小板减少等
蒿甲醚	与青蒿素相比，蒿甲醚的不良反应较轻。不良反应少见，偶见四肢麻木感和心动过速。动物试验中应用大剂量时，曾见骨髓抑制和肝损害，并有胚胎毒性作用
青蒿琥酯	推荐剂量未见不良反应。如使用过量（大于 2.75mg/kg）可能出现外周血网织红细胞一过性降低
伯氨喹	可引起头晕、恶心、呕吐、腹痛等。偶见轻度贫血、发绀等。大剂量（60~240mg/d）时上述症状加重，多数患者可导致高铁血红蛋白血症。少数特异质者在小剂量时也可发生急性溶血性贫血和高铁血红蛋白血症

（续表）

药物分类	不良反应
乙胺嘧啶	口服抗疟治疗量的毒性很低。长期大量应用会出现叶酸缺乏症状，如恶心、呕吐、腹痛、腹泻等，偶可出现巨幼红细胞贫血、白细胞缺乏症、中性粒细胞减少等
磺胺多辛	1. 过敏反应较为常见，严重者可发生渗出性多形红斑、剥脱性皮炎和大疱性表皮松解萎缩性皮炎等；也有表现为光敏反应、药物热、关节及肌肉疼痛、发热等血清病样反应 2. 中性粒细胞减少或缺乏症、血小板减少症及再生障碍性贫血 3. 溶血性贫血及血红蛋白尿 4. 高胆红素血症和新生儿核黄疸 5. 肝脏损害：可发生黄疸、肝功能减退，严重者可发生急性重症肝炎 6. 肾脏损害：可发生结晶尿、血尿和管型尿 7. 恶心、呕吐、纳差、腹泻、头痛、乏力等 8. 甲状腺肿大及功能减退偶有发生 9. 中枢神经系统毒性反应偶可发生，表现为精神错乱、定向力障碍、幻觉、欣快感或抑郁感
葡萄糖酸锑钠	特殊反应包括肌内注射局部痛、肌痛、关节僵直和消化道症状。可出现心电图改变（如T波低平或倒置、Q-T间期延长等），为可逆性，但可能为严重心律失常的前奏。罕见休克和猝死。有时发生恶心、呕吐、咳嗽、腹泻等，偶见白细胞减少，可停药1~2天。有大出血倾向、粒细胞减少或体温突然升高时，应暂停药
双碘喹啉	服后可引起胃肠不适，也可引起皮疹、头痛、甲状腺肿大、对碘过敏及肝、肾功能不良者禁用
依米丁	1. 排泄缓慢，易蓄积中毒，不宜长期连续使用，致死量10~20mg/kg 2. 用药后期多出现不良反应，常见的有恶心、呕吐、腹痛、腹泻、肌无力等，偶见周围神经炎。对心肌损害可表现为血压下降、心前区痛、脉细弱、心律失常、心力衰竭等。如有心电图变化，应立即停药，否则易致急性心肌炎而引起死亡
硝唑尼特	头痛，腹痛、腹泻，恶心、呕吐，过敏反应，贫血，食欲减退、食欲增加，血肌酐和肝酶升高，大汗、头晕，眼睛和尿液颜色改变，发热，胀气，高血压，感染，不适，恶心，瘙痒，鼻炎，腮腺肿大，心动过速

（续表）

药物分类	不良反应
卡巴胂	1. 偶有皮疹、恶心、呕吐及腹泻 2. 严重反应为体重减轻及多尿，偶尔发生剥脱性皮炎、粒细胞缺乏症及胃炎、肝炎等
巴龙霉素	腹泻、腹痛，恶心、呕吐，胃灼热。罕见头痛、眩晕，皮疹、瘙痒，脂肪痢，继发性小肠结肠炎，嗜酸细胞增多症，耳毒性
吡喹酮	1. 常见的副作用有头昏、头痛、恶心、腹痛、腹泻、乏力、四肢酸痛等 2. 少数病例出现心悸、胸闷等症状，心电图显示T波改变和期外收缩，偶见室上性心动过速、心房纤颤 3. 少数病例可出现一过性转氨酶升高 4. 偶可诱发精神失常或出现消化道出血
乙胺嗪	偶可引起食欲减退、恶心、呕吐、头晕、头痛、乏力、失眠等。治疗期间的反应多由于大量微丝蚴和成虫杀灭后释放异性蛋白所致，可有畏寒、发热、头痛、肌肉关节酸痛、皮疹、瘙痒等。偶见过敏性喉头水肿、支气管痉挛、暂时性蛋白尿、血尿、肝大和压痛等。成虫死亡后尚可引起局部反应如淋巴管炎、淋巴结炎、精索炎、附睾炎等，并出现结节。马来丝虫病患者出现的反应常较斑氏丝虫病者为重，血中微丝蚴数多者反应也较重。盘尾丝虫病患者反应亦较严重
伊维菌素	接触性皮炎、过敏性皮炎。超剂量可引起中毒，无特效解毒药。肌内注射会产生严重的局部反应
阿苯达唑	少数病例有轻度头痛、头昏、恶心、呕吐、腹泻、口干、乏力等不良反应
甲苯咪唑	少数患者可出现短暂腹痛、腹泻、嗜睡、皮肤瘙痒。大剂量时偶见过敏反应、脱发、粒细胞减少等
硫氯酚	有轻度头晕、头痛、呕吐、腹痛、腹泻和荨麻疹等反应，可有光敏反应，也可能引起中毒性肝炎
氯硝柳胺	偶可引起乏力、头晕、胸闷、胃肠道功能紊乱、发热、瘙痒等
哌嗪	1. 用量大时可引起头晕、头痛、恶心、呕吐等，少数病例可出现荨麻疹、乏力、胃肠功能紊乱、共济失调等反应 2. 有肝、肾功能不良神经系统疾患及癫痫史的患者禁用
三苯双脒	偶有头晕、恶心、呕吐、腹痛、食欲缺乏、发热、嗜睡、乏力、皮疹、发痒等不良反应。个别患者可有白细胞减少症、剥脱性皮炎及肝功异常

（续表）

药物分类	不良反应
噻嘧啶	少数病例有轻度头痛、头昏、恶心、呕吐、腹泻、口干、乏力等不良反应
左旋咪唑	少数患者可出现短暂腹痛、腹泻、嗜睡、皮肤瘙痒。大剂量时偶见过敏反应、脱发、粒细胞减少等

参考文献

[1] GILBERT D N，CHAMBERS H F，ELIOPOULOS G M，et al. The Sanford guide to antimicrobial therapy [M]. 51st ed. Sperryville：Antimicrobial Therapy，Inc. 2021.

[2]《中国国家处方集》编委会 . 中国国家处方集 [M]. 北京：科学出版社，2020.

[3] 陈新谦，金有豫，汤光 . 陈新谦新编药物学 [M]. 18 版 . 北京：人民卫生出版社，2018.

[4] 国家药典委员会 . 中华人民共和国药典临床用药须知 [M]. 2015 年版 . 北京：中国医药科技出版社，2017.

[5] 卫生部合理用药专家委员会 . 中国临床医师药师用药指南 [M]. 2 版 . 重庆：重庆出版社，2014.

附录　指南中出现的英语缩写注解

英语缩写	英语全称	中文名称
3TC	lamivudine	拉米夫定
AIDS	acquired immunodeficiency syndrome	获得性免疫缺陷综合征（艾滋病）
ALP	alkaline phosphatase	碱性磷酸酶
ALT（GPT）	alanine aminotransferase（glutamic-pyruvic transaminase）	谷丙转氨酶
Am	amikacin	阿米卡星
Amox/Clv	amoxicillin/clavulanic acid	阿莫西林 / 克拉维酸
AmpC	AmpC β -lactamase	AmpC β - 内酰胺酶
ANC	absolute neutrophil counts	中性粒细胞计数
b.i.d.	bis in die	每日两次
b.i.w.	twice a week	每周两次
CAEBV	chronic active EBV infection	慢性活动性 EB 病毒感染
CA-MRSA	community-acquired methicillin-resistant *Staphylococcus aureus*	社区获得性甲氧西林耐药金黄色葡萄球菌
CAP	community-acquired pneumonia	社区获得性肺炎
Ccr	creatinine clearance rate	肌酐清除率

（续表）

英语缩写	英语全称	中文名称
Cfz	clofazimine	氯法齐明
cIAIs	complicated intra-abdominal infection	复杂性腹腔感染
CM	capreomycin	卷曲霉素
CNS	central nervous system	中枢神经系统
COPD	chronic obstructive pulmonary diseases	慢性阻塞性肺疾病
CRRT	continuous renal replacement therapy	连续性肾脏替代治疗
CYP3A4	cytochrome P450 3A4	细胞色素 P450 3A4 酶
d4T	stavudine	司他夫定
DPT	diptheria toxoid，pertussis vaccine，tetanus toxoid	白喉类毒素、百日咳疫苗、破伤风类毒素
E	ethambutol	乙胺丁醇
EAEC	enteroaggre-gative *Escherichia coli*	肠集聚性大肠埃希菌
EBV	Epstein-Barr virus	EB 病毒
EFV	efavirenz	依非韦伦
EIEC	enteroinvasive *Escherichia coli*	肠侵袭性大肠埃希菌
EPEC	enteropathogenic *Escherichia coli*	肠致病性大肠埃希菌
ERCP	encoscopic retrograde cholangio-pancreatography	经内镜逆行胆管胰管造影
ESBL	extended-spectrum β -lactamase	超广谱 β - 内酰胺酶
ETEC	enterotoxigenic *Escherichia coli*	肠产毒性大肠埃希菌

（续表）

英语缩写	英语全称	中文名称
FDA	Food and Drug Administration	美国食品和药物管理局
FTC	emtricitabine	恩曲他滨
GBS	group B streptococci	B 群链球菌
GOT（AST）	glutamic-oxaloacetic transaminase（aspartate aminotransferase）	谷草转氨酶
GPT（ALT）	glutamic-pyruvic transaminase（alanine aminotransferase）	谷丙转氨酶
H	isoniazid	异烟肼
H_1N_1	H_1N_1 influenza virus	甲型 H_1N_1 流感病毒
H_3N_2	H_3N_2 influenza virus	甲型 H_3N_2 流感病毒
H_5N_1	Human avian nfluenza virus H_5N_1 i	人禽流感病毒 H_5N_1
HAP	hospital acquired pneumonia	医院获得性肺炎
HBeAg	hepatitis B e antigen	乙型肝炎 e 抗原
HBsAg	hepatitis B surface antigen	乙型肝炎表面抗原
HBV	hepatitis B virus	乙型肝炎病毒
HCV	hepatitis C virus	丙型肝炎病毒
HHV	human herpes virus	人类疱疹病毒
HIV	human immunodeficiency virus	人类免疫缺陷病毒、艾滋病病毒
HMG-CoA	hydroxy-methyl glutaryl coenzyme A	羟甲基戊二酰辅酶 A
HSV	herpes simplex virus	单纯疱疹病毒

（续表）

英语缩写	英语全称	中文名称
ICU	intensive care unit	重症监护室
i.d.	intradermal injection	皮内注射
IDV	indinavir	茚地那韦
IFNα	interferon-α	α 干扰素
IgG	immunoglobulin G	免疫球蛋白 G
IgM	immunoglobulin M	免疫球蛋白 M
i.h.	subcutaneous injection	皮下注射
i.m.	intramuscular injection	肌内注射
Imp/Cln	imipenem and cilastatin	亚胺培南 / 西司他丁
i.v.	intravenous injection	静脉注射
LDH	lactate dehydrogenase	乳酸脱氢酶
Lfx	Levofloxacin	左氧氟沙星
LPV	lopinavir	洛匹那韦
Lzd	linezolid	利奈唑胺
MAC	Mycobacterium avium-intracellulare complex	鸟 - 胞内分枝杆菌复合群
MDRP	multi-drug resistant *Streptococcus pneumoniae*	多重耐药肺炎链球菌
MIC	minimum inhibitory concentration	最低抑菌浓度
MRI	magnetic resonance imaging	核磁共振成像

（续表）

英语缩写	英语全称	中文名称
MRSA	methicillin-resistant *Staphylococcus aureus*	甲氧西林耐药金黄色葡萄球菌
MRCNS	methicillin-resistant coagulase-negative *Staphylococci*	甲氧西林耐药凝固酶阴性葡萄球菌
MSCoN	methicillin-susceptible coagulase-negative *Staphylococci*	甲氧西林敏感凝固酶阴性葡萄球菌
MSSA	methicillin-sensitive *Staphylococcus aureus*	甲氧西林敏感金黄色葡萄球菌
NDM	New Delhi metallo- β -lactamase	新德里金属 β - 内酰胺酶
NFV	nelfinaivr	奈非那韦
NNRTI	non-nucleooside reverse transcriptase inhibitors	非核苷类逆转录酶抑制剂
NVP	nevirapine	奈韦拉平
P	para-aminosalicylic acid	对氨基水杨酸
PCR	polymerase chain reaction	聚合酶链式反应
PCT	procalcitonin	降钙素原
PCV13	7-valent pneumococcal conjugate vaccine	13 价肺炎球菌结合疫苗
PIE	pulmonary infiltration of eosinophils	肺嗜酸性细胞浸润综合征
PISP	Penicillin Intermediate Susceptible *Streptococcus pneumoniae*	青霉素中介肺炎链球菌
PNSP	penicillin non-susceptible *Streptococcus pneumoniae*	青霉素不敏感肺炎链球菌
p.o.	per os	口服
PPD	purfied protein derivatives tuberculin	结核菌素纯化蛋白衍化物
PPI	proton pump inhibitors	质子泵抑制剂

（续表）

英语缩写	英语全称	中文名称
PRSP	penicillin-resistant *Streptococcus pneumonia*	青霉素耐药肺炎链球菌
Pto	protionamide	丙硫异烟胺
q.d.	quaque die	每日 1 次
q.i.d.	quarter in die	每日 4 次
q.m.	monthly	每月 1 次
q.n.	quaque nocte	每晚 1 次
q.w.	weekly	每周 1 次
R	rifampicin	利福平
RTV	ritonavir	利托那韦
S（SM）	streptomycin	链霉素
SARS	severe acute respiratory syndrome	非典型肺炎
s.c.	subcutaneous injection	皮下注射
SFDA	State Food and Drug Administration	国家食品药品监督管理局
SMZ/TMP	Sulfamethoxazole/trimethoprim	复方新诺明
SSSS	staphylococcal scalded skin syndrome	葡萄球菌烫伤样皮肤综合征
TDF	tenofovir	替诺福韦
t.i.d.	ter in die	每日 3 次
t.i.w.	three times weekly	每周 3 次

（续表）

英语缩写	英语全称	中文名称
TMP	trimethoprim	甲氧苄啶
TMP/SMX	trimethoprim/sulfamethoxazole	复方新诺明
ULN	upper limits of normal	正常值上限
VAP	ventilator-associated pneumonia	呼吸机相关性肺炎
VRE	vancomycin-resistant *Enterococcus*	万古霉素耐药肠球菌
VZV	varicella-zoster virus	水痘 - 带状疱疹病毒
WHO	World Health Organization	世界卫生组织
Z（PZA）	pyrazinamide（aldinamide）	吡嗪酰胺
ZDV	zidovudine	齐多夫定
γ-GPT	γ-glutamyl transpeptidase	γ-谷氨酰转肽酶